Barrick/Rader/Hoeffer/Sloan/Biddle (Hrsg.)
Körperpflege ohne Kampf

Verlag Hans Huber
Programmbereich Pflege

HUBER

Bücher aus verwandten Sachgebieten

Altenpflege Gerontologische Pflege/ Langzeitpflege – **Demenz**

Böhme
Förderung der kommunikativen Fähigkeiten bei Demenz
2008. ISBN 978-3-456-84536-4

Bowlby Sifton
Das Demenz-Buch
Ein «Wegbegleiter» für Angehörige, Pflegende und Aktivierungstherapeuten
2008. ISBN 978-3-456-84416-9

Breuer
Visuelle Kommunikation für Menschen mit Demenz
2009. ISBN 978-3-456-84768-9

Brooker
Person-zentriert pflegen
Das VIPS-Modell zur Pflege und Betreuung von Menschen mit einer Demenz
2008. ISBN 978-3-456-84500-5

Buchholz/Schürenberg
Basale Stimulation in der Pflege alter Menschen
3., überarb. u. erw. Auflage
2009. ISBN 978-3-456-84564-7

Chalfont
Naturgestützte Therapie
Tier- und pflanzengestützte Therapie für Menschen mit einer Demenz planen und gestalten
2010. ISBN 978-3-456-84748-1

Davenport
«Giftige» Alte
Schwierige alte Menschen verstehen und konstruktiv mit ihnen umgehen
2009. ISBN 978-3-456-84706-1

Fischer
Schmerzeinschätzung bei Menschen mit schwerer Demenz
2011. ISBN 978-3-456- 84714-6

Gupta
Assessmentinstrumente für alte Menschen
2011. ISBN 978-3-456- 84805-1

Hafner/Meier
Geriatrische Krankheitslehre
Teil I: Psychiatrische und neurologische Syndrome
4., vollst. überarb. u. erw. Auflage
2005. ISBN 978-3-456-84204-2

Handel (Hrsg.)
Praxishandbuch ZOPA
Schmerzeinschätzung bei Patienten mit kognitiven und/oder Bewusstseinseinschränkungen
2010. ISBN 978-3-456-84785-6

Hülshoff
Das Gehirn
Funktionen und Funktionseinbußen
3., vollst. überarb. u. erw. Auflage
2008. ISBN 978-3-456-84587-6

Heeg et al.
Technische Unterstützung bei Demenz
Reihe: Gemeinsam für ein besseres Leben mit Demenz
2007. ISBN 978-3-456-84396-4

Innes (Hrsg.)
Die Dementia Care Mapping Methode (DCM)
2004. ISBN 978-3-456-84040-6

Kitwood
Demenz
Der person-zentrierte Ansatz im Umgang mit verwirrten Menschen
5., erg. Auflage
2008. ISBN 978-3-456-84568-5

Kostrzewa
Palliative Pflege von Menschen mit Demenz
2., vollst. überarb. u. erw. Auflage
2010. ISBN 978-3-456-84773-3

Lind
Demenzkranke Menschen pflegen
2., korr. u. erg. Auflage
2007. ISBN 978-3-456-84457-2

Lind
Fortbildungsprogramm Demenzpflege
2011. ISBN 978-3-456-84907-2

Lindesay/MacDonald/Rockwood
Akute Verwirrtheit – Delir im Alter
2009. ISBN 978-3-456-84638-5

Lipinska
Menschen mit Demenz personzentriert beraten
2010. ISBN 978-3-456-84833-4

Mace/Rabins
Der 36-Stunden-Tag
5. vollst. überarb., erw. u. akt. Auflage
2001. ISBN 978-3-456-83486-3

Marshall/Allan
«Ich muss nach Hause»
Ruhelos umhergehende Menschen mit einer Demenz verstehen
2010. ISBN 978-3-456-84731-3

Moniz-Cook/Manthorpe
Frühe Diagnose Demenz
2010. ISBN 978-3-456-84806-8

Planer
Haus- und Wohngemeinschaften
Neue Pflegekonzepte für innovative Versorgungsformen
2010. ISBN 978-3-456-884797-9

Rückert et al.
Ernährung bei Demenz
Reihe: Gemeinsam für ein besseres Leben mit Demenz
2007. ISBN 978-3-456-84397-1

Sachweh
Spurenlesen im Sprachdschungel
Kommunikation und Verständigung mit demenzkranken Menschen
2008. ISBN 978-3-456-84546-3

Schneiter-Ulmann (Hrsg.)
Lehrbuch Gartentherapie
2010. ISBN 978-3-456-84784-9

Schweitzer/Bruce
Das Reminiszenz-Buch
Praxishandbuch zur Biografie- und Erinnerungsarbeit mit alten Menschen
2010. ISBN 978-3-456-84793-1

Sulser
Ausdrucksmalen für Menschen mit Demenz
2., überarbeitete Auflage
2010. ISBN 978-3-456-84832-7

Taylor
Alzheimer und Ich
«Leben mit Dr. Alzheimer im Kopf»
2., druchges. u. erg. Auflage
2010. ISBN 978-3-456-84862-4

van der Kooij
Das mäeutische Pflege- und Betreuungsmodell
2010. ISBN 978-3-456-84807-5

Whitehouse/George
Mythos Alzheimer
Was Sie schon immer über Alzheimer wissen wollten, Ihnen aber nicht gesagt wurde
2009. ISBN 978-3-456-84690-3

Woods/Keady/Seddon
Angehörigenintegration
Beziehungszentrierte Pflege und Betreuung von Menschen mit Demenz
2009. ISBN 978-3-456-84755-9

Informationen über unsere Neuerscheinungen finden Sie im Internet unter: www.verlag-hanshuber.com

Ann Louise Barrick / Joanne Rader / Beverly Hoeffer /
Philip D. Sloan / Stacey Biddle (Hrsg.)

Körperpflege ohne Kampf

Personenorientierte Pflege von Menschen mit Demenz

Aus dem Amerikanischen von Elisabeth Brock

Deutschsprachige Ausgabe herausgegeben von Peter Offermanns

Verlag Hans Huber

Ann Louise Barrick, PhD, Professorin an der University of North Carolina, Chapel Hill, Departement of Psychology, John Umstead Hospital, Butner, North Carolina.

Joanne Rader, RN, MN, Autorin von Individualized Dementia Care. Creative, Compassionate Approaches (vom American Journal of Nursing als Buch des Jahres ausgezeichnet), freiberufliche Beraterin, zuvor über 30 Jahre in der Langzeitpflege tätig.

Beverly Hoeffer, DNSc, RN, FAAN, Professorin an der School of Nursing, Oregon Health and Science University in Portland, Oregon.

Philip D. Sloane, MD, MPH, Professor des Elizabeth and Oscar Goodwin Lehrstuhls für Familienmedizin an der University of North Carolina, Chapel Hill.

Stacey Biddle, COTA/L, Ergo- und Kunsttherapeutin in den Bereichen der ambulanten Pflege, des Betreuten Wohnens, der Hauskrankenpflege und der kommunalen mobilen Gesundheitsbetreuung.

Peter Offermanns (dt. Hrsg.), Gesundheits- und Krankenpfleger, Dipl. Pflegewirt (FH), Berlin,
E-Mail: offermanns@t-online.de.

Lektorat: Jürgen Georg, Dr. Diana Staudacher
Herstellung: Daniel Berger
Titelillustration: pinx. Winterwerb und Partner, Design-Büro, Wiesbaden
Satz: sos-buch, Lanzarote
Druck und buchbinderische Verarbeitung: Hubert & Co., Göttingen
Printed in Germany

Bibliografische Information der Deutschen Nationalbibliothek
Die Deutsche Nationalbibliothek verzeichnet diese Publikation in der Deutschen Nationalbibliografie; detaillierte bibliografische Angaben sind im Internet über http://dnb.d-nb.de abrufbar.

Anregungen und Zuschriften bitte an:
Verlag Hans Huber
Lektorat: Pflege
z. Hd.: Jürgen Georg
Länggass-Strasse 76
CH-3000 Bern 9
Tel: 0041 (0)31 300 4500
Fax: 0041 (0)31 300 4593
E-Mail: juergen.georg@hanshuber.com
Internet: http://verlag.hanshuber.com

Das vorliegende Buch ist eine Übersetzung aus dem Amerikanischen. Der Originaltitel lautet «Bathing as a Battle» von Ann Louise Barrick, Joanne Rader, Beverly Hoeffer, Philip D. Sloane, Stacey Biddle.

1. Auflage 2011. Verlag Hans Huber, Hogrefe AG, Bern
ISBN 978-3-456-84789-4

Inhaltsverzeichnis

Widmung 11

Danksagung 12

Vorwort 13

Teil I: Die Grundlagen 17

1. Den Kampf verstehen 19
Beverly Hoeffer, Joanne Rader, Ann Louise Barrick

1.1 Verhaltensveränderungen bei Demenz 20
1.2 Prävalenz von Verhaltenssymptomen während der Körperpflege . 22
1.3 Wann beginnt der Kampf? 24
1.4 Mythen rund um die Körperpflege 28
1.5 Was der Kampf bewirkt 30
1.6 Fazit 31

2. Die Zeiten ändern sich – Körperpflege früher und heute 33
Mary Lavelle

2.1 Einführung 33
2.1.1 Badegewohnheiten früher – der Dampf wird entdeckt 34
2.1.2 Baden in alten Zivilisationen 34
2.1.3 Der Niedergang der Badekultur und der Niedergang Roms 35
2.1.4 Brot, Bäder und lockere Sitten 36
2.1.5 Gut gegen Fieber 36
2.1.6 Baden in Flüssen und im Meer: echte und improvisierte Freuden 37
2.1.7 Kaltes Wasser und die Renaissance des Badens 37
2.1.8 Reinlichkeit wird populär 38
2.2 Zusammenfassung 39

3. Menschen mit Demenz bei der Körperpflege unterstützen – allgemeine Richtlinien ... 43
Ann Louise Barrick, Joanne Rader

3.1 Den Kampf beenden – allgemeine Strategien ... 45
3.1.1 Die persönlichen Bedürfnisse befriedigen ... 46
3.1.2 Den Beziehungsansatz adaptieren ... 47
3.1.3 Die Umgebung anpassen ... 48
3.1.4 Die Organisation verändern ... 49
3.1.5 Den Vorgang abbrechen ... 50

4. Das Verhalten einschätzen ... 53
Ann Louise Barrick, Joanne Rader, Madeline Mitchell

4.1 Einführung ... 53
4.1.1 Die Person verstehen ... 54
4.1.2 Das Verhalten beschreiben ... 55
4.1.3 Die Ursachen und Auslöser identifizieren ... 57
4.1.4 Die persönlichen Bedürfnisse und das Leistungsvermögen der Person ermitteln ... 58
4.1.5 Zwischenmenschliche Faktoren berücksichtigen ... 63
4.1.6 Stressfaktoren in der Umgebung ermitteln ... 66
4.1.7 Die organisatorischen Bedingungen einschätzen ... 68
4.2 Zusammenfassung ... 69

5. Mit erprobten, personenorientierten Lösungen arbeiten ... 75
Ann Louise Barrick, Joanne Rader, Madeline Mitchell

5.1 Einführung ... 75
5.1.1 Realistisch sein ... 75
5.1.2 Ziele für die Körperpflege festlegen ... 76
5.1.3 Den Grad der Unabhängigkeit ermitteln ... 77
5.1.4 Den richtigen Grad der Kommunikation ermitteln ... 78
5.1.5 Für spezifische Bedürfnisse Lösungen finden ... 79
5.1.6 Ist eine Ganzkörperwaschung im Bett angezeigt? ... 103
5.1.7 «Ich habe wirklich alles probiert!» ... 105
5.1.8 Kreative Haarwaschtechniken ... 107
5.1.9 Wenn alle Stricke reißen ... 110
5.1.10 Die Lösungen testen ... 111
5.2 Zusammenfassung ... 113

Teil II: Spezielle Themen 115

6. Personenorientiert pflegen – durch angemessene Unterstützung Interaktionen erhalten 117
Carla Gene Rapp

6.1 Die Aktivitäten des täglichen Lebens ermöglichen – den Unterstützungsbedarf ermitteln 117
6.1.1 Den Grad des Unterstützungsbedarfs ermitteln 121
6.2 Die Aktivitäten des täglichen Lebens ermöglichen – Strategien ... 124
6.2.1 Spezifische Unterstützungsstrategien 124
6.2.2 Standardstrategien 124
6.3 Fazit 129
6.4 Anhang 129

7. Schmerzmanagement 135
Karen Amann Talerico, Lois L. Miller

7.1 Ein auf Menschen mit Demenz zugeschnittenes Schmerzassessment 137
7.1.1 Sich über schmerzhafte körperliche Erkrankungen informieren 137
7.1.2 Direkte Befragung 138
7.1.3 Aktueller Schmerzlevel 140
7.1.4 Schmerzbeschreibungen 141
7.1.5 Nonverbale Schmerzsignale 141
7.1.6 Individuelle Schmerzäußerungen 142
7.2 Verhaltenssymptome 144
7.3 Kulturelle und ethnische Faktoren beim Schmerzassessment 146
7.4 Schmerzminimierende Interaktionen bei der Körperpflege 147
7.4.1 Nicht-medikamentöse Behandlungsmöglichkeiten 147
7.4.2 Medikamentenmanagement 149
7.5 Zusammenarbeiten 153
7.6 Fazit 154

8. Hautpflege 157
Johannah Uriri Glover, Kimberley Horton Hoffman, LouAnn Rondorf-Klym

8.1 Merkmale der Haut 157
8.2 Assessment der Haut 158
8.3 Hygienemaßnahmen und Infektionsprophylaxe 162
8.4 Angemessene Hautpflege zur Verhinderung von Hautproblemen . 164
8.4.1 Pflege von dunkler Haut und dunklen Haaren 165
8.5 Fazit 166

9. Transfertechniken ... 169
Adele Mattinat Spegman, Theresa H. Raudsepp, Jennifer R. Wood

9.1 Transfertechniken – ihre Vorteile und Nachteile ... 169
9.2 Die Grundlagen sicherer Transfers ... 171
9.3 Die Grundlagen der Bewegungstechnik ... 171
9.3.1 Rückenschonend pflegen ... 172
9.3.2 Allgemeine Sicherheitsregeln ... 173
9.3.3 Allgemeine Kommunikationsregeln: den Ablauf erklären ... 175
9.3.4 Eine angemessene Transfermethode auswählen ... 176
9.3.5 Die Person auf den Transfer vorbereiten ... 178
9.3.6 Spezifische Transfermethoden ... 179
9.3.7 Therapeutische Transfers zur Gewohnheit machen ... 186
9.4 Fazit ... 189

10. Die räumliche Umgebung gestalten ... 191
Margaret P. Calkins

10.1 Die optische Umgebung ... 192
10.2 Die akustische Umgebung ... 195
10.3 Die olfaktorische Umgebung ... 197
10.4 Die taktile Umgebung ... 198
10.4.1 Fußboden und Wände ... 198
10.4.2 Haltegriffe ... 199
10.4.3 Raumtemperatur ... 199
10.4.4 Raumgröße ... 200
10.5 Fazit ... 201

11. Pflegeprodukte und Utensilien ... 203
Stacey Biddle, Philip D. Sloane

11.1 Allgemeine Körperpflegeprodukte ... 204
11.2 Duschen ... 204
11.3 Badewannen ... 209
11.4 Ganzkörperwaschung im Bett ... 215
11.5 Zusammenfassung ... 216

Teil III: Unterstützende Pflegeaktivitäten 219

12. Körperpflege als Weg zu einer anderen Pflegekultur 221
Joanne Rader, Ann Louise Barrick, Darlene McKenzie, Beverly Hoeffer

12.1 Einführung 221
12.2 Wertebasierte Praktiken in Pflege- und Altenheimen fördern ... 222
12.2.1 Das Pioneer Network 224
12.2.2 Die Eden Alternative und das Green House Betreuungsmodell 225
12.2.3 Das Live Oak Institut 227
12.2.4 Das Household Model 227
12.3 Körperpflege verändern: die Schlüsselkonzepte 229
12.3.1 Entscheidungen vor Ort treffen 229
12.3.2 Die entscheidende Rolle der Betroffenen 230
12.3.3 Die entscheidende Rolle der Pflegenden 230
12.3.4 Die wichtige und sich verändernde Rolle leitender Pflegepersonen 231
12.3.5 Ressourcen für eine Rollenveränderung 234
12.4 Körperpflege verändern: Kontinuität sicherstellen 234
12.4.1 Bezugspflege vs. Funktionspflege 234
12.4.2 Körperpflege als Spezialgebiet 238
12.4.3 Körperpflege verändern: Flexibilität ermöglichen 238
12.5 Die Pflegekultur einer Einrichtung verändern 240
12.5.1 Veränderungsbereitschaft wecken 240
12.5.2 Die Pflegepraxis verändern: Ideen in die Tat umsetzen .. 241
12.6 Körperpflege zu Hause 245
12.6.1 Kreativ sein 246
12.6.2 Alternativen in Erwägung ziehen 246
12.6.3 Sich Hilfe von außen holen 247
12.7 Fazit 247
12.8 Anhang 250

13. Mit interaktiven Methoden personenorientierte Körperpflege lehren .. 255
Joyce H. Rasin, Joanne Rader, Ann Louise Barrick

13.1 Eine unterstützende Lernatmosphäre schaffen 255
13.1.1 Für Wohlbefinden sorgen 256
13.1.2 Respekt vermitteln 256
13.1.3 Erwachsene zum Lernen motivieren 256
13.2 Die beiden Komponenten des klinischen Unterrichts 258
13.2.1 Informationen liefern 259
13.2.2 Supervisierte Praxis 261
13.3 Zusammenfassung 262
13.4 Anhang 263

14. Für sich selbst sorgen: Strategien für Pflegende 287
Joyce H. Rasin

14.1 Pflegespezifische Belastungen 287
14.1.1 Individuelle Stressreaktionen 288
14.1.2 Burn-out 289
14.1.3 Selbstpflegestrategien 290
14.1.4 Strategien für alle Pflegenden 291
14.1.5 Spezifische Strategien für professionell Pflegende 295
14.1.6 Spezifische Strategien für pflegende Angehörige 296
14.2 Zusammenfassung 297

Anhang 301

Anhang A
Programm zur Verbesserung der Pflegequalität durch personenorientierte Körperpflege 303

Anhang B
Checkliste zur Beurteilung des Verhaltens 309

Anhang C
Checkliste zur Beurteilung des Verhaltens der Pflegeperson 313

Anhang D
Literatur und Adressenverzeichnis zum Thema Demenz 314

Anhang E
1. Die Pflege traumatisierter Menschen am Beispiel von Shoah-Überlebenden *(Peter Offermanns)* 325
2. Geschichtlicher Hintergrund 328
3. Begriffserläuterung: Trauma/Traumatisierung 332
4. Die Spätfolgen bei traumatisierten Shoah-Überlebenden 346
5. Dunkle Schatten der Vergangenheit *(Jürgen Georg)* 352
6. Ausblick 353

Nachwort 358

Adressen 361

Autorinnenverzeichnis 367

Mitarbeiterinnenverzeichnis 369

Sachwortverzeichnis 371

Widmung

Dieses Buch ist allen Pflegenden gewidmet, die ihre Arbeit als Herzensangelegenheit betrachten und sich täglich einfühlsam um eine kunstfertige, individualisierte Betreuung bemühen.

Danksagung

Die Autorinnen möchten all den vielen Menschen danken, die zu diesem Buch beigetragen haben. Das Forschungsprojekt «Clinical Trial of Two Bathing Interventions in Dementia», auf dem dieses Buch beruht, wurde vom National Institute of Nursing Research finanziert. Wir sind dem NINR dankbar, dass es die Wichtigkeit dieser Arbeit erkannt hat. Die Autorinnen danken dem interdisziplinären Bathing Project Research Team in Oregon und North Carolina, nämlich: Darlene A. McKenzie und Joyce H. Rasin (Forschungsmitarbeiterinnen), Barbara Stewart (Psychometrikerin) und Gary Koch (Biostatistiker), Madeline C. Mitchell, LouAnn M. Rondorf-Klym und Adele Mattinat Spegman (Projektleiterinnen), Charlene Riedel-Leo, Wilainpun Somboontanont, Karen Amann Talerico, Johannah Uriri und Virapun Wirojratana (Teammitglieder und wissenschaftliche Mitarbeiterinnen). Wir danken ferner unseren Beraterinnen: Cornelia Beck, Joyce Colling, Maggie Donius, J. P. Kilborn und Lynne Morrison. Wir bedanken uns auch bei der School of Nursing, Oregon Health Sciences University (einschließlich Diane Berks, Verwaltungsfachkraft), beim Sheps Center for Health Services Research, University of North Carolina, Chapel Hill, sowie beim John Umstead Hospital, die das Projekt mit ihren Ressourcen unterstützt haben.

Viele der in diesem Buch enthaltenden Ideen sind von praktisch Pflegenden entwickelt und an uns weitergegeben worden. Folgende Personen haben uns ihre Zeit großzügig zur Verfügung gestellt und mit großem Engagement mitgemacht: Sandra Boedigheimer, Ruth Burt, Laurie Christopherson, Deb Corwin, Edith S. Durham, Kim Francia, Katrina Hardison, José Hernandez, Kathy House, Brenda Jantz, Mineko Leavenworth, Debbie Medina, Angell R. Neal, Beth Parker, Lona Pavao, Rosa Stephens, Rhonda C. Walton und Janice White. Ein besonderer Dank geht an alle Einrichtungen, Familien, Pflegeheimbewohnerinnen und -bewohner und alle Pflegepersonen, die das Projekt unterstützt haben. Ohne ihre Kooperation und Unterstützung wäre die Arbeit überhaupt nicht möglich gewesen.

Vorwort

Einführung

Ziel dieses Buchs ist es, die heute üblichen Praktiken der Körperpflege – sofern sie Menschen mit Demenz unnötig belasten und ihnen unangenehm sind – zu verändern. Vielen Demenzkranken ist das Waschen, Baden und Duschen nach wie vor eine angenehme Sache. In manchen Fällen jedoch artet Körperpflege zum Kampf aus, und es kommt zu Reibereien zwischen gepflegter und pflegender Person. Im Laufe des vergangenen Jahrzehnts haben wir viel über verbesserte Betreuungsformen demenzkranker Menschen gelernt. Wir haben so manche althergebrachte Praktik abgelegt und unsere Ansichten darüber, was eine gute Pflege ausmacht, verändert. Doch viele unserer Standards hinsichtlich der Körperpflege gebrechlicher alter Menschen, insbesondere solcher, die an einer Demenz leiden, sind unhinterfragt geblieben. Indem wir unsere in jahrelanger praktischer klinischer Arbeit erworbenen Erfahrungen und das in neun Jahren spezifischer Forschung auf diesem Gebiet erlangte Wissen weitergeben, möchten wir erreichen, dass Sie einige Vorstellungen revidieren, die Sie über die Unterstützung Demenzkranker bei der Körperpflege hegen.

Wie unser Ansatz entstand

Den hier vorgestellten Ansatz zum Verständnis und zur Reduzierung von Stress und Belastung demenzkranker Menschen im Bereich der Körperpflege haben zwei multidisziplinäre Pflege- und Forschungsteams entwickelt: Das eine war an der Oregon Health Sciences University (OHSU) angesiedelt, das zweite an der University of North Carolina-Chapel Hill (UNC-CH) und am John Umstead Hospital (JUH), Butner, North Carolina. Im Lauf unserer Studien haben wir über 1000 Personen gebadet, gewaschen oder geduscht und mit mehr als 50 PflegeassistentInnen gearbeitet.

Wir haben unsere Arbeit im Jahr 1992 an der UNC-CH und JUH mit einem Stipendium begonnen, das vom National Institute of Aging (NIA) als Teil einer gemeinsam mit dem National Institute of Nursing Research (NINR) finanzierten Initiative ausgereicht wurde. Dabei stellten wir fest, dass es manchen PflegeassistentInnen gelang, Patientinnen und Patienten, die sonst meist aggressiv waren, zur Kooperation zu bewegen. Wir beobachteten sie bei der Arbeit und sprachen mit ihnen über ihren Pflegeansatz.

Diese Episoden waren überaus lehrreich: Wir haben viel darüber erfahren, was tatsächlich hilfreich ist, und wodurch Körperpflege zu einem eher unangenehmen Erlebnis wird. Wir hatten gehofft, Anweisungen für den Umgang mit Verhaltenssymptomen wie Schreien und Schlagen entwickeln zu können, stellten dann aber fest, dass ein personenorientierter, psychosozialer, problemlösungsorientierter Ansatz benötigt wird, der uns erlaubt, jede Körperpflegemaßnahme individuell zu gestalten. Wir haben diesen Ansatz in zwei Pflegeheimen ausprobiert und bemerkt, dass er die meisten Körperpflegesituationen entspannter und erfreulicher gemacht hat. Ferner stellte sich heraus, dass schwerst beeinträchtigten Menschen eine Ganzkörperwäsche im Bett offenbar angenehmer war als eine Dusche oder ein Wannenbad. Es kam vor allen Dingen auf Flexibilität an, auf die Möglichkeit, verschiedene Methoden der Körperpflege praktizieren zu können. Dennoch war uns klar, dass wir unsere Vorstellungen einer strengeren Überprüfung unterziehen mussten, wenn es uns gelingen sollte, auch andere davon zu überzeugen, dass es außer einer Dusche oder einem Wannenbad noch weitere Möglichkeiten gibt, den Körper eines Menschen zu waschen.

Zeitgleich wurde dem OHSU-Team vom NIA, als Teil der gleichen Gemeinschaftsinitiative mit dem NINR, die finanziellen Mittel zur Durchführung einer klinischen Pilot- und Machbarkeitsstudie zur Verfügung gestellt, die untersuchen sollte, wie das Personal von Pflegeheimen bewegt werden kann, die Körperpflege von Menschen mit Demenz anders anzugehen. Unser erstes Ziel war, das Problemausmaß aggressiven Verhaltens demenzkranker Bewohnerinnen und Bewohnern bei der Körperpflege genauer zu ermitteln (z. B. welche Verhaltenssymptome auftreten und wie häufig). Das zweite Ziel bestand darin, ein Konsultationsmodell zwischen einer direkt am Krankenbett tätigen Pflegeperson und einer klinischen Pflegeexpertin oder einem klinischen Pflegeexperten, dessen Fokus auf Problemlösung und individualisierter Versorgung lag, auf seine Effektivität hin zu testen. Wir, aber auch das UNC-Team stellten fest, dass wir durch Individualisierung der Körperpflegemaßnahme und des Pflegeplans aggressive Verhaltensweisen drastisch reduzieren konnten.

Wichtig war zudem die Erkenntnis, dass es vor allem auf die zwischenmenschliche Beziehung zwischen gepflegter und pflegender Person ankommt. Pflegenden, denen der Wechsel von einer aufgabenzentrierten hin zu einer personenorientierten Haltung gelang, waren erfolgreicher, wenn es darum ging, neue Ansätze auszuprobieren. Ferner konnten wir feststellen, dass PflegeassistentInnen neue Ideen umsetzen wollen und sich dafür Hilfestellung und Beratung von Seiten ihrer vorgesetzten Pflegeexpertinnen und Pflegeexperten wünschen. Sie gaben an, in diesem Bereich von Kolleginnen und Kollegen oder Führungspersonen nicht ausreichend unterstützt zu werden. Dazu kam die «Entdeckung», dass Menschen, für die selbst ein individuell gestalteter Dusch- oder Badevorgang zu belastend ist, eine Ganzkörperwaschung im Bett als angenehm und beruhigend empfinden.

Diese Methode war auch geeignet, aggressive Reaktionen und Stressverhalten zu reduzieren. Sie hat die Körperpflege von Menschen mit Demenz auch für das Pflegepersonal zu einer positiveren Sache gemacht.

Unsere beiden Teams haben sich aufgrund der gemeinsamen Interessenlage kennengelernt und im Jahr 1995 zur Zusammenarbeit entschlossen. Wir gingen davon aus, dass die Perspektiven unserer verschiedenen Disziplinen (z. B. der Pflege, Medizin, Psychologie) zusammengenommen, sowie die in unseren ersten Studien entwickelten Forschungsmethoden einer umfassenderen Studie in mehreren unterschiedlichen Settings förderlich sein könnte. Das National Institute of Nursing Research finanzierte die Untersuchung zweier Körperpflegemethoden in 15 Pflegeheimen in Oregon und North Carolina, nämlich das Duschen und das Waschen im eigenen Zimmer. Zwei der Autorinnen (Joanne Rader, Ann Louise Barrick) arbeiteten Seite an Seite mit den PflegeassistentInnen, um herauszufinden, wie sich die Körperpflege für alle an der Studie beteiligten Bewohnerinnen und Bewohner erfreulicher gestalten lässt und was ihre Belastung zu reduzieren vermag.

Auch nach Abschluss unseres Forschungsprojekts haben wir uns weiter intensiv mit demenzkranken Menschen und ihren Betreuungspersonen beschäftigt, um unser Wissen zu vermehren und den Körperpflegevorgang zu verbessern. Wir haben festgestellt, dass das Wort «personenorientiert» unseren Ansatz besser beschreibt. Es betont die Entscheidungsfreiheit und setzt die Pflegeempfängerin oder den Pflegeempfänger an oberste Stelle. Zudem bestärkt dieser Begriff Pflegende darin, ihr Pflegehandeln an den Präferenzen ihres Schützlings zu orientieren.

Über dieses Buch

Den hier vorgestellten Ansatz zur Körperpflege von Menschen mit Demenz haben wir aus diesen Erfahrungen heraus entwickelt.

Der erste Teil vermittelt einen Überblick über das Thema Körperpflege. Das grundlegende Modell unserer Arbeit wird im Kapitel 1 beschrieben. Kapitel 2 beschäftigt sich mit der Geschichte der Körperpflege und illustriert, dass sich die Wasch- und Badepraktiken im Laufe der Jahre verändert haben, und dass es mehr als nur eine Möglichkeit gibt, sich und andere Menschen zu waschen. Kapitel 3 enthält allgemeine Techniken, die die Körperpflege für die meisten Menschen angenehmer machen. Kapitel 4 und 5 befassen sich mit Assessment und Interventionen, die helfen, Körperpflegepläne zu individualisieren und personenorientiert zu gestalten. Beide Kapitel enthalten zahlreiche Tipps und Anregungen, die wir bei der Zusammenarbeit mit äußerst kreativen und einfühlsamen PflegeassistentInnen gesammelt haben. Der zweite, aktualisierte Teil des Buchs widmet sich speziellen Themen der Körperpflege, wie Schmerzen, Hautpflege, Bestimmung des Unterstützungsbedarfs, Transfer und Umgebung. Der dritte Teil beschäftigt sich mit der Unterstützung Pflegender sowie mit der Frage, wie sich durch besseres Verständnis der individuellen Bedürfnisse und größeres Wissen über Interventionsmöglichkeiten die Betreuungsqualität und das Wohlbefinden ihrer Schützlinge verbessern lässt. Dabei wird betont, dass personenorientierte Betreuung eine angemessene Selbstpflege, aber auch Veränderungen auf Systemebene erfordert. Mehrere Kapitel enthalten spezifische Erkenntnisse und Ratschläge erfahrener Pflegefachpersonen.

Wir selbst haben zwar in Einrichtungen des Gesundheitswesens gearbeitet, doch viele Anregungen sind auch auf Menschen übertragbar, die zu Hause oder in anderen Settings, etwa in Tagespflegestätten, betreut werden. Gleiches gilt für unseren Fokus, der sich zwar auf Menschen mit einer Demenz richtet, für die Betreuung anderer gebrechlicher, betagter Menschen jedoch genauso hilfreich ist. Schließlich sind wir davon überzeugt, dass unser personenorientierter, problemlösungsorientierter Ansatz und die entsprechenden Techniken auch anderen Interventionen zugute kommen können, etwa der Unterstützung bei der Morgen- und Abendtoilette.

Unsere Arbeit ist nicht beendet. Wir laden Sie ein, das Modell in Ihrem Arbeitsbereich einzusetzen und unsere Lösungsvorschläge zu übernehmen. Bieten Sie Ihre ganze Kreativität auf, um für jede Person in Ihrer Obhut den optimalen Weg zu finden. Es gibt keine ideale, einzig richtige Methode der Körperpflege, allerdings viele bessere als die derzeit üblichen Methoden. Körperpflege kann ohne Kampf stattfinden. Wir hoffen, dass Sie uns beipflichten.

Wir wünschen uns, dass Pflegeheime eines Tages therapeutische Wasserbehandlungen in entspannungsförderlicher Umgebung anbieten. Vielleicht werden dann einige sogar in Wellnesshotelführern, etwa in *Fodor's Health Escapes* genannt. Ein absurder Gedanke? Hoffentlich nicht.

Teil 1

Die Grundlagen

1 Den Kampf verstehen

Beverly Hofer, Joanne Rader, Ann Louise Barrick

Versetzen Sie sich bitte in die Lage eines älteren Menschen, der in einer Pflegeeinrichtung oder zu Hause lebt und von einer professionellen Pflegeperson oder seinen Angehörigen betreut wird. Sie sind aufgewachsen in einer Zeit, als persönliche Hygiene eine intime Angelegenheit war, über die selten gesprochen wurde. Früher, in gesunden Tagen, haben Sie gerne in einer Wanne gebadet, in einem kleinen, warmen Badezimmer, das vor vielen Jahren nach Ihrem Geschmack eingerichtet wurde. Inzwischen fällt es Ihnen allerdings zunehmend schwerer, sich zu Hause selbst zu versorgen, weil Ihnen Gedächtnisprobleme, Arthritis und Gleichgewichtsstörungen zu schaffen machen. Vielleicht sind Sie aber auch gestürzt, haben sich dabei verletzt und sind nach einem kurzen Krankenhausaufenthalt in ein Pflegeheim eingewiesen worden. Heute sind Sie verwirrt, Sie ahnen nur vage, wo Sie sind, und können Menschen, die in Ihr Zimmer kommen, nicht erkennen. Sie haben Arthrose in den Gelenken und deshalb Schmerzen, wenn Sie Arme oder Beine bewegen. Sie liegen im Bett, ganz in Erinnerungen versunken, und plötzlich taucht jemand auf und sagt, es sei Zeit zum Duschen. Sie können sich nicht daran erinnern, wer diese Person ist. Doch ehe Sie darüber nachdenken können, schweben Sie schon mit einer Hebevorrichtung durch die Luft und landen dann auf einen kalten Stuhl, der aussieht wie eine Toilette auf Rollen. Sie schreien auf vor Schmerzen, aber die fremde Frau scheint nichts zu hören. «Es geht ganz schnell», das ist alles, was sie sagt. Dann zieht sie Ihnen das Nachthemd aus, legt Ihnen eine Decke um die Schultern und schiebt Sie auf dem Stuhl sitzend den Flur entlang. Sie spüren die kalte Luft an Ihrem Unterleib, und fühlen sich der Lächerlichkeit preisgegeben. Sie fürchten sich und sind der Situation völlig wehrlos ausgeliefert. Ihr Blick verrät, wie verängstigt Sie sind. Sie rufen um Hilfe, immer wieder, immer lauter: «Hilfe! Hilfe!». Die Fremde reagiert mit den Worten: «Ich bringe Sie nur in die Dusche. Ich tu' Ihnen doch nicht weh.» Ihr Eindruck ist aber ein ganz anderer. Sie befinden Sie sich in einem kleinen Raum auf dem Toilettenstuhl, wiederum splitternackt. Die Fremde bespritzt Sie mit Wasser, fragt: «Ist es zu heiß?» … und Sie schreien: «Zu heiß, zu heiß!» Dann wieder: «Oh, mir ist schrecklich kalt». Doch anstatt auf Ihre Rufe einzugehen, hebt die Fremde Ihren Arm hoch. Das tut weh, Sie schreien: «Nein, nein, nein, nein, nein!» und versuchen, diese Person wegzustoßen. Ich spüle nur die Seifenreste ab, bemerkt die Frau. Doch Sie fühlen sich angegriffen und missachtet. Sie wollen nicht duschen. Sie wollen nicht angefasst werden. Sie — wollen — nur — sofort — raus — aus — diesem — Raum, weg von dem spritzenden Wasser!

Versetzen Sie sich nun in die Lage der Pflegenden, die dieser Person beim Duschen helfen möchte. Sie sind für deren Körperpflege zuständig und wollen Ihre Sache gut machen. Sie kümmern sich gerne um alte Menschen, Sie wollen Ihrem Schützling auf keinen Fall nicht weh tun und ihn auch nicht belasten. Doch was immer Sie sagen oder tun, nichts scheint zu helfen. Sie wappnen sich gegen die Schmerzenschreie und Klagen und versuchen sie zu ignorieren. Hinterher ärgern Sie sich über die Person, weil sie Ihnen das starke Gefühl von Inkompetenz vermittelt hat. Sie freuen sich nicht mehr auf deren Betreuung, weil sie so sehr einem Kampf ähnelt. Sie bitten darum, diese Bewohnerin oder dieser Bewohner möge einer anderen Pflegeperson zugeteilt werden.

1.1 Verhaltensveränderungen bei Demenz

Das hier geschilderte Szenarium entspricht einer nur allzu häufigen Erfahrung alter Menschen mit Demenz sowie der Erfahrung von Pflegenden, die ihnen bei der Körperpflege zur Seite stehen. Mit einigen Abwandlungen könnte das Szenarium auch die Erfahrung einer pflegenden Tochter oder eines pflegenden Ehemannes sein, die oder der vom demenzkranken Schützling nicht mehr erkannt wird, was in fortgeschrittenen Krankheitsstadien durchaus vorkommen kann.

Demenz ist keine Krankheit per se, vielmehr der Oberbegriff für Störungen, bei denen geschädigte Gehirnzellen einen irreversiblen kognitiven Niedergang auslösen. Von Demenz spricht man, wenn eine Störung folgende Merkmale aufweist:

- Verluste in mindestens zwei von vier wesentlichen Bereichen der Kognition (Gedächtnis, kohärentes Sprechen, schriftliche oder mündliche Äußerungen verstehen, Planungsfähigkeit und Urteilsvermögen, visuelle Informationen verarbeiten und interpretieren)
- eingeschränkte Alltagskompetenz, d. h. Schwierigkeiten bei den Aktivitäten des täglichen Lebens, etwa einkaufen und persönliche Hygiene.

Die verschiedenen Demenzformen gehen mit spezifischen Veränderungen im Gehirn einher. So gelten beispielsweise Proteinablagerungen, sogenannte Plaques, und Neurofibrillenbündel als Kennzeichen der Alzheimer-Krankheit, der häufigsten demenziellen Erkrankung. Am zweithäufigsten kommen vaskuläre Demenzen vor. Sie werden durch einen Schlaganfall ausgelöst und entstehen durch Blockaden der kleinen Arterien und eine reduzierte Blutversorgung des Gehirns. Die

Veränderungen im zentralen Nervensystem sind äußerlich nicht wahrnehmbar und werden nur durch Autopsie und bildgebende Verfahren wie Magnetresonanztomographie oder axiale Computertomographie sichtbar (Alzheimer's Association, 2007).

Was wir als Pflegende und Betreuende beobachten – insbesondere bei fortschreitender Erkrankung – sind Veränderungen des Verhaltens und der Kommunikation aufgrund pathologischer Vorgänge im Gehirn. Aus unserer Perspektive gelten Verhaltenssymptome – wie körperliche oder verbale Aggressivität oder ruheloses Umhergehen – meist als «abweichendes Verhalten», «problematisches oder herausforderndes Verhalten» oder als «auffallendes oder störendes Verhalten». Oft impliziert diese Perspektive, dass die Person mit Demenz das Problem ist oder ein Problem hat, das man bearbeiten muss. Wenn wir jedoch den Standpunkt verändern und die Verhaltenssymptome mit den Augen der Pflegeempfängerin oder des Pflegeempfängers betrachten, ergibt sich ein völlig anderes Bild. Verhaltenssymptome werden zu Wegen, psychische oder physische Zustände zu kommunizieren, etwa:

- Angst, Schmerz oder Kummer
- unbefriedigte oder nicht erkannte Bedürfnisse
- das Gefühl, sich gegen das Eindringen in die Privatsphäre oder einen Angriff wehren zu müssen.

Für Demenzkranke, die ihre Gefühle, Bedürfnisse oder Wünsche nicht mehr verbal ausdrücken oder zwischenmenschliche Probleme nicht mehr mithilfe der Sprache lösen können, wird das Verhalten schließlich zum primären Kommunikationsmittel (Algase et al., 1996; Kovach/Noonan/Schlidt/Wells, 2005).

Mit zunehmender Lebenserwartung der Bevölkerung wird Demenz zu einem immer drängenderen Gesundheitsproblem, das vermutlich jeden von uns in irgendeiner Weise berührt. In den Vereinigten Staaten sind mehr als 5 Millionen Menschen von der Alzheimer-Krankheit betroffen, 96 % sind 65 Jahre alt oder älter (Alzheimer's Association, 2007). Die Prävalenz dieser Erkrankung steigt mit dem Alter und verdoppelt sich bei den über 65-Jährigen alle fünf Jahre (National Institute of Neurological Disorders and Stroke, 2007). Derzeit leiden 13 % aller 65-jährigen und älteren Personen und fast die Hälfte aller 85-jährigen und älteren Personen an der Alzheimer-Krankheit (Alzheimer's Association, 2007).

Die Mehrzahl der Betroffenen wird zu Hause versorgt, wobei viele Familien auf Pflegeeinrichtungen zurückgreifen, wenn in späteren Stadien dieser progressiven Erkrankung eine 24-Stunden-Betreuung erforderlich ist. Etwa 70 % aller Bewohnerinnen und Bewohner von Alten- und Pflegeheimen und mehr als 50 % aller Menschen in betreuten Wohnformen haben nachgewiesene kognitive Einbußen oder eine diagnostizierte Demenz (Alzheimer's Association, 2007). Die abnehmende Fähigkeit zur Bewältigung der Selbstversorgungsaktivitäten (ADLs) sowie die Zunahme von Verhaltenssymptomen während körperpflegeunterstützender Maßnahmen sind oft Faktoren, die schließlich zu einer Heimaufnahme führen.

1.2 Prävalenz von Verhaltenssymptomen während der Körperpflege

Wir wissen, dass demenzbedingte Verhaltenssymptome, die während der Körperpflege auftreten, für Pflegende am stärksten belastend sind und ihnen am meisten Sorgen machen. In einer Studie über pflegende Angehörige wurde festgestellt, dass sich 65 % der zu Hause betreuten Personen mit Demenz in Pflegesituationen aggressiv verhalten haben (Ryden, 1988). Eine andere Angehörigenstudie belegt, dass die Zahl der verhaltensauffälligen Personen, in dem Maße zunimmt, wie sich ihre kognitiven Fähigkeiten verschlechtern (Teri/Larson/Reifler, 1988). Die Familienangehörigen haben ferner darauf hingewiesen, dass Unterstützung bei der persönlichen Hygiene die problematischsten Verhaltensweisen auslöst. In Pflegeheimen reicht laut mehrerer Studien die Prävalenz von 43 % (Beck/Rossby/Baldwin, 1991; Beck et al., 1998) bis zu 86 % der Demenzkranken (Ryden/Bossenmaier/McLachlan, 1991). Die letztgenannte Studie belegt, dass bei den 124 untersuchten Pflegeheimbewohnerinnen und –bewohnern fast drei Viertel (72,3 %) aller Aggressionen bei Pflegeaktivitäten auftraten, die mit Berührung oder dem Eindringen in die Privatsphäre verbunden waren.

Werden Pflegende gefragt, welche Verhaltenssymptome während der Körperpflege auftreten, etwa beim Waschen, Duschen, Baden, nennen sie Verhaltensweisen, die sich in drei Oberkategorien einteilen lassen:

- Widerstand leisten (z. B. sich abwenden, um das Gewaschenwerden zu vermeiden, Versuche, das Badezimmer zu verlassen)
- vokale Agitation oder Lautäußerungen (z. B. weinen, schreien)
- verbale und physische Aggression (z. B. fluchen, drohen, schlagen, beißen, festhalten, stoßen).

In Oregon und North Carolina haben Studienteams zwei Erhebungen durchgeführt, um die während der Körperpflege auftretenden Verhaltenssymptome präziser zu beschreiben und besser erfassen zu können, wie schwierig die Körperpflege von Menschen mit Demenz in einer Pflegeeinrichtung tatsächlich ist. Das Team in Oregon sammelte über sechs Wochen hinweg die genauen Daten aller Bewohnerinnen und Bewohner eines Pflegeheims (Hoefer/Rader/McKenzie/Lavelle/Stewart, 1997). In dieser Einrichtung wurden fast alle Bewohner einmal pro Woche gebadet. Zu Beginn der Untersuchung benötigten 93 der 102 Langzeitbewohnerinnen und -bewohner (91 %) dabei Hilfestellung. Von dieser Personengruppe lebten 86 die ganzen sechs Wochen über in der Einrichtung und wurden in die Studie aufgenommen. Die PflegeassistentInnen, die den Bewohnern bei der Körperpflege behilflich waren, hielten physische, verbal und sexuell aggressive Verhaltensweisen in einer Checkliste fest. Das Team analysierte die Daten aus den ersten vier Badeepisoden einer jeden Person. Fast die Hälfte (41 %) war während mindestens einer der vier Episoden aggressiv, eine hohe Anzahl (16 %) war fast jedes Mal aggressiv (z. B. in drei von vier Badeepisoden). Die Mehrzahl der Bewohnerinnen und Bewohner (60 %), die im Verlauf einer Badeepisode aggressiv waren, hatten eine Demenzdiagnose, und ein noch höherer Anteil (72 %) derer, die sich im Verlauf fast jeder Badeepisode aggressiv verhielten. Die meisten (63 %) waren dabei physisch und verbal, sehr wenige sexuell aggressiv. Bei weitem am häufigsten berichteten die Pflegenden über folgende aggressive Verhaltensweisen (hier in absteigender Folge ihrer Frequenz aufgeführt):

- schlagen oder stoßen
- kneifen oder zwicken
- wegschieben oder wegschubsen.

Das verbal aggressive Verhalten verteilte sich ziemlich gleichmäßig auf:

- feindselige Äußerungen
- Beschimpfungen
- Fluchen oder obszönes Sprechen

Das aggressive Verhalten trat am häufigsten während des Badevorgangs selbst auf, aber auch beim Auskleiden und während des Transports zum Sanitärbereich. Die Pflegenden berichteten auch von weiteren, nicht in der Checkliste genannten Verhaltensweisen, die sie als belastend empfanden. Dazu zählten akustische Agitationen wie:

- weinen
- lautes Rufen
- schreien, brüllen.

Das in North Carolina tätige Studienteam wählte einen anderen Ansatz, um mehr über das Ausmaß des mit der Körperpflege verbundenen Problems zu erfahren. Das Team untersuchte 60 Pflegeheime in North Carolina, die es nach dem Zufallsprinzip aus einer Liste der dort lizensierten Einrichtungen auswählte, und 54 Einrichtungen einer landesweit operierenden Unternehmensgruppe

(Sloane et al., 1995). Die Pflegedienstleitungen oder hauptverantwortlichen Pflegepersonen, die mit den Hygienegewohnheiten vertraute waren, bekamen einen Fragebogen zugeschickt. 71 Einrichtungen (61 %) füllten ihn aus und schickten ihn zurück. Die Hälfte dieser Häuser verfügte über eigene Stationen für alzheimerkranke Menschen.

Mehr als drei Viertel der Bewohnerinnen und Bewohner wurde geduscht, fast durchwegs im allgemeinen Stationsbad. Sehr wenige wurden im eigenen Zimmer im Bett liegend gewaschen. Lediglich die Hälfte der Pflegefachpersonen war mit den Körperpflegemaßnahmen in ihren Einrichtungen zufrieden. Sie gaben an, dass sich 20 % ihrer Schützlinge nur unter Schwierigkeiten waschen, baden oder duschen lässt. Von dieser Personengruppe litten 81 % an einer Demenz. Die Verhaltensweisen der Menschen mit Demenz, die bei der Körperpflege schwierig waren, unterschieden sich nicht von denen, die das Team in Oregon erfasst hatte. In wenigstens der Hälfte aller Fälle handelte es sich um physisch und verbal aggressives Verhalten, Widerstände und akustische Agitation.

Über die Prävalenz von Verhaltenssymptomen demenzkranker Personen, die von ihren Angehörigen bei der Körperpflege unterstützt werden, wissen wir wenig. In einer landesweiten Telefonbefragung berichteten 35 % aller pflegenden Angehörigen, dass sie ihrem demenzkranken Schützling beim Baden oder Duschen behilflich sind (Alzheimer's Association und National Alliance for Caregiving, 2004). Eine Studie hat ermittelt, dass von den 64 teilnehmenden pflegenden Angehörigen 41 % der demenzkranken Person bei der Körperpflege zur Hand gehen. Etwa die Hälfte davon bezeichnete dies als «ziemlich schwierig» oder «etwas schwierig» (Archbold et al., 1997).

1.3 Wann beginnt der Kampf?

Wenn wir an Körperpflege denken, kommt uns oft nur die Zeit in den Sinn, die jemand im Bad oder in der Dusche verbringt. Die Aufforderung, sich zu waschen, zu baden oder zu duschen ist der Schlüsselmoment, der darüber entscheidet, ob der Kampf beginnt oder unterbleibt. Folgende Aktivitäten können den weiteren Verlauf der Körperpflegeaktivitäten bestimmen:

- An- und Auskleiden
- Transfer zwischen Bett oder Badewanne und einem Stuhl
- Transport zum Badezimmer oder zum Duschraum
- Bade- oder Duschvorgänge, Waschen
- Abtrocknen
- Haare waschen oder rasieren.

Nicht die Aktivität selbst verursacht Verhaltenssymptome, entscheidend für den Gesamtverlauf der Körperpflege ist vielmehr, wie die Person die Situation erlebt, und zwar vom Anfang bis zum Ende. In der Literatur werden folgende Vorboten oder Auslöser für Verhaltenssymptome während der Körperpflegeaktivitäten genannt:

- berühren oder überschreiten der persönlichen Grenze
- gefühlter Verlust der Kontrolle oder der Wahlmöglichkeit
- Schmerzerwartung oder Schmerzempfinden
- das Gefühl, dass die eigenen Bedürfnisse oder Wünsche ignoriert werden
- Frustration über nachlassende Selbstversorgungsfähigkeiten
- beeinträchtigte Fähigkeit, Bedürfnisse oder Empfindungen zu äußern oder zu kommunizieren
- beeinträchtigte Fähigkeit, die Handlungen der Betreuungsperson als hilfreich zu erkennen
- eine gereizt wirkende Pflegeperson, desinteressierte Kommunikation oder rein aufgabenorientiertes, unpersönliches Verhalten.

Weil demenzkranke Menschen möglicherweise nicht mehr erkennen, dass die Handlungen ihrer Betreuungskraft hilfreich sind, fühlen sie sich bei der Ankündigung, ein Bad zu nehmen oder zu duschen, bedroht. Sie erleben den ganzen Vorgang als Übergriff. Deshalb kann widerständiges und aggressives Verhalten auch als defensive Reaktion auf eine vermutete Gefahr (Bridges-Parlet, Knopman/Thompson, 1994) oder als Schutzhandlung (Talerico/Evans, 2000) betrachtet werden. Die Betroffenen versuchen, sich zu wehren und einen möglichen schmerzhaften Zwischenfall bei der Körperpflege zu verhindern.

Ein hilfreicher Ansatz besteht darin, den Kampf als einen Konflikt zwischen den Prioritäten der Pflegeperson und den Prioritäten der Person mit Demenz zu betrachten. In einer Beobachtungsstudie haben Kovach und Meyer-Arnold (1996, 1997) festgestellt, dass 92 % der 33 beobachteten Personen unruhig oder widerspenstig wurden sobald sie hörten, es sei Zeit sich zu waschen, zu baden oder zu duschen. Die hohe Prävalenz von Verhaltenssymptomen zum Zeitpunkt der Ankündigung lässt auf *bereits von Anfang an* widerstreitende Prioritäten schließen. Die Pflegende glaubt, ihren Schützling waschen oder baden zu müssen, die Person mit Demenz, die das nicht möchte, glaubt, der Situation ausgeliefert zu sein. Beide bewältigen ihre widersprüchlichen Zielvorstellungen durch verbale und nonverbale Strategien, die im Kontext der Körperpflegesituation alle eine Bedeutung haben. Demenzkranke reagieren auf Kontrollverlust durch Verhaltensweisen, die vermutlich Versuche darstellen, die äußere und/oder innere Kontrolle ganz oder teilweise wiederzuerlangen. Verhaltenssymptome (Widerstand, vokale Unruhe, physische und verbale Aggression) treten am häufigsten auf, wenn die Person versucht, die innere Kontrolle zu erlangen oder wiederzuerlangen.

Kovach und Meyer-Arnold (1996, 1997) haben zudem einen Zusammenhang festgestellt zwischen dem Kommunikationsstil und den Handlungen der Pflegeperson einerseits und dem ruhigen oder beunruhigten Verhalten der gepflegten Person andererseits. Eine engagierte Kommunikation während des Körperpflegevorgangs bestand aus folgenden Elementen:

- Unterhaltung über allgemeine Themen
- Berücksichtigung individueller Bedürfnisse und Wünsche, damit sich die Person wohlfühlen kann
- beruhigender, erklärender, freundlicher Zuspruch
- Ablenkung
- Bitte an die Person, einige Dinge selbst zu tun
- Humor und Komplimente.

Nicht-engagierte, desinteressierte Kommunikation war gekennzeichnet durch:

- Unterhaltungen mit einer anderen Pflegeperson, nicht mit der betreuten Person
- strenge Anweisungen und Überredung
- abfällige Bemerkungen über die betreute Person und Scherze auf deren Kosten
- stumm bleiben, wenn die Person offensichtlich Kommunikation wünscht oder ängstlich wirkt.

Ein personenorientierter Ansatz ist darauf ausgerichtet, dem Tempo und den Bedürfnissen des Menschen der gewaschen, gebadet oder geduscht werden soll, zu entsprechen. Im Gegensatz dazu steht ein aufgabenorientierter Ansatz, der oft Eile diktiert, um den Bedürfnissen der Pflegenden zu entsprechen. Der personenorientierte Ansatz ist der Schlüssel, damit der Kampf gar nicht erst beginnt. Er wirkt beruhigend und hilft der Person, die Situation besser zu bewältigen.

Auch die räumliche Umgebung kann dazu beitragen, dass die Person während der Körperpflege verhaltensauffällig wird. Folgende Umgebungsfaktoren verursachen Unbehagen und lösen Befürchtungen aus, was sich oft als widerspenstiges, unruhiges oder aggressives Verhalten äußert:

- das Badezimmer in einer Pflegeeinrichtung wirkt fremd und ungewohnt
- die Badevorrichtungen und Transportgeräte sind unbekannt

- die Raumtemperatur ist ungewohnt
- spritzendes oder laufendes Wasser ist unangenehm
- plötzliche Temperaturunterschiede des laufenden Wassers sind unangenehm
- laute oder ungewohnte Geräusche irritieren.

Demnach kann der Kampf auch von Umgebungsbedingungen, welche auf die Pflegeperson und die demenzkranken Person einwirken, ausgelöst werden.

Pflegende haben zudem berichtet, dass ihre Arbeitshaltung auch vom Ton abhängt, der im Hause herrscht, und davon, ob sie von einem kollegialen Team und ihren Vorgesetzten unterstützt werden. Die «Pflegeatmosphäre» wird von mehreren Faktoren bestimmt:

- der Pflegephilosophie
- den Vorschriften und Verfahrensweisen
- der Personalausstattung
- der Tagesstruktur
- den Gerätschaften und den Materialien.

Diese organisatorischen Faktoren entscheiden weitgehend, ob eine interaktive Betreuung möglich ist. Sie bestimmen, wie viel Flexibilität und pflegerische Kreativität die Organisation akzeptieren und unterstützen wird. Manchmal werden Pflegepersonen gedrängt, sich an rigide Vorschriften, bestimmte Verfahren und exakte Zeitvorgaben zu halten. In anderen Fällen geht der offene und unterstützende Ton, der in der Verwaltung herrscht, auf dem Weg zu denjenigen, die direkt mit demenzkranken Menschen arbeiten, verloren, oder wird unterwegs verfälscht.

Manche Einrichtungen sehen für jeden Waschvorgang nur ein Handtuch und einen Waschlappen vor. Damit lässt sich die unterstützungsbedürftige Person aber kaum bedecken und warm halten. In anderen Häusern müssen die Bewohner unbedingt geduscht werden, die Ganzkörperwaschung im Bett ist untersagt. Es gibt Pflegeheime mit rigiden Vorstellungen darüber, wie man jemandem bei der Körperpflege hilft. Feste Regeln bestimmen, wann eine Person gebadet oder geduscht werden darf und wann nicht. Solche Vorschriften und Überzeugungen bereiten einen Kampf vor.

Das ist der Grund, weshalb Interventionen mit dem Ziel, Körperpflege positiver und angenehmer zu gestalten, auch organisatorische und räumliche Gegebenheiten ins Kalkül ziehen müssen. Sie bestimmen darüber, in welcher psychosozialen oder zwischenmenschlichen Atmosphäre Körperpflege stattfindet.

1.4 Mythen rund um die Körperpflege

Es gibt einige fest verankerte Vorstellungen darüber, was zur persönlichen Hygiene gehört. Diese Ansichten sind zu hinterfragen. Die meisten Menschen sträuben sich gegen jede Veränderung. Es ist generell «leichter» zu tun, was man schon immer getan hat. Um einen Wandel im Bereich der Körperpflege zu bewirken, müssen diverse Mythen aufgedeckt und überwunden werden.

Hier einige Beispiele:

- **Sauber wird man nur mit sehr viel Wasser**
  Viele gewissenhafte Pflegepersonen sorgen sich um den hohen Wasserverbrauch beim Waschen, Baden oder Duschen. Daheim und in anderen Settings gelingt es den Menschen, sich sauber zu halten, auch wenn so schöne Einrichtungen wie Duschen, Badewannen und Wasser aus dem Hahn fehlen. Bei der Körperpflege entscheiden eher die Details, die Wassermenge ist nicht so wichtig.

- **Pflegepersonen, die den Bade- oder Duschvorgang aufschieben, vertagen, abkürzen oder modifizieren, versuchen, sich vor der Arbeit zu drücken**
  Hier geht es nicht um Faulheit. Es mag notwendig sein, einen personzentrierten Plan zu machen, der den speziellen Bedürfnissen der Person entspricht. Die Pflegeperson ist für die persönliche Hygiene ihres Schützlings in jedem Fall verantwortlich, sie braucht jedoch eine gewisse Freiheit in der Wahl ihrer Methode. Wählt eine Pflegeperson eine andere Methode oder einen anderen Zeitpunkt, beweist sie vielmehr großes Engagement für eine gute Pflege und Gewissenhaftigkeit; sie drückt sich nicht vor der Arbeit.

- **Die Angehörigen bestehen auf einer Dusche oder einem Bad**
  Wie wir alle, müssen auch Angehörige aufgeklärt werden. Wenn sie über das Problem informiert werden (dass die Person nicht duschen oder baden möchte und sich dagegen sträubt) und einen Alternativvorschlag bekommen, werden sie meist Verständnis haben und einer anderen Methode zustimmen.

- **Wenn man nicht mit viel Seife und Wasser arbeitet, treten vermehrt Infektionen und Hautprobleme auf**
  In unserer Kultur, besonders im 20. Jahrhundert, wurde das Waschen, Baden und Duschen mit Krankheitsprävention gleichgesetzt. Unserer Erfahrung nach und der Datenlage zufolge treten jedoch nicht mehr Hautprobleme oder Infektionen auf, wenn man die Körperpflege modifiziert und nur ganz wenig Seife verwendet. Seifenersatzprodukte können Seifenallergien und Hautprobleme – etwa das Austrocknen – verhindern.

- **Nach einem Bad oder einer Dusche fühlt man sich einfach viel besser**
  Nur weil *wir* uns nach einem Bad oder einer Dusche besser fühlen, muss das nicht auf alle zutreffen. Anderen Menschen ist die Prozedur vielleicht eher unangenehm. Sie dürfen – besonders wenn sie klar sagen, dass sie nicht baden oder duschen wollen – keinesfalls gezwungen werden, weil sie sich sonst überfordert oder vergewaltigt fühlen.

- **Man muss einfach loslegen, weil es für die meisten Leute, die sich widersetzen, einfach keinen «guten» Zeitpunkt gibt.**
  Für die meisten Menschen mit Demenz kann ein Körperpflegeplan entwickelt werden, der Sauberkeit sicherstellt und kampflos abläuft. Ist der Ansatz, die Methode, der Tag oder die Tageszeit den Bedürfnissen der Person entsprechend gewählt, wird die Körperpflege fast immer ohne Kampf stattfinden können.

- **Die Leute vergessen den Kampf sowieso, deshalb ist die Sache unwichtig**
  Viele Menschen, denen ein Bad aufgezwungen wurde, sind noch Stunden danach verstimmt und verärgert. Es ist, als stünde im Pflegeplan der Satz: Frau X oder Herrn Y zweimal pro Woche bei der Körperpflege so lange aufregen, bis sie oder er aggressiv wird. Hat die Person den Eindruck, regelmäßig gezwungen oder bedroht zu werden, hat dies, unserer Erfahrung nach, trotz Gedächtnisverlust lang anhaltende Auswirkungen auf ihr generelles Wohlbefinden und ihr Sicherheitsgefühl. Zwangsmaßnahmen im Bereich der Körperpflege können beispielsweise längerfristig dazu führen, dass eine Person ihre Medikamente verweigert, gegen Mitbewohner und Mitbewohnerinnen aggressiv wird, oder sich auch in anderen Dingen dem Personal widersetzt.

- **Aufsichtsbehörden, Betreuungsvereine, Heimbeirat und Angehörige werden uns Vernachlässigung vorwerfen**
  Führt man lediglich an, was man unterlässt, ist die Gefahr, falsch eingeschätzt zu werden, höher als wenn man die positivere Botschaft vermitteln, es werde personenorientierte Pflege erbracht. Das Ziel lautet: Gute Pflege durch Erfüllung der individuellen Bedürfnisse der Person mit Demenz und durch Vermeidung verstörender Körperpflegesituationen. Ferner müssen Problemanalysen und Pläne zur Überwachung von Verbesserungen vorgelegt werden.

- **Ein personenorientierter, individualisierter Pflegeansatz ist sehr zeitaufwändig. Uns steht aber nur begrenzte Zeit zur Verfügung.**
  Wer einmal mit neuen Methoden, Ansätzen und Techniken vertraut ist, braucht mit einer personenorientierten Betreuung meist nicht mehr Zeit als mit dem herkömmlichen Vorgehen. Werden am Ende manche Leute nicht mehr so häufig geduscht oder gebadet, ergibt sich daraus vielleicht sogar eine Zeitersparnis.

1.5 Was der Kampf bewirkt

Was passiert, wenn der Kampf nicht verhindert oder auf irgendeine Weise abgeschwächt wird? Was sind die Folgen für Menschen mit Demenz und für Pflegende? Falls Sie den Kampf selbst erlebt oder in einem Pflegeheim beobachtet haben, werden Ihnen die Folgen bekannt vorkommen. Demenzkranke Personen, die bei der Körperpflege einen Kampf erlebt haben, bleiben den ganzen Tag über unruhig, verstört und verstimmt. Das beeinträchtigt ihre Beziehungen zu anderen Menschen, mit denen sie täglich Kontakt haben. Das Ergebnis ist, dass sie zunehmend isolierter, deprimierter und von vielen gemieden werden. Oft gelten sie dann als schwierige und unangenehme Personen. Leider allzu häufig kam es infolge davon zum Einsatz körperlicher Fixierungen oder einer ungerechtfertigten Gabe psychoaktiver Medikamente, um diese Verhaltenssymptome zu kontrollieren (Talerico/Evans, 2000). Beim Thema körperliche Fixierung denken wir meist an Gurte zum Anbinden. Dazu zählt jedoch auch das Festhalten der Person durch mehrere andere gegen ihren Willen, um sie möglichst schnell zu waschen.

Aggressionen haben für Pflegende in der ambulanten Versorgung und in Pflegeheimen ernste Konsequenzen. Personen mit Demenz bei der Körperpflege zu unterstützen, gilt als eine ihrer schwersten Pflegeaufgaben, wenn nicht gar als die allerschwerste (Miller, 1997; Namazi/Johnson, 1996). Pflegende fühlen sich in ihrer Rolle belastet und frustriert und werden womöglich depressiv. Das kann schließlich zum Burn-out führen und das Gefühl vermitteln, der Pflegeberuf sei unerträglich bedrückend. Pflegende Angehörige fühlen sich der häuslichen Betreuung nicht länger gewachsen und geben sie auf. In Pflegeheimen ist die Arbeitszufriedenheit der Pflegemitarbeiterinnen und Pflegemitarbeiter niedrig, was oft eine hohe Personalfluktuation zur Folge hat. Die Befunde einer qualitativen Studie, die sich mit den Bedingungen einer speziellen Demenzpflegestation beschäftigt hat, bestätigen solche Entwicklungen (Miller, 1997). Dreißig professionell Pflegende wurden gefragt, wie sich körperlich aggressives Verhalten von Personen in ihrer Obhut während der Körperpflege auf sie persönlich und auf ihre Arbeitsweise auswirkt. Die Befragten berichteten über Beeinträchtigungen ihres physischen Gesundheitszustands, etwa Schmerzen und Erschöpfung sowie psychische Belastungen. Dazu zählten:

- Sorgen um die eigene Sicherheit während des Pflegevorgangs
- psychische Erschöpfung, Frustration, Wut, Traurigkeit, Depression und Ängste
- die Angst, in den Augen der Kollegen oder der Verwaltung als schlechte Arbeitskraft zu gelten.

War das Personal bei seinen Tätigkeiten Tag für Tag aggressivem Verhalten ausgesetzt, kam es auch zu Veränderungen der Pflegepraxis, etwa:

- zur gefühlten Abnahme der Pflegequalität
- zu erhöhter Gefahr der Misshandlung und Vernachlässigung von Schutzbefohlenen durch das Pflegepersonal
- zum Wunsch, bald die Station, die Einrichtung oder den Beruf zu wechseln.

Die Befunde dieser qualitativen Studie decken sich mit den Ergebnissen aus Umfragen, und mit den in der Literatur vorhandenen anekdotischen Berichten aus der Pflegepraxis.

1.6 Fazit

Die Kosten, die der Kampf auslöst, sind für alle Beteiligten hoch: für Menschen mit Demenz, denen die Kontrolle über ihr Leben entgleitet und die von anderen gemieden werden, für Pflegepersonen, die sich aufgrund der Situation belastet und bedrückt fühlen und für Pflegeeinrichtungen, die einer hohen Personalfluktuation ausgesetzt sind.

Literaturverzeichnis (engl.)

Algase, D. L., Beck, C., Kolanowski, A., Whall, A., Berent, S., Richards, K., et al. (1996). Need-driven dementia compromised behavior: An alternative view of disruptive behavior. *American Journal of Alzheimer's Disease, 11*(6), 10–19.

Alzheimer's Association. (2007). *Alzheimer's disease facts and figures*. Washington, DC: Author (accessible at www.alz.org).

Alzheimer's Association and National Alliance for Caregiving. (2004). *Families care: Alzheimer's caregiving in the United States*. Washington, DC: Alzheimer's Association (accessible at www.alz.org).

Archbold, P., Kaye, J.,Keane,T., Lear, J., Miller, F., Parker, N., et al. (1997). [Family caregiving inventory: The caregiver's perspective]. Unpublished data.

Beck, C., Frank, L., Chumbler, N. R., O'Sullivan, P., Vogelpohl, T. S., Rasin, J., et al. (1998). Correlates of disruptive behavior in severely cognitively impaired nursing home residents. *The Gerontologist, 38*(2), 189–198.

Beck, C., Rossby, L., & Baldwin, B. (1991). Correlates of disruptive behavior in cognitively impaired elderly nursing home residents. *Archives of Psychiatric Nursing, 5*(5), 281–291.

Bridges-Parlet, S., Knopman, D., & Thompson, T. (1994). A descriptive study of physically aggressive behavior in dementia by direct observation. *Journal of the American Geriatrics Society, 42*(2), 192–197.

Hoeffer, B., Rader, J., McKenzie, D., Lavelle, M., & Stewart, B. (1997). Reducing aggressive behavior during bathing cognitively impaired nursing home residents. *Journal of Gerontological Nursing, 23*(5), 16–23.

Kovach, C. R., & Meyer-Arnold, E. A. (1996). Coping with conflicting agendas: The bathing experience of cognitively impaired older adults. *Scholarly Inquiry for Nursing Practice: An International Journal, 10*(1), 23-36.

Kovach, C. R.,&Meyer-Arnold, E. A. (1997). Preventing agitated behaviors during bath time. *Geriatric Nursing, 18*(3), 112–114.

Kovach, C. R., Noonan, P. E., Schlidt, A. M., & Wells, T. (2005). A model of consequences of need-driven, dementia-compromised behavior. *Journal of Nursing Scholarship, 37*(2), 134–140.

Miller, M. F. (1997). Physically aggressive resident behavior during hygienic care. *Journal of Gerontological Nursing, 23*(5), 24–39.

Namazi, K. H., & Johnson, B. D. (1996). Issues related to behavior and the physical environment: Bathing cognitively impaired patients. *Geriatric Nursing, 17*(5), 234–238; quiz 238–239.

National Institute of Neurological Disorders and Stroke. (2007). *NINDS Alzheimer's disease information page.* Retrieved August 2007, from http://www.ninds.nih.gov/disorders/alzheimersdisease/

Ryden, M. B. (1988). Aggressive behavior in persons with dementia who live in the community. *Alzheimer's Disease and Associated Disorders, 2*(4), 342–355.

Ryden, M. B., Bossenmaier, M., & McLachlan, C. (1991). Aggressive behavior in cognitively impaired nursing home residents. *Research in Nursing & Health, 14*(2), 87–95.

Sloane, P. D., Rader, J., Barrick, A. L., Hoeffer, B., Dwyer, S., McKenzie, D., et al. (1995). Bathing persons with dementia. *Gerontologist, 35*(5), 672–678.

Talerico, K. A., & Evans, L. K. (2000). Making sense of aggressive/protective behaviors in persons with dementia. *Alzheimer's Care Quarterly, 1*(4), 77–88.

Teri, L., Larson, E. B., & Reifler, B. V. (1988). Behavioral disturbance in dementia of the Alzheimer's type. *Journal of the American Geriatrics Society, 36*(1), 1–6.

Quellen (engl.)

Burgener, S. C., Jirovec, M., Murrell, L.,&Barton, D. (1992). Caregiver and environmental variables related to difficult behaviors in institutionalized, demented elderly persons. *Journal of Gerontology, 47*(4), P242–P249.

((Understanding the Battle 9, P1: JYD, SPBK003c01 SVNF038/Barrick January 25, 2008 8:29))

Cohen-Mansfield, J., Marx, M. S., & Rosenthal, A. S. (1990). Dementia and agitation in nursing home residents: How are they related? *Psychology & Aging, 5*(1), 3–8.

Feldt, K. S., Warne, M. A., & Ryden, M. B. (1998). Examining pain in aggressive cognitively impaired older adults. *Journal of Gerontological Nursing, 24*(11), 14–22.

Meddaugh, D. I. (1991). Before aggression erupts. *Geriatric Nursing, 12*(3), 114–116.

Rader, J., Barrick, A. L., Hoeffer, B., Sloane, P. D., McKenzie, D., Talerico, K. A., et al. (2006). The bathing of older adults with dementia. *American Journal of Nursing, 106*(4), 40–49.

Rader, J., Lavelle, M., Hoeffer, B., & McKenzie, D. (1996). Maintaining cleanliness: An individualized approach. *Journal of Gerontological Nursing, 22*(3), 32–38.

Sloane, P. D., Honn, V. J., Dwyer, S. A.,Wieselquist, J., Cain, C., & Myers, S. (1995). Bathing the Alzheimer's patient in long-term care: Results and recommendations from three studies. *The American Journal of Alzheimer's Care and Related Disorders*, July/August, 3–11.

2 Die Zeiten ändern sich – Körperpflege früher und heute

Mary Lavelle

2.1 Einführung

Das tägliche Bad, die tägliche Dusche gehören zum Lebensstil der meisten US-Amerikanerinnen und -Amerikaner. Viele duschen am Morgen, um richtig wach zu werden oder gönnen sich am Abend ein Bad, das Körper und Seele entspannt. Wir können uns nur schwer vorstellen, dass diese Art der Körperpflege selbst in unserem Land ein relativ junges Ritual ist. Kulturelle, religiöse und gesellschaftliche Kräfte, sowie die vorhandenen Möglichkeiten, an Wasser (insbesondere *heißes* Wasser) zu kommen, bestimmten die Tradition in diesem Bereich. Noch heute wird das Baden vermutlich als Last und weniger als Vergnügen empfunden, wenn Wasser mühsam herbeigeschafft oder erhitzt werden muss. Viele alte Menschen, einheimische und zugewanderte, werden sich nicht unbedingt gerne an ihre Badeerlebnisse erinnern. Früher, als es in Privatwohnungen noch keine Wasserboiler gab, wurde das Badewasser auf dem Herd erhitzt, und dann von sämtlichen Familienmitgliedern benutzt.

Stoddard (1996: 48) erinnert sich an das Bad am Samstagabend in der Zinkwanne aus dem Blickwinkel des letzten Anwärters in der Reihe – für ihn war es «das dunkle Zeitalter, als Sauberkeit fast ebenso unerreichbar war wie Göttlichkeit». Wenn wir unserer Pflegetätigkeit nachgehen, sollten wir folgende Tatsachen stets präsent haben:

- Die Auffassungen über und Praktiken der Körperpflege haben sich im Laufe der Zeit verändert.
- Geschichten über Badeerlebnisse können spannend sein, individuell ganz unterschiedlich ausfallen und hilfreiche Erkenntnisse liefern.
- «Probleme» mit dem Baden haben zu allen Zeiten Kreativität und Humor stimuliert.

2.1.1 Badegewohnheiten früher – der Dampf wird entdeckt

Wie das, was wir heute Baden nennen, seinen menschheitsgeschichtlichen Anfang nahm, ist nicht ganz geklärt. Wright (1960) vermutet, dass in alter Zeit der Sturz in einen kalten Fluss zur Entdeckung des mit einem Bad verbundenen Erfrischungseffekts geführt hat. So ein kühles Bad hat jedoch nicht alle Leute erquickt – in Asien wurden vor Jahrtausenden «Dampfbäder» erfunden. Diese «prähistorischen» Badenden erhitzten in ihren Hütten Flusssteine in Gruben mit Holzfeuer, legten die heißen Steinbrocken in Wasser und genossen den aufsteigenden Dampf. Diese Erfindung breitete sich im Laufe der Jahrhunderte auf vier verschiedenen Wegen aus und wurde den jeweiligen lokalen Gegebenheiten angepasst. Noch heute wird trockene oder feuchte Hitze in nordischen und arabischen Ländern unterschiedlich eingesetzt, und die Schwitzhütten der nordamerikanischen Indianer lassen sich auf die «Dampfbäder» prähistorischer Zeiten zurückführen (De Bonneville, 1998; Zucker/Hummel/Hogfoss, 1983). Die früheste Abbildung einer Badewanne befindet sich in einem Palast in Knossos auf Kreta, wo ab 1150 v. Chr. die Minoer fantastische, kunstvoll ausgeschmückte Bademöglichkeiten schufen (De Bonneville, 1998; Rosen, 1993; Wright, 1960).

2.1.2 Baden in alten Zivilisationen

In der abendländischen Zivilisation waren die Bäder der Griechen die ersten gemeinschaftlichen Formen des Badens (s. Abb. 2-1). Anfangs waren die griechischen Bäder kurz, kalt und kräftigend, bis in späteren Jahrhunderten heißes Wasser und heiße Dampfbäder in Mode kamen. In altägyptischen Palästen gab es Baderäume und Herde zum Erhitzen des Wassers. Grabmalereien zeigen Dienerinnen, die aus reich dekorierten Krügen Wasser über die Königin gießen (De Bonneville, 1998; Scott, 1939; Wright, 1960).

Als die Römer die Mittelmeerländer erobert hatten, erreichte ihre Badekultur den absoluten Höhepunkt. Römische Ingenieure konstruierten Aquädukte, die über große Entfernungen erstaunliche Wassermengen transportierten. Sie entwickelten zudem Methoden, dieses Wasser zu erhitzen und viele Menschen damit zu versorgen. Die Römer trugen ihre Liebe zum Wasser in die eroberten Länder und bauten dort riesige Thermen, die zu Zentren des gesellschaftlichen Lebens wurden. In den Thermen des Caracalla konnten 1600 Menschen gleichzeitig baden. Neben diesen größeren öffentlichen Einrichtungen gab es auch kleinere Bäder. Für die Römer war das Baden ein therapeutischer Vorgang zur Linderung von Schmerzen und Sorgen. Gesundheitsfachleute arbeiteten für bestimmte Leiden und Krankheitszustände detaillierte Badeanweisungen aus. Oft wurde während des Badevorgangs Wein getrunken und Speisen verzehrt (Mumford, 1961; Rosen, 1993; Wright, 1960; Yegul, 1995).

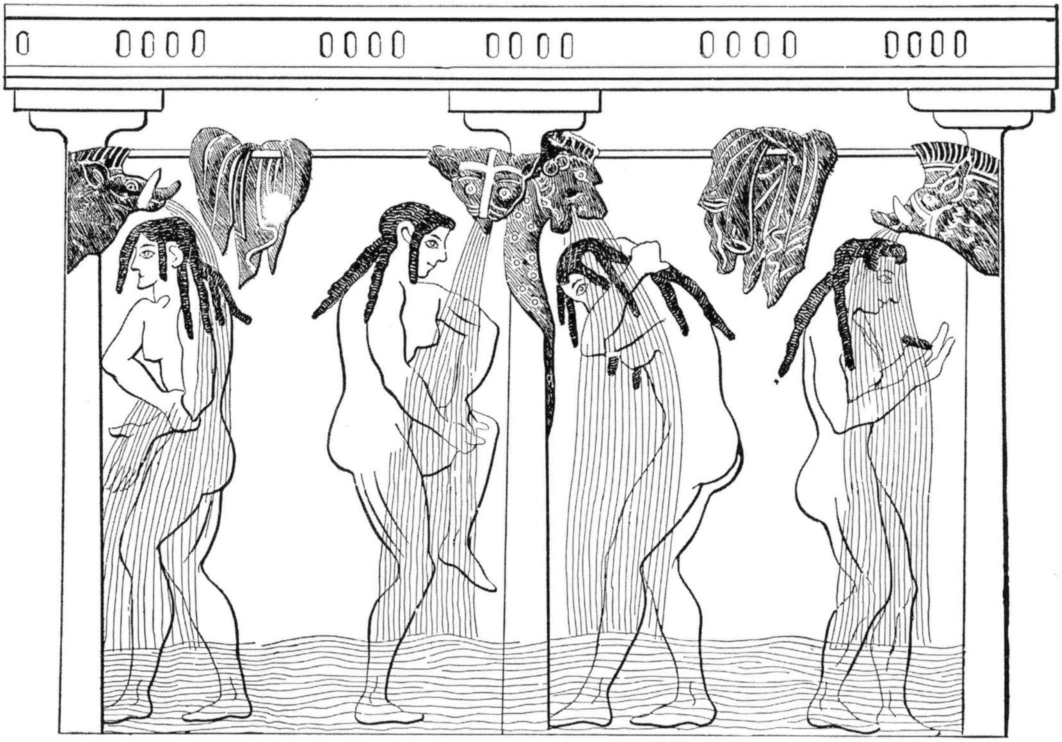

Abbildung 2.1: Duschen im alten Griechenland (Gerhard, 1908, p.155).

2.1.3 Der Niedergang der Badekultur und der Niedergang Roms

Das aufkommende Christentum stand den römischen Wertvorstellungen eher ablehnend gegenüber. Die Auffassungen der Christen über Materialismus und Eitelkeit und der Vorwurf, die Bäder begünstigten Ausschweifungen, führten schließlich dazu, dass sie Ende des 4. Jahrhunderts von der Kirche verdammt wurden (De Bonneville, 1998; McLaughlin, 1971). Invasionen, Kriege und interne Ereignisse bewirkten den Niedergang der griechisch-römischen Welt. Als die Wasserzufuhr abgeschnitten und die Städte zerstört waren, zerfielen nach und nach auch die Bäder (De Bonneville, 1998; Rosen, 1993).

Bestimmte Badeformen waren allerdings weiterhin erlaubt, wobei die verschiedenen Glaubensrichtungen jeweils eigene Vorstellungen entwickelten. In jener Zeit waren Klöster die Hüter der Kultur und der Gesundheitspflege. Benediktinermönche, die zu den ersten Krankenpflegern zählen, mieden selbst das Baden nach Möglichkeit, badeten jedoch die Kranken, die sie in ihren Klöstern betreuten (Risse, 1999).

2.1.4
Brot, Bäder und lockere Sitten

Im Mittelalter erlebten die öffentlichen Badeanstalten eine Renaissance. Alte Holzschnitte zeigen Baderituale für Feste und Feierlichkeiten, aber auch Badevorgänge aus hygienischen Gründen. Aus Asien stammende Ideen wurden den Verhältnissen in Großbritannien angepasst: Man nutzte den beim Brotbacken erzeugten Dampf, um Wasser für «türkische» Bäder zu erhitzen. Die Barbierzunft bot dem badenden Volk ihre Dienste an. In den Bädern wurden Haare geschnitten und Bärte geschoren sowie medizinische Heilverfahren praktiziert, etwa Aderlass und Schröpfen (De Bonneville, 1998; Wright, 1960).

In jeder nordeuropäischen Stadt gab es Badehäuser, und bald wurde auch in ländlichen Gegenden das Baden zu einem Familienereignis. Die Leute dampften und schwitzten mindestens alle zwei Wochen in öffentlichen Bädern, und das ungenierte nackte Zusammentreffen im Badehaus förderte, genau wie in römischen Zeiten, die Geselligkeit. Im Bad wurde geschwatzt und geschmaust. Manchmal stand auch der medizinische Aspekt im Vordergrund, wenn nämlich mit dem Bad entzündliche Zustände oder Schmerzen behandelt wurden.

Doch dann geriet das öffentliche Baden langsam wieder für einige hundert Jahre ins Abseits, vielleicht weil sich Krankheiten ausbreiteten, wegen der Aktivitäten «loser Weiber» und «geiler Männer», oder weil es an Heizmaterial für das Wasser mangelte. Auch das Nacktsein fiel in Ungnade. Die Leute zogen es vor, lediglich Gesicht und Hände zu waschen und zwar daheim (De Bonneville, 1998). Als in Europa die Pest und andere Epidemien wüteten, festigte sich zeitgleich der Glaube, dass Wasser in den Körper eindringen und Krankheiten einschleppen kann (Vigarello/Birrell, 1988).

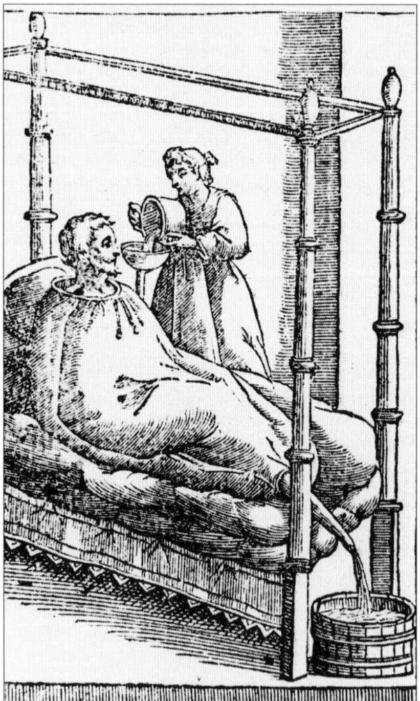

Abbildung 2.2: Im 17. Jahrhundert kannte man den Fiebersack (National Library of Medicine History, mit freundlicher Erlaubnis).

2.1.5
Gut gegen Fieber

Als medizinisch gebotene Maßnahme blieb das Baden allerdings weiter in Gebrauch. Ein Bild aus dem 17. Jahrhundert zeigt einen «Fiebersack». Durch eine Öffnung in Kopfnähe wurde Wasser in den Sack gegossen, das dann in einen Eimer am Fußende des Betts abfloss. Ob das Wasser für diese Behandlungen erwärmt war oder nicht, ist ungewiss. Doch noch bis vor kurzem wurde empfohlen, hohes Fieber mit kaltem Wasser zu behandeln (s. **Abb. 2-2**).

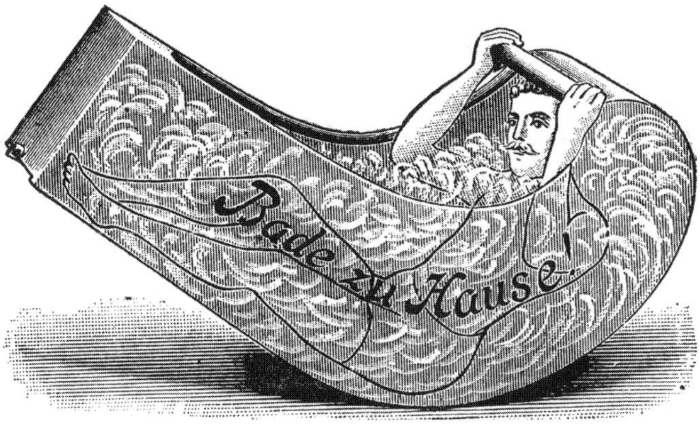

Abbildung 2.3: Ein tragbares Wellenbad (Gerhard, 1908, p. 24).

2.1.6 Baden in Flüssen und im Meer: echte und improvisierte Badefreuden

Im Jahr 1750 verbreitete sich unter den Schwimmern in Frankreich das Flussbaden, eine «unaufhaltsame Narretei» (De Bonneville, 1998: 43). Um diese Zeit kam in England das Baden im Meer auf, wobei sich manche Leute auf einem von Pferden gezogenen Karren ins Meer begaben, um sich unter einem schützenden Überdach aufhalten zu können. Das Baden in Meerwasser geschah nicht um des Vergnügens, ja nicht einmal um der Reinlichkeit willen, vielmehr galt es als Therapie für Drüsenleiden (McLaughlin, 1971; Wright, 1960). Für die weit von Flüssen und vom Meer entfernt lebende Bevölkerung wurde Ende der 1880er Jahre eine spezielle Badevorrichtung erfunden, die angeblich europaweit angepriesen wurde – das «tragbare Wellenbad». Die badende Person geriet dabei in Bewegung, und das galt als wesentlich belebender als der Aufenthalt in ruhigem Wasser (Gerhard, 1908, 24; s. Abb. 2-3).

2.1.7 Kaltes Wasser und die Renaissance des Badens

Mitte des 18. Jahrhunderts fasste die von Europa ausgehende «Wasserkurbewegung» auch in den Vereinigten Staaten Fuß und veränderte bald die Einstellung der Menschen in Sachen Körperpflege. Die Hydrotherapie betonte die Heilwirkung von *kaltem* Wasser, sowohl als Getränk als auch zur äußerlichen Anwendung, sowie die segensreiche Wirkung einer gesunden Lebensführung zur Prävention und Heilung von Krankheiten. Diese Bewegung stellte die traditionellen Behandlungsmethoden in Frage, etwa das Abführen und den Aderlass, und bahnte neuen Vorstellungen über Gesundheit, Heilung und die Rolle von Frauen in der Medizin den Weg. Sie betonte die Eigenaktivität und Mitwirkung des kranken Menschen und vertrat Ideen, die uns im 21. Jahrhundert durchaus bekannt vorkommen, obwohl gewisse Anwendungen doch recht kurios erscheinen (Cayleff, 1987; Trall, 1851; Weiss/Kemble, 1967).

Hydrotherapeutisch orientierte Ärzte verschrieben sehr spezifische Bäder für bestimmte Krankheitszustände. Der für seinen Humor bekannte Mark Twain schildert die Begeisterung seiner Mutter für diese moderne Methode: Sie pflegte ihn nackt in den Garten hinter dem Haus zu stellen und ihn mit Eimern kalten Wassers zu übergießen, um den Behandlungseffekt zu beobachten. Dann packte sie ihn in ein kaltes nasses Leintuch und steckte ihn zum Schwitzen ins Bett (Ober, 1997). Auch die Karikaturisten dieser Tage machten sich über diese Heilbehandlungen lustig (s. **Abb. 2-4**).

2.1.8
Reinlichkeit wird populär

Gegen Ende des 19. Jahrhunderts breitete sich eine Kultur der Reinlichkeit aus, weil sich die Vorstellung durchsetzte, dass eine gehobene gesellschaftliche Stellung und Gesundheit Hand in Hand gehen mit Sauberkeit. Für die Hersteller von Badewannen und Seifen sowie für das Klempnerhandwerk wurde der Trend zur Reinlichkeit zum großen Geschäft (Bushman/Bushman, 1988; Wright, 1960). Als es dann öffentliche Kanalisationen gab, vermochten kommerzielle Badeanstalten der Mittel- und Oberschicht verschiedene Bademöglichkeiten anzubieten (Williams, 1991). Für die Trecks in den amerikanischen Westen wurden Gerätschaften für Dampfbäder angeboten. Manche Siedler führten auf ihren Wagen Gummibadewannen mit (Myres, 1991).

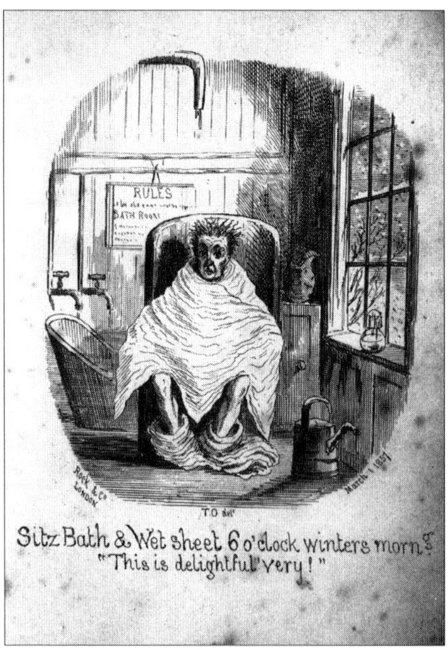
RULES
Rock & Co London
March 1 1851
T.O del
Sitz Bath & Wet sheet 6 o'clock winters morng
"This is delightful' very!"

Abbildung 2.4: Sitzbad, Karikatur aus dem 19. Jahrhundert (National Library of Medicine History, mit freundlicher Erlaubnis).

In Europa führte die industrielle Revolution dazu, dass für die in die Stadt strömenden Menschenmassen kommunale Badeanstalten errichtet wurden; in Japan gab es ab der Jahrhundertwende öffentliche Bäder (Gerhard, 1908). Als sich die Standards im Hinblick auf persönliche Reinlichkeit veränderten, ließen sich reichere Leute in den Vereinigten Staaten sanitäre Anlagen in ihre Privathäuser installieren, für die in städtischen Slums zusammengepferchten Immigranten gab es jedoch nichts dergleichen. Öffentliche Badeanstalten wurden langsam populär, weil sie Teil der neu aufkommenden Gesundheits- und Reformbewegung waren. An Flüssen und an Meeresstränden wurden einige sogenannte «schwimmenden Bäder» eingerichtet, ein erster Schritt, um auch der ärmeren Bevölkerung Sanitäreinrichtungen zur Verfügung zu stellen. Reinlichkeit wurde zur Voraussetzung für soziale und ökonomische Mobilität. Reformerinnen und Reformer propagierten ihre Ideen energisch und brachten dem staatlichen Schulwesen das «Evangelium der Reinlichkeit» (Armstrong, 1914; Paine, 1905; Quincy, 1900; Smith, 1905; Todd, 1910; Williams, 1991). Wie die **Abbildung 2-5** beweist, waren viele Leute bereit, für ein Bad lange Wartezeiten in Kauf zu nehmen.

In den USA erreichte das öffentliche Badewesen um das Jahr 1910 seinen Höhepunkt. Als in den 1920er Jahren die Privatwohnungen und -häuser im Umkreis öffentlicher Badeanstalten eigene Sanitäranlagen bekamen, ließ der Andrang nach. Schließlich wurden auch die in der Zeit des New Deal [Wirtschafts- und Sozialpolitik des Präsidenten F. D. Roosevelt] errichteten Wohnblocks für Geringverdienende mit Badezimmern ausgestattet. Zu Beginn des Zweiten Weltkriegs nutze nur noch eine kleine Minderheit öffentliche Badeanstalten (Williams, 1991).

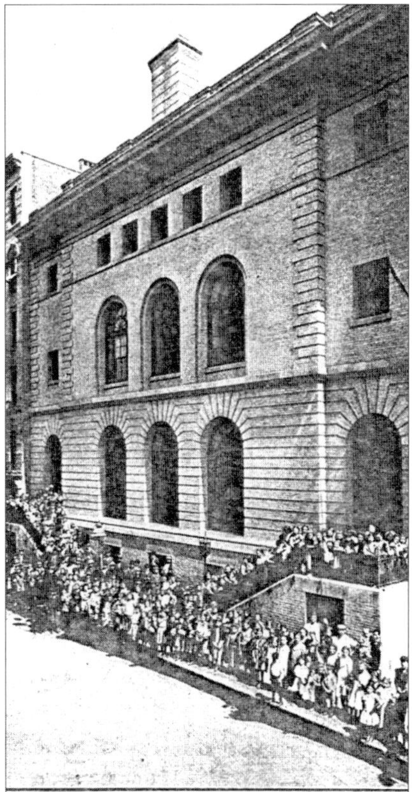

WAITING FOR A BATH

Abbildung 2.5: Anstehen für ein Wannenbad in New York City, 1905 (Smith, 1905, p. 566).

2.2 Zusammenfassung

Das Waschen und Baden galt zu manchen Zeiten als therapeutisch, zu anderen Zeiten als gefährlich. Im alten Griechenland und im alten Rom war das Baden eine Sache des Vergnügens und der Hygiene. Dank hoch entwickelter Ingenieurskunst standen Wasser und Wärme zur Verfügung, und die Badenden konnten sich in angenehmer, manchmal kunstvoll dekorierter Umgebung aufhalten. In einigen späteren Epochen galten Gemeinschaftsbäder als unhygienische, dann wieder als unmoralische Einrichtungen. Als Alternativen zu raueren Therapiemethoden kamen Wasserkuren in Mode; das Baden bei hohem Fieber war jahrelang ein übliches Verfahren. Natürliche heiße Quellen galten seit Urzeiten als heilkräftige Orte, wobei die Beliebtheit solcher Heilbäder bis heute nicht nachgelassen hat.

Wenn Sie über die Auswirkungen des Waschens, Badens und Duschens nachdenken, kommt Ihnen vermutlich erneut ins Bewusstsein, wie sehr Umwelt und Brauchtum die Körperpflege bestimmen. Obgleich Luftbäder, Kaltwasserkuren, Gemeinschaftsmassenbäder, ja selbst das tragbare Wellenbad dem heutigen Zeitgeist nicht mehr entsprechen, ist es doch interessant festzustellen, wie unterschiedlich die Praktiken im Verlauf der Zeiten gewesen sind. Vielleicht führt das Nachdenken über frühere und heutige Badegewohnheiten zu einer Veränderung der Körperpflege älterer Menschen, weg von einer Arbeit, die man hinter sich bringen muss, hin zu einem angenehmen und tröstlich-beruhigenden Ritual (s. **Abb. 2-6**).

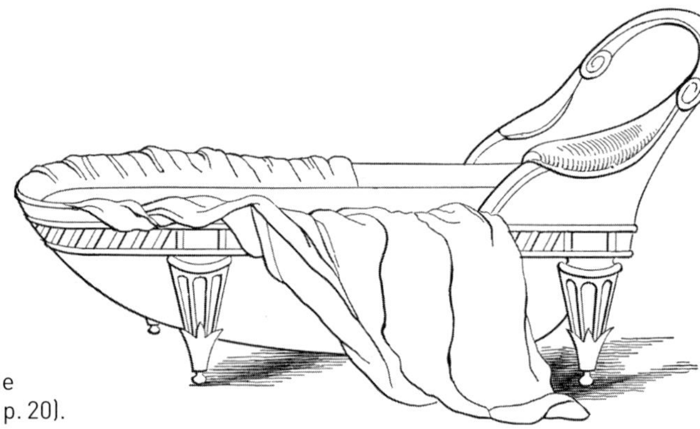

Abbildung 2.6:
Sofa-Badewanne
(Gerhard, 1908, p. 20).

Literaturverzeichnis (engl.)

Armstrong, D. (1914). Public bath advertising campaign. *The Survey, 31*, 646–647.

Bushman, R. L.,&Bushman, C. L. (1988). The early history of cleanliness in America. *The Journal of American History, 74*(4), 1213–1238.

Cayleff, S. (1987).*Wash and be healed: The water-curemovement and women's health*. Philadelphia: Temple University Press.

De Bonneville, F. (1998). *The book of the bath*. New York:
Rizzoli.

Gerhard, W. P. (1908). *Modern baths and bath houses*. New York: Wiley.

McLaughlin, T. (1971). *Dirt: A social history as seen through the uses and abuses of dirt*. New York: Stein and Day.

Mumford, L. (1961). *The city in history: Its origins, its transformations, and its prospects*. New York: Harcourt, Brace & World.

Myres, S. L. (1991).*Westering women and the frontier experience, 1800-1915*. Albuquerque: University of NewMexico Press.

Ober, K. P. (1997). The Pre-Flexnerian reports: Mark Twain's criticism of medicine in the United States. *Annals of Internal Medicine, 126*(2), 157–163.

Paine, R. (1905). The bathers of the city. *The Outing Magazine, 46*, 558–569.

Quincy, J. (1900). Municipal progress in Boston. *The Independent, 52*, 424–426.

Risse, G. B. (1999). *Mending bodies, saving souls: A history of hospitals*. New York: Oxford University Press.

Rosen, G. (1993). *A history of public health*. Baltimore: Johns Hopkins University Press.

Scott, G. R. (1939). *The Story of Baths and Bathing*. London: T. Werner Laurie.

Smith, B. H. (1905). The public bath. *The Outlook, 79*, 567–577.

Stoddard, M. G. (1996, July/August). Grime and punishment. *The Saturday Evening Post*, 48–49.

Todd, R. E. (1910). Four new city baths and gymnasiums. *The Survey, 23*, 680–683.

Trall, R. T. (1851). *The hydropathic encyclopedia: A system of hydropathy and hygiene, in eight parts, designed as a guide to families and students, and a text-book for physicians*. New York: Fowler & Wells.

Vigarello, G., & Birrell, J. (1988). *Concepts of cleanliness: Changing attitudes in France since the Middle Ages*. New York: Cambridge University Press.

Weiss, H. B., & Kemble, H. R. (1967). *The great American water-cure craze: A history of hydropathy in the United States*. Trenton, NJ: Past Times.

Williams, M. T. (1991).*Washing «the great unwashed»: Public baths in urban America, 1840–1920*. Columbus: Ohio State University Press.

Wright, L. (1960). *Clean and decent: The fascinating history of the bathroom & the water closet, and of sundry habits, fashions & accessories of the toilet, principally in Great Britain, France & America*. New York: Viking.

Yegul, F. K. (1995). *Baths and bathing in classical antiquity*. Cambridge, MA: MIT Press.

Zucker, J., Hummel, K., & Hogfoss, B. (1983). *Oregon Indians: Culture, history and current affairs, an atlas and introduction*. Portland, OR:Western Imprints, Oregon Historical Society.

3 Menschen mit Demenz bei der Körperpflege unterstützen – allgemeine Richtlinien

Ann Louise Barrick, Joanne Rader

Körperpflege kann für Menschen mit Demenz ein besonders sensibles Thema sein. Die Betroffenen sind äußerst verletzlich und sehr leicht irritierbar. Selbst eine scheinbare Kleinigkeit, etwa Wasser in den Augen oder Ohren, kann Angst oder Aggressionen auslösen. Die Person mit Demenz hat das Gefühl, die Kontrolle über die Situation zu verlieren. Wir können jedoch unsere Interaktionen verbessern durch die Art und Weise, wie wir auf die Person eingehen und unsere Pflegeleistungen erbringen, damit sie Unbehagen minimieren und den individuellen Vorlieben entsprechen.

Jeder Mensch hat individuelle Merkmale, Gewohnheiten, Wünsche und Bedürfnisse, die beachtet werden wollen, damit er sich wohlfühlen kann. Je besser wir eine Person kennen, desto leichter gestaltet sich die Pflege. Personenorientierte Pflege setzt den Menschen an oberste Stelle, nicht etwa die Vorschriften und Verfahren der Betreuungseinrichtung oder die Tagesstruktur des Pflegeheims. Sie will die Wünsche des Schützlings so weit wie möglich berücksichtigen und bezieht ihn so gut wie möglich in die Entscheidungsfindung ein. Diese Form der gezielten Betreuung achtet den Wert eines jeden Menschen, sie stellt die Unterstützung der praktischen und sozialen Stärken und Fähigkeiten der Person in den Mittelpunkt und berücksichtigt ihre individuellen Wertvorstellungen, Vorlieben und Lebensgewohnheiten. Zudem richtet diese Pflegemethode den Fokus auf die Förderung von Autonomie und Wahlfreiheit.

Personenorientierte Pflege basiert auf dem Wissen, dass manche Menschen aufgrund kognitiver Defizite ihre Wünsche nicht in Worte fassen können. Dennoch bieten uns ihre früheren Vorlieben und ihr derzeitiges Verhalten Schlüsselinformationen darüber, was in der aktuellen Situation ihren persönlichen Wünschen am nächsten kommt. In solchen Fällen müssen Pflegende, die die Person betreuen, in der Lage sein, die Abläufe zu modifizieren und sie den direkt geäußerten oder impliziten Wünschen ihres Schützlings anzupassen.

Tabelle 3.1: Traditionelle versus personenorientierte Pflegeprozessplanung

Traditionelle Pflegeprozessplanung	Personenorientierte Pflegeprozessplanung
Planen **für** die Person	Planen **mit** der Person
Sprechen **über** die Person	Sprechen **mit** der Person
Ansetzen bei dem, was bei der Person **«nicht stimmt»**	Ansetzen bei dem, was für der Person **wichtig** ist
Gesundheitsaspekte und **Sicherheitsdenken** steuern die Pflege	Gesundheit und Sicherheit werden in Zusammenhang mit den **Wünschen** und **Entscheidungen** der Person berücksichtigt
Andere sind verantwortlich	Kontrolle und Einflussnahme werden **geteilt**

Wehrt sich beispielsweise eine Person körperlich gegen das Betreten des Badezimmers, will sie uns damit möglicherweise sagen, dass wir eine andere Methode der Körperpflege einsetzen müssen, dass sie Ermunterung und Unterstützung braucht oder die aktuelle Methode zu furchterregend, schmerzhaft oder eine Überforderung ist. Deshalb sollten wir in den Pflegeplan von Frau X oder Herrn Y nicht etwa schreiben «Zweimal wöchentlich duschen», vielmehr «Mag nicht duschen, im Zimmer waschen, im Bett, dabei bedeckt und warm halten. Stößt auch das auf Widerstand, später noch einmal probieren. Wenn die gewohnte und bevorzugte Pflegeperson an dem bestimmten Tag frei hat, sollte die Körperpflege verschoben werden.» Tabelle 3-1 illustriert, wie sich eine Pflegeplanung, die sich an der Person orientiert, von einer anderen unterscheidet, die sich an der Institution orientiert.

Es folgen nun einige allgemeine Richtlinien für eine personenorientierte Körperpflege. Diese Strategien gelten für jeden Menschen und für jede Art der Körperpflege.

- **Die Person in den Mittelpunkt stellen, nicht die Aufgabe**
  Die Berücksichtigung persönlicher Vorlieben und die Förderung des Wohlbefindens der Person ist wichtiger als die effiziente Erledigung der Pflegemaßnahme. Der «Autowaschanlage»-Ansatz (s. Abb. 3-1) mag die Person reinigen, doch der Preis, den beide Seiten dafür zahlen, ist hoch. Beobachten Sie die Empfindungen und Reaktionen Ihres Schützlings (Anzeichen von Angst/Schmerz?). Intimsphäre und Würde sind jederzeit zu schützen.

- **Flexibel sein**
  Modifizieren Sie Ihren Ansatz, um die Bedürfnisse der Person zu erfüllen. Das bedeutet Anpassung (a) der Methode (z. B. mit Singen vom Geschehen ablenken), (b) der äußeren Umgebung (z. B. einen Duschhocker mit der richtigen Höhe wählen), (c) des Vorgehens (z. B. die Arbeit aufteilen, etwa in Haarwäsche und Körperwäsche).

- **Überzeugen und überreden, nicht drängen und zwingen**
  Vermitteln Sie der Person das Gefühl, dass sie die Kontrolle hat. Bieten Sie Wahlmöglichkeiten an und gehen Sie auf individuelle Wünsche ein. Unterstützen Sie ihre verbliebenen Fähigkeiten. Verhandeln Sie oder bieten Sie eine für die Person akzeptable Begründung an. Ziel ist es, ihre Zustimmung zu erlangen. Verkürzen Sie den Ablauf, wenn möglich. Versuchen Sie es mit Ablenkung, etwa indem Sie etwas zu Essen anbieten oder ein Gespräch führen, damit sich die Person wohler fühlt. Bleiben Sie ruhig und unterstützend, sparen Sie nicht mit Lob.

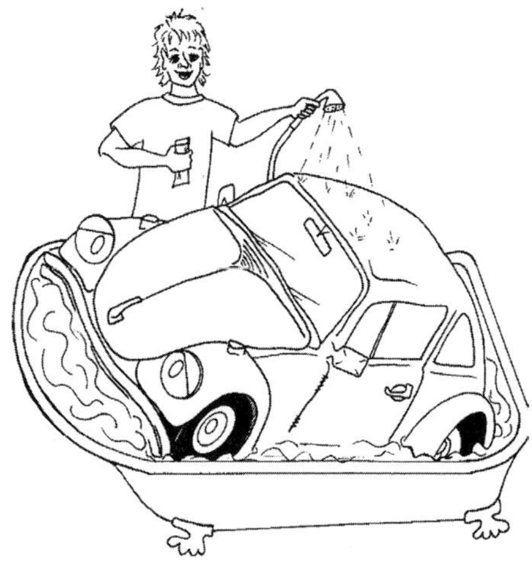

Abbildung 3.1: Der Autowaschanlage-Ansatz.

- **Vorbereitungen treffen**
  Stellen Sie alle Bade- oder Waschutensilien bereit, bevor Sie sich der Person nähern. Wo soll die Körperpflege stattfinden? Im eigenen Zimmer? Im Bad? Wärmen Sie den Raum an. Welche Spezialprodukte brauchen Sie? Sind genügend Handtücher und Waschlappen da? Liegen die Anziehsachen der Person bereit, falls sie gerne im Badezimmer angekleidet wird?

- **Innehalten**
  Wenn die Person unruhig wird, halten Sie inne und schätzen die Situation ein. Dass jemand während der Körperpflege weint, seufzt oder streitet ist nicht «normal». Suchen Sie nach dem Grund des Verhaltens. Wie können Sie verhindern, dass Ihr Schützling noch verstörter wird?

- **Rat und Hilfe holen**
  Sprechen Sie mit Kolleginnen und Kollegen über Möglichkeiten, die Bedürfnisse der Person zu erfüllen. Dabei erfahren Sie vermutlich von weiteren Methoden, die Körperpflege angenehmer zu gestalten.

3.1 Den Kampf beenden – allgemeine Strategien

Wenn es darum geht, das Waschen, Duschen oder Baden für pflegende und gepflegte Personen weniger belastend zu gestalten, sind einfache Interventionen oft verblüffend effektiv. Die Interventionen betreffen fünf verschiedene Bereiche. Vielleicht müssen Sie:

- die persönlichen Bedürfnisse befriedigen
- die zwischenmenschliche Beziehung verändern

- die Umgebung anpassen
- die organisatorischen Voraussetzungen verändern
- den Vorgang abbrechen.

3.1.1 Die persönlichen Bedürfnisse befriedigen

Betagte Menschen haben bei der Körperpflege meist vier persönliche Bedürfnisse: Sie wollen schmerzfrei sein, nicht frieren, sich nicht ängstigen müssen und zudem das Gefühl haben, den Gang der Dinge beeinflussen zu können. Deshalb werden folgende Strategien in der Mehrzahl der Fälle ihre Bedürfnisse befriedigen:

- Halten Sie die Person bedeckt, solange und so weit wie immer möglich und gewünscht, damit sie es stets warm hat, und die Muskulatur möglichst entspannt bleibt! Dieser Punkt ist wirklich äußerst wichtig (s. **Abb. 3-2**)! Waschen Sie jeweils nur einen Bereich und decken Sie die Stelle dann gleich wieder zu.
- Führen Sie die Körperpflege zu einer Zeit durch, die zur persönlichen Lebensgeschichte, zu den Vorlieben und zur Stimmung der Person passt.
- Waschen, duschen oder baden Sie die Person, bevor sie für den Tag angekleidet wird, um zusätzliche Bewegung und Belastung zu vermeiden.
- Gehen Sie langsam vor und informieren Sie die Person, bevor Sie sie bewegen, indem Sie bis drei zählen oder den Vorgang ankündigen.

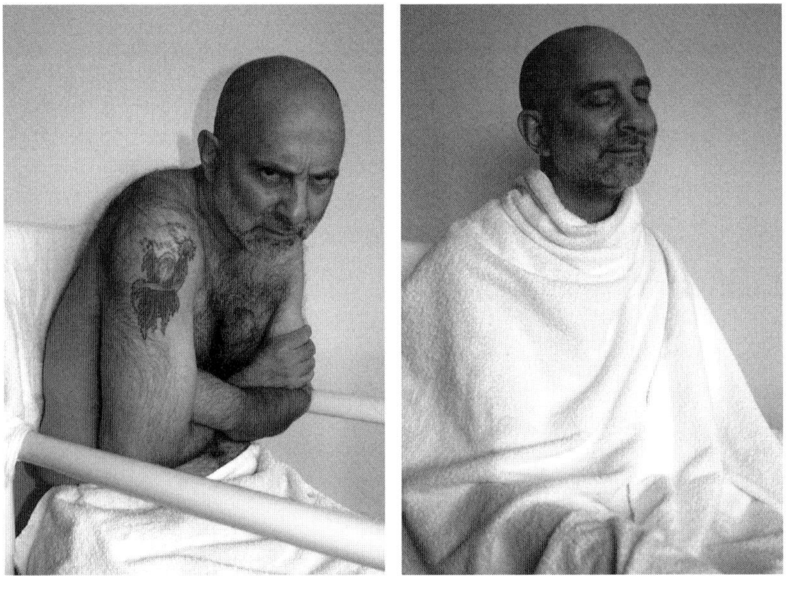

Abbildung 3.2: Der Mann auf dem linken Bild ist nass und friert. Rechts: Hier ist er warm zugedeckt und fühlt sich wohl.

- Achten Sie auf die Beine oder andere Körperteile, die beim Bewegen gestoßen oder verletzt werden könnten.
- Bewegen Sie die Person möglichst wenig.
- Schätzen Sie ihren Schmerzmittelbedarf ein.
- Beginnen Sie an der am wenigsten empfindlichen Stelle, damit sich Schmerzen und Anspannung nicht plötzlich steigern. Waschen Sie die empfindlichsten Stellen (wie von der Person definiert) am Schluss.
- Unterhalten Sie sich mit Ihrem Schützling, sofern er noch sprechen kann, damit er sich wohler fühlt.
- Verwenden Sie für empfindliche Haut besonders weiche Waschlappen, wie sie in der Säuglingspflege üblich sind.
- Berühren Sie die Person stets vorsichtig und behutsam.
- Tupfen Sie die Haut trocken, das ist weniger unangenehm als das Trockenreiben.
- Ängstigt sich die Person vor einer Badewanne mit Hebevorrichtung, soll eine andere Waschmethode gewählt werden.

3.1.2 Den Beziehungsansatz adaptieren

Die Beziehung zwischen Ihnen und der Person, der sie bei der Körperpflege behilflich sind, lässt sich durch folgende Maßnahmen entscheidend verbessern:

- Sprechen Sie die Person mit ihrem bevorzugten Namen an.
- Ermuntern Sie sie, sich an der Körperpflege zu beteiligen, falls angemessen.
- Beziehen Sie die Person ins Gespräch ein (z. B. indem Sie über Dinge, Ereignisse oder Menschen sprechen, für die sich Ihr Schützling interessiert; fragen Sie ihn nach seiner Meinung).
- Teilen Sie Komplimente aus und loben Sie die Person.
- Informieren Sie die Person stets über Ihre Handlungen, um sie nicht zu überraschen und zu erschrecken.
- Passen Sie Ihre Sprechweise den Fähigkeiten der Person an (s. Kapitel 6). Verwenden Sie verbale Interventionen mit Menschen, die noch sprechen können, und achten Sie bei Menschen, die nicht sprechen können ganz besonders auf das nonverbale Verhalten.
- Entschuldigen Sie sich, sobald Sie Anzeichen von Belastung feststellen.

■ Der persönliche Pflegetipp

Versuchen, das Vertrauen der Person zu gewinnen. Eine tragende Beziehung zu ihr aufzubauen, ist entscheidend wichtig. Setzen Sie sich zu ihr und unterhalten Sie sich mit ihr. Informieren Sie sich über ihre Bedürfnisse. Wenn Sie eine Sache ankündigen, müssen Sie sich immer Wort halten. Jeder Mensch braucht einen freundlichen Blick und ein nettes Wort.

Ruth Burt (CNA, Oxford Manor, Oxford, NC)

- Überlassen Sie der Person die Führung: Reden Sie, wenn sie reagiert und damit nicht überfordert ist. Singen Sie, wenn sie das mag. Schweigen Sie, wenn das am besten funktioniert. Manche Leute werden unruhig, wenn zu viel gesprochen wird.
- Vermeiden Sie das Wort «Bad», wenn die Person eine Abneigung gegen das Baden hat. Benutzen Sie ein akzeptableres Wort (z. B. Morgentoilette machen, Katzenwäsche).
- Sprechen Sie ruhig, langsam und in einfachen Sätzen; schauen Sie die Person dabei an.
- Gehen Sie langsam vor, damit die Person ausreichend Zeit hat, Ihre Fragen und Bitten zu verarbeiten.
- Berühren Sie die Person sanft und beruhigend, falls sie Berührung toleriert und wünscht.
- Lenken Sie die Person ab, etwa indem Sie ihr ein Objekt zum Festhalten in die Hand geben, ein Bonbon lutschen oder etwas essen lassen, das sie gern hat, damit sie sich entspannt und mit anderen Dingen beschäftigt ist. Vorsicht beim Angebot von Essen: Informieren Sie sich vorher über Diätvorschriften und mögliche Schluckbeschwerden.
- Sagen Sie der Person, was noch getan werden muss (z. B. «Jetzt wasche ich noch den Rücken, dann sind wir fertig.»).

3.1.3 Die Umgebung anpassen

Wie die Person den Körperpflegevorgang erlebt, ist auch von der Temperatur im Badezimmer, von Form und Bequemlichkeit des Duschstuhls, von den Lichtverhältnissen, den Geräuschen und dem Schutz der Intimsphäre abhängig. Versuchen Sie, die Umgebung zu modifizieren und das Baden, Waschen oder Duschen angenehmer zu gestalten: Dazu einige Anregungen:

- Polstern Sie den Duschstuhl oder -hocker, um ihn bequemer zu machen (s. **Abb. 3-3**). Gepolsterte Stühle werden im Sanitärhandel angeboten. Auch ein gepolsterter Toilettensitz für Kinder oder Waschlappen auf dem Rand sind wohltuend. In der Badewanne wird ein mit einem Handtuch bedeckter Duschhocker verwendet, weil es einem Menschen mit steifen Gelenken oder einer gebrechlichen Person oft schwerfällt, sich in eine Wanne zu setzen.
- Schalten Sie vorher die Heizung im Bad an oder lassen Sie heißes Wasser laufen, damit der Raum später angenehm temperiert ist.
- Passen Sie die Gerätschaften der Person entsprechend an. *Beispiel:* Eine kleine Person braucht einen niedrigen Duschhocker oder, falls nur ein Standardhocker zur Verfügung steht, einen Schemel, damit sie die Füße aufsetzen kann und einen sicheren Halt spürt.

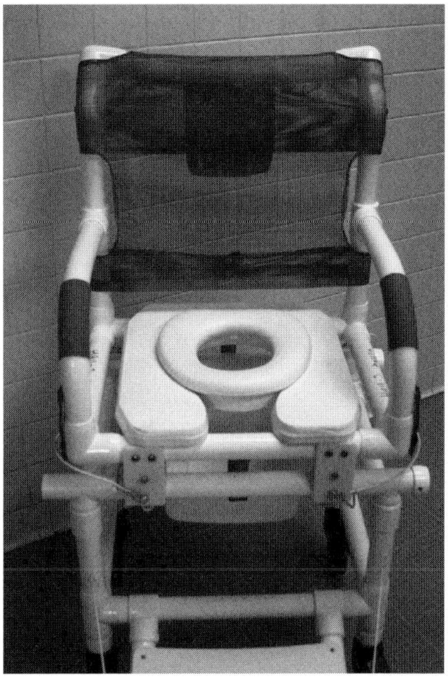

Abbildung 3.3: Duschstuhl mit gepolstertem Sitzeinsatz.

- Verwenden Sie höhenverstellbare Betten, um die Sicherheit des Personals und der Bewohnerinnen und Bewohner zu verbessern und Transfervorgänge zu erleichtern.
- Reduzieren Sie störende Geräuschpegel.
- Sorgen Sie für beruhigende Musik, falls die Person dabei entspannt wirkt.
- Verwenden Sie angenehme Badezusätze wie Duftmischungen oder bestimmte Duftöle.

3.1.4 Die Organisation verändern

Rigide Vorschriften und Praktiken im Bereich der Körperpflege, etwa Häufigkeit und Art des Badens, hindern Sie daran, eine personenorientierte Pflege zu leisten. Hier einige Vorschläge zur Modifizierung organisatorischer Bedingungen:

- Allen Pflegenden bestimmte Personen zuweisen, damit sie die Möglichkeit haben, ihre Schützlinge kennenzulernen und eine persönliche Beziehung herzustellen.
- Die zeitliche Flexibilität fördern. Wenn jemand lieber am Abend ein Bad nimmt, sollten Sie dies ermöglichen.
- Zwei Betreuungpersonen einsetzen, falls erforderlich (z. B. eine zum Waschen, eine für die Unterhaltung oder zur Ablenkung mit Essen).

- Eine andere Art der Körperpflege ausprobieren (z. B. Ganzkörperwaschung im Bett oder auf dem Stuhl), falls ein Wannenbad oder das Duschen zu belastend sind.
- Die Angehörigen um Rat fragen oder um Mithilfe bitten.
- Das Recht der Person auf ein «Nein» respektieren.

3.1.5 Den Vorgang abbrechen

Wenn Sie die Aufgabe haben, einen Menschen mit Demenz zu betreuen und sich dabei allergrößte Mühe geben, ist es frustrierend, angeschrien und weggestoßen zu werden. Vielleicht interpretiert die Person Ihre Anweisungen falsch und wird schnell ärgerlich. Vielleicht sagt sie das Eine und meint etwas ganz anderes. Das Denken und Verhalten Ihres Schützlings kann sich von Tag zu Tag, manchmal von einem Augenblick auf den nächsten verändern. Möglicherweise behauptet die Person zu verstehen, was Sie ihr sagen, tut es dann aber nicht. Dies sind nur einige der rätselhaften Situationen, denen Sie bei Ihrer Arbeit begegnen werden. Sie müssen richtig reagieren können und erkennen, wann der Vorgang abzubrechen ist.

Wie bereits gesagt, sollte es nicht als normal gelten, dass aus dem Badezimmer Schreie, Schluchzen und Protestäußerungen dringen. Körperpflege, die mit Kampf verbunden ist, ist für beide Seiten physisch und psychisch potenziell schädlich. Wenn beim Waschen, Baden oder Duschen Stressverhalten auftritt, sind folgende Schritte angezeigt:

1. innehalten, die Tätigkeit unterbrechen
2. die Ursachen ermitteln
3. den Ansatz anpassen
4. die Effektivität des neuen Ansatzes evaluieren
5. den Vorgang abkürzen oder abbrechen
6. versuchen, den Vorgang mit einer positiven Note zu beenden, dann erst weggehen
7. später einen neuen Versuch unternehmen, wenn nötig, um die kritischen Bereiche zu reinigen.

Gelingt es Ihnen nicht, die Person zu beruhigen und den Vorgang angenehmer zu gestalten, werden Sie die Körperpflege abkürzen müssen. Ist die Person sehr aggressiv, werden Sie die Sache abbrechen müssen. Waschen Sie nur so gründlich, wie zum Erhalt der Gesundheit unbedingt erforderlich. Wird Ihr Schützling so unruhig, dass Sie den Wasch-, Bad- oder den Duschvorgang abbrechen müssen, versuchen Sie die Situation mit einer positiven Note zu beenden, etwa indem Sie eine Tasse Kaffee oder eine Rückenmassage anbieten. Das erleichtert möglicherweise den zweiten Versuch. Die beiden nächsten Kapitel enthalten Vorschläge für Situationen, in denen die allgemeinen Strategien den Stress bei der Körperpflege nicht zu reduzieren vermögen.

Das Textmaterial wurde adaptiert mit freundlicher Erlaubnis von: Rader, J./Barrick, A. L. (2000). Ways that work: Bathing without a battle. Alzheimer's Care Quarterly, 1(4), 35–49. Wir danken unserer Co-Autorin Debbie Medina für die frühere Version dieses Kapitels.

4 Das Verhalten einschätzen

Anne Louise Barrick, Joanne Rader, Micheline Mitchell

4.1 Einführung

Die in Kapitel 3 erläuterten allgemeinen Richtlinien sind geeignet, Körperpflege angenehmer zu machen. Um die besten Ergebnisse zu erzielen, müssen Sie Ihr Pflegehandeln den spezifischen Bedürfnissen Ihres Schützlings anpassen. Das setzt voraus, dass Sie:

- viel über die Person wissen
- mehrere verschiedene Optionen bereithalten
- flexibel sind.

Die nächsten beiden Kapitel bereiten Sie auf diesen individualisierten, personenorientierten Ansatz vor. Es handelt sich dabei um einen kontinuierlichen Prozess, der stets hilfreich ist, wenn Schwierigkeiten auftreten (s. **Abb. 4-1**). Der Prozess umfasst folgende Schritte:

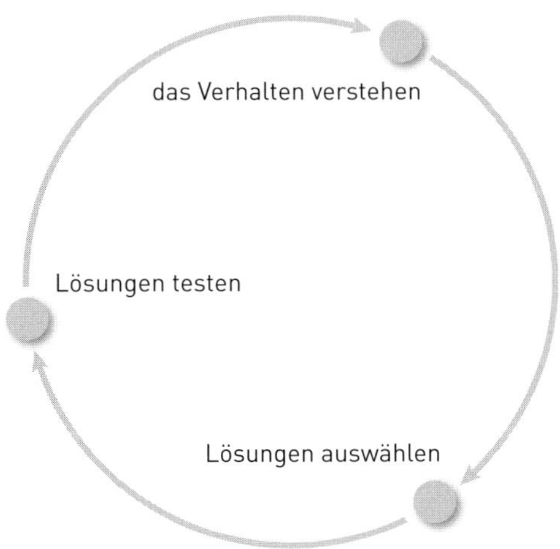

Abbildung 4.1: Die einzelnen Schritte des personenorientierten Ansatzes.

Nett sein genügt nicht! Wir haben viele Pflegepersonen beobachtet, die ruhig und freundlich an die Sache herangingen. Die Körperpflege angenehmer zu gestalten gelang ihnen jedoch nur, wenn sie wussten, warum die Person unruhig und bedrückt war. Wenn wir den Sinn bestimmter Verhaltenssymptome aus Sicht der betreffenden Person erkennen und sie als Anzeichen für ein unbefriedigtes Bedürfnis begreifen, eröffnet sich uns eine Vielfalt individualisierter Lösungen. Dieser Ansatz setzt ein sorgfältiges Assessment der Person und des Verhaltens voraus, um den oder die Auslöser zu entdecken.

4.1.1 Die Person verstehen

Versuchen Sie, so viel wie möglich über Ihren Schützling in Erfahrung zu bringen, weil Sie dann wahrscheinlich besser verstehen, warum das Verhalten auftritt und das Verhalten mit entsprechenden Strategien reduzieren können. Mit Hilfe des «Persönlichen Auskunftsbogens» (s. Anhang) lassen sich folgende Informationen sammeln:

- *Persönliche Geschichte:* Was hat die Person in ihrem Leben erreicht, was hat sie früher interessiert, wie waren ihre familiären Verhältnisse, welche Hobbys, Vorlieben und Abneigungen hatte sie?
- *Körperliche Gesundheit:* Ermitteln Sie die verbliebenen Fähigkeiten der Person sowie ihre gesundheitlichen Probleme, einschließlich Mobilitätseinschränkungen, schmerzempfindliche Bereiche, Kälteempfindlichkeit, Medikation, Seh- oder Hörbehinderungen und Beschwerden. Das Wissen um aktuelle Gesundheitsprobleme, etwa Schmerzen, die möglicherweise das Verhalten beeinflussen, kann entscheidend wichtig sein.
- *Persönlichkeitsfaktoren:* Hat die Person Sinn für Humor? Ist sie gesellig und kontaktfreudig oder introvertiert und zurückhaltend? Ist es ihr wichtig, die Dinge unter Kontrolle zu haben?
- *Psychosoziales Wohlbefinden und Stimmung:* Ist die Person an den alltäglichen Verrichtungen beteiligt und interessiert? Wirkt sie depressiv? Wird sie von Freundinnen, Freunden und Angehörigen besucht?
- *Körperpflege:* Informieren Sie sich über die früheren Gewohnheiten der Person und darüber, wann und wie sie sich derzeit am liebsten pflegt. Kann sie sich ohne Hilfe aus- und ankleiden? Um diese Informationen zu gewinnen, kann den Angehörigen der «Fragebogen zur Ermittlung der Vorlieben und Gewohnheiten im Bereich der Körperpflege» ausgehändigt werden. (s. Anhang)
- *Grad der Demenz:* Wie kommuniziert die Person? Hat sie Schwierigkeiten mit dem Gedächtnis, mit der Aufmerksamkeit, mit dem Urteilsvermögen oder der Impulskontrolle?

Informationsquellen können sein:

- die Person selbst
- Angehörige
- andere Pflege- und Betreuungspersonen (hauswirtschaftliches Personal, Diätfachleute, Sozialdienst, Ergotherapeuten)
- die medizinische/klinische Krankengeschichte.

■ Der persönliche Pflegetipp

Ein Herr, den ich regelmäßig baden musste, redete mich die ersten Male recht barsch an. Doch ich entwickelte eine angenehme und stets gleichbleibende Routine für ihn; er spürte, dass mir sein Wohlbefinden am Herzen lag. Zudem erklärte ich ihm jeden einzelnen unserer gemeinsamen Schritte. Er wurde sehr kooperativ und angenehm. Nach dem vierten Bad sagte er zu seiner Frau, ich sei so geschickt, dass ich eine Lohnerhöhung verdiente! Das tat mir gut. Eine richtige Erfolgsgeschichte.

Debbie Medina (CNA, Hood River Care Center, OR)

4.1.2

Das Verhalten beschreiben

Widmen Sie sich stets nur einem Verhaltenssymptom. Sollte es mehrere unterschiedliche besorgniserregende Verhaltensweisen geben, wählen Sie diejenige, die am belastendsten ist, z. B. das Schlagen. Beobachten Sie die Person sorgfältig, während sie sich so verhält. Tragen Sie möglichst viele Informationen über dieses Verhalten zusammen. Der «Fragebogen zum Ablauf des Stressverhaltens» (**Darstellung 4-1**, s. Seite 56) kann für die Dokumentation Ihrer Beobachtungen und die Antworten auf folgende verhaltensbezogene Fragen eingesetzt werden:

- Womit zeigt die Person, dass sie überfordert ist (z. B. durch Weinen, Schreien, Festhalten, Zuschlagen oder Weggehen)?
- Wann tritt das Verhalten auf (z. B. wenn der Wasserhahn aufgedreht wird, während der Fußwäsche?)
- Ist das Verhalten neu?
- Wo tritt das Verhalten auf (z. B. in der Dusche, im Schlafzimmer dagegen nicht)?
- Wer ist dabei, wenn es auftritt?

■ **Darstellung 4.1:** Die einzelnen Schritte des personenorientierten Ansatzes.

Fragebogen zum Ablauf des Stressverhaltens

Name:

Datum:

Wann tritt das Verhalten auf? (z. B.: Wenn das Wasser aufgedreht wird)

Wer ist anwesend? (z. B. die Pflegepersonen Maria und Johanna)

Wo tritt das Verhalten auf? (z. B. in der Dusche, in der Badewanne nicht)

Was tut die Person? (z. B. schlagen, beißen)

- Wie oft tritt es auf?
- Was geschieht kurz zuvor?
- Was geschieht danach?
- Was scheint das Verhalten zu reduzieren?
- Was verschlimmert es?
- Weshalb ist das Verhalten ein Problem?

Diese Fragen helfen, die Verhaltensauslöser ausfindig zu machen. Das können Personen, Orte oder Ereignisse sein. Manche Verhaltensweisen haben mehrere Auslöser. Die Weigerung, die Dusche zu betreten, kann von Schamhaftigkeit, einem unbequemen Duschhocker oder von der Angst, zu frieren verursacht sein.

4.1.3 Die Ursachen und Auslöser für das Verhalten identifizieren

Jedes Verhalten hat einen Sinn, der allerdings oft nicht erkannt oder entdeckt wird. Dieser Prozess kann sich schwierig gestalten, weil Verhalten komplex ist und viele verschiedene Auslöser haben kann. Sie müssen herausfinden, was die Person mit ihrem Verhalten mitzuteilen versucht. Versetzen Sie sich in die Seelenlage und die Situation Ihres Schützlings, betrachten Sie die Sache mit seinen Augen und Ohren. Stellen Sie sich beispielsweise vor:

- Wie würden Sie reagieren, wenn eine Person, die Ihnen fremd vorkommt, auf einmal beginnen würde, Sie zu entkleiden?
- Wie würde es sich anfühlen, wenn Sie plötzlich zu heißes oder zu kaltes Wasser zu spüren bekämen?
- Was würde Ihnen in dieser Situation helfen?

Halten Sie jedes Mal, wenn es Anzeichen für eine Belastung gibt, nach der Ursache für das Verhalten Ausschau. Systematisches Beobachten ist dabei entscheidend. Identifizieren Sie Verhaltensmuster und den genauen Ablauf. Vielleicht tritt das Verhalten in der Dusche häufiger auf als in der Badewanne, vielleicht kommt es öfter vor, wenn zwei Pflegepersonen dabei sind, seltener, wenn nur eine Pflegeperson mithilft.

Achten Sie auf Hinweise für Faktoren oder Auslöser, die das Verhalten beeinflussen könnten. Es ist möglich, dass Sie einfach raten und von der wahrscheinlichsten Ursache ausgehen müssen, weil kein eindeutiger Grund auszumachen ist.

Wenn Sie nach den Ursachen für das Verhalten suchen, ist die Einschätzung folgender Faktoren hilfreich:

- *Persönliche Faktoren:* individuelle körperliche und emotionale Faktoren wie Schmerzen, Kälteempfinden, körperliche Erkrankung oder Einschränkungen, Grad der Demenz, Angst oder Kontrollbedürfnis
- *Zwischenmenschliche Faktoren:* wie Sie auf die Person und ihre einzigartigen Bedürfnisse eingehen und wie die Person auf Sie reagiert
- *Umgebungsbedingungen/Räumlichkeit:* Art der Badeumgebung, einschließlich Raumtemperatur und -ausstattung
- *Organisatorische Voraussetzungen:* Verwaltungsvorschriften und Verfahren, die sich auf das Zeitbudget, den Ansatz, die Flexibilität, die Kreativität und Arbeitsgewohnheiten der Pflegeperson auswirken.

4.1.4 Die persönlichen Bedürfnisse und das Leistungsvermögen der Person ermitteln

Persönliche Bedürfnisse können verbal und nonverbal mitgeteilt werden. Eine Person, die gewaschen, geduscht oder gebadet wird, will mit ihren Äußerungen meist darauf hinweisen, dass sie Schmerzen hat, dass sie friert, sich übergangen fühlt, sich fürchtet oder ängstigt. **Tabelle 4-1** illustriert, wie unterschiedlich diese Probleme zum Ausdruck gebracht werden können.

Tabelle 4.1: Wie Menschen ihre Probleme bei der Körperpflege mitteilen

	verbale/vokale Äußerungen	nonverbale Äußerungen
Schmerzen	Die Person... • sagt «Das tut weh. Bitte aufhören.» • bittet wiederholt um Hilfe • beklagt sich • seufzt und. ächzt • schreit und brüllt • murmelt etwas in aufgeregtem Ton • schimpft • verstärkt ihre ungewöhnlichen Geräusche, erhöht deren Tonlage • weint	Die Person... • zuckt zusammen • grimassiert • schreckt zurück • reibt schmerzende Stelle • zappelt, nimmt neue Stellung ein • wirkt verspannt • entzieht sich oder anderes Vermeidungsverhalten • verzieht deutlich das Gesicht • findet keine Ruhe • schaukelt • erstarrt • ballt die Fäuste • bewegt sich ganz langsam • atmet geräuschvoll • schlägt • beißt
gefühlter Kontrollverlust	Die Person... • sagt «Nein!» • droht, flucht, beleidigt • stellt Forderungen • schreit und kreischt • sagt «Warum tun Sie mir das an?»	Die Person... • entzieht sich oder drückt sich weg • schlägt • beißt oder spuckt • hält sich fest • schaut missmutig • kratzt • weigert sich, das Bad zu betreten • deutet mit dem Finger auf die Pflegeperson • versucht wegzugehen
Angst, Furcht	Die Person... • schreit und ruft andere zu Hilfe: Ehefrau, Ehemann, Freund, Polizei, will die Notrufnummer anrufen • schreit auf vor Schmerzen, noch bevor sie berührt wird • sagt «Sie bringen mich um.»	Die Person... • erstarrt • hält sich fest • wirkt besorgt/verängstigt • ballt die Fäuste • ringt die Hände • wirkt nervös • schaudert • entzieht sich der Berührung
Kältegefühl	Die Person... • sagt «Mir ist kalt!» oder • sagt «Mir ist heiß!» • brüllt und schreit	Die Person... • fröstelt • versucht sich zu bedecken • hat kalte Hände und Füße • hat zitternde Lippen

In den meisten Fällen haben die Stressreaktionen mit körperlichen und emotionalen Bedürfnissen oder demenzbezogenen Problemen zu tun.

Körperliche Bedürfnisse

- *Schmerzen:* Prüfen Sie, ob ein unbehandelter Schmerzzustand ganz oder teilweise für bestimmte körperliche Einschränkungen verantwortlich ist. Welche körperlichen Behinderungen hat die Person? Sind ihre Gelenke steif? Hat sie Kontrakturen (eingeschränkte Beweglichkeit)? Weit verbreitete Schmerzauslöser bei der Körperpflege sind auch sensible Haut, sensible Füße, schlaganfallbezogene Schmerzen und Arthritis. Kapitel 7 informiert eingehender über das Thema Schmerzen.
- *Akute Erkrankungen:* Eine Veränderung des Gesundheitszustands kann Unruhe und Aggressionen auslösen. Eine plötzliche Änderung des Verhaltens ist oft das erste Anzeichen einer körperlichen Erkrankung bei einer Person, die ihre Beschwerden nicht mehr verbal mitteilen kann. Wirkt die Person lethargisch oder erregt? Hat sie erhöhte Temperatur oder ist sie obstipiert? Anzeigen für ein Delir sind:
  - Schwierigkeiten, die Aufmerksamkeit auf ein anderes Thema zu lenken oder aufmerksam zu bleiben
  - Stupor oder getrübtes Bewusstsein
  - taktile und/oder auditorische Halluzinationen
  - gestörter Schlaf-Wach-Zyklus
  - fluktuierende Symptome.

■ Fallbeispiel

Wenn Frau Groß gewaschen wird, weint sie die ganze Zeit. Sie lässt sich nicht beruhigen und auch veränderte Körperpflegemethoden helfen nicht. Das Personal berichtet, dass sie kürzlich angefangen hat, im Flur auf und ab zu gehen und dabei aufgeregt vor sich hin zu murmeln. Wenn man ihr beim Ankleiden oder Essen behilflich sein will, wird das Murmeln lauter und steigert sich zum Weinen.

Diskussion: Frau Groß' Verhalten wurde von einem nicht erkannten medizinischen Problem ausgelöst. Sie litt an einer Demenz und konnte deshalb niemandem von ihren Schmerzen berichten, lediglich murmeln und weinen. Weil das ihrem normalen Verhalten widersprach, wurde ihr körperlicher Zustand untersucht. Dabei stellte sich heraus, dass sie obstipiert war. Sie hatte deshalb große Schmerzen und das war der Grund für ihre Tränen. In diesem Fall war also nicht die Körperpflegetechnik das Problem, vielmehr ein unbefriedigtes körperliches Bedürfnis.

Emotionale Bedürfnisse

- *Sich sicher und geschützt fühlen:* Viele Faktoren können dazu beitragen, dass sich die Person während der Körperpflege ängstigt. Vielleicht fürchtet sie sich vor der Hebevorrichtung oder hat Angst, beim Transfer zu fallen, vielleicht löst eine neue Pflegeperson Angst aus, vielleicht sind die nicht vertraute Umgebung oder seltsame Geräusche die Ursache. Achten Sie auf entsprechende Anzeichen, etwa einen ängstlichen Gesichtsausdruck (weit aufgerissene Augen, offener oder verkniffener Mund, gerade Augenbrauen), Versuche, sich von der Pflegeperson oder dem Sanitärbereich zu entfernen, oder die Weigerung, das Badezimmer oder den Duschbereich zu betreten. **Abbildung 4-2** illustriert diesen Zustand.
- *Sich wohlfühlen und schlafen können:* Eine Depression lässt sich bei Personen mit Demenz oft nur schwer diagnostizieren. Bleibt sie jedoch unbehandelt, wird sie emotionales Leiden verursachen. Achten Sie auf folgende Anzeichen für eine Depression: Schlafstörungen, Appetitlosigkeit, Unruhe, Reizbarkeit, Klagen über Müdigkeit, über das Gefühl von Wertlosigkeit oder über Schuldgefühle, fehlendes Interesse an anderen Dingen oder Menschen. Fragen Sie sich, ob die niedergeschlagene Person genügend Antidepressiva erhält, um die Symptome zu lindern, und ob den Gründen für die Depression nachgegangen wurde.
- *Berücksichtigung des Schamgefühls:* Viele ältere Menschen fühlen sich nicht wohl, wenn sie nackt sind. Achten Sie auf ihre Versuche, sich bedeckt zu halten, oder auf besorgte Äußerungen, wenn ihr Intimbereich entblößt wird oder sie dort berührt werden.
- *Kontrolle ausüben können:* Jeder Mensch braucht das Gefühl, dass er bestimmen kann, was mit ihm geschieht. Wenn ein Mensch nicht einmal mehr bestimmen kann, wann und wie er berührt, entkleidet oder gewaschen wird, sind die Auswirkungen verheerend. Das äußert sich oft in Form von Forderungen, Drohungen oder Mitwirkungsverweigerung.

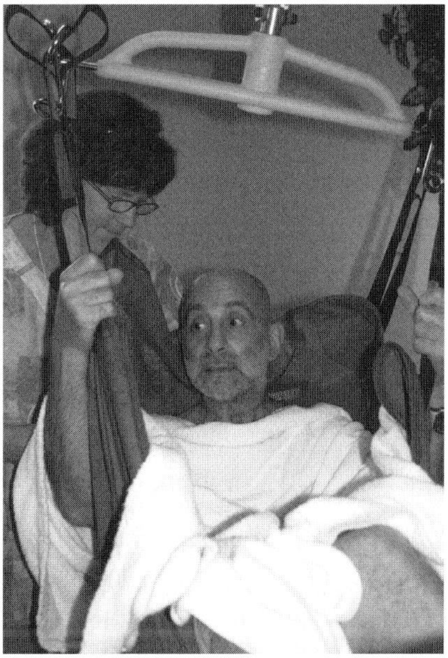

Abbildung 4.2: Der Transfer mit dem Patientenlifter macht Angst.

Demenzbezogene Probleme

Wer an der Alzheimer-Krankheit oder einer anderen demenziellen Erkrankung leidet, entwickelt oft Symptome, an die sich Pflegende anpassen müssen. Mit fortschreitender Erkrankung ist die betroffene Person oft nicht mehr in der Lage, Bedürfnisse zu kommunizieren oder zu verstehen, was mit ihr geschieht. Die mentalen und funktionalen Veränderungen können unauffällig sein und sich im Laufe der Zeit einstellen. Dieser Vorgang variiert von Mensch zu Mensch. Zum besseren Verständnis des Leidens ist es dennoch manchmal hilfreich, die Veränderungen den drei Stadien der Alzheimer-Krankheit zuzuordnen. Diese Veränderungen werden in der **Tabelle 4-2** (s. Seite 64) genannt.

Oft treten bestimmte Verhaltenssymptome in bestimmten Stadien der Demenz auf. Eine Person mit leichter Demenz wird die Körperpflege eher verbal verweigern, etwa indem sie sagt: «Ich habe doch schon gebadet.» Eine Person mit moderater Demenz sagt vielleicht nur: «Halt!» oder klammert sich an den Türrahmen und weigert sich, das Badezimmer zu betreten. Personen mit schweren kognitiven Einschränkungen stöhnen, jammern oder weinen möglicherweise, wenn sie ins Bad gebracht werden. Beispiele für demenzbezogene Verhaltensweisen und mögliche Strategien für den Umgang damit sind in **Tabelle 4-3** (s. Seite 65) enthalten.

Beim Assessment der Ressourcen und der demenzbezogenen Probleme einer Person sollen folgende Fragen beantwortet werden:

- Wie kommuniziert die Person? Ist sie in der Lage, mitzuteilen, was ihr fehlt? Versteht sie einfache Worte oder müssen Sie ihr durch Gesten oder körperlicher Anleitung die Dinge verständlich machen?
- Welche Probleme hat die Person mit Impulskontrolle, Urteilsvermögen und dem Verständnis von Ereignissen oder Interaktionen?
- Wie steht es um das Hör- und Sehvermögen der Person? Liegen in diesen Bereichen Defizite vor, die die Verständigung erschweren? Lassen sich Geräusche und Ablenkungen reduzieren, um den sensorischen Input zu verbessern und das Verstehen zu erleichtern?
- Kann die Person Routinetätigkeiten ohne Hilfe durchführen? Wie viel Hilfe benötigt sie? (s. Kapitel 6: Personenorientiert pflegen – durch angemessene Unterstützung Interaktionen erhalten.)

Sich der Persönlichkeit anpassen

Forderte Sabine, eine Pflegende, Frau Peters auf, sich zu waschen, wurde sie stets mit der Faust bedroht. Dann schrie Frau Peters, sie habe sich doch bereits gewaschen und wolle in Ruhe gelassen werden. Sie war im Frühstadium einer Demenz, konnte sprechen und sich alleine waschen, doch ihr Gedächtnis und ihre Urteilsfähigkeit hatten nachgelassen. Normerweise wurde sie am Vormittag gegen 10 Uhr gewaschen, nachdem sie sich angezogen und gefrühstückt hatte. Sie hatte vergessen, dass die Körperpflege noch ausstand und merkte nicht, dass sie schmutzig war. Versuche, sie davon zu überzeugen, machten alles nur noch schlimmer. Dann bestand sie erst recht darauf, sich bereits gewaschen zu haben.

Diskussion: Mehrere persönliche Faktoren lösten Frau Peters' aggressive Reaktion aus: demenzbezogene Faktoren und das Bedürfnis, Kontrolle ausüben zu können. Sabine passte ihr Vorgehen entsprechend an und vermied, sich mit ihr zu streiten. Sie ging in Frau Peters Zimmer, bevor sie sich ankleidete und plauderte mit ihr über ihre Arbeit auf dem Bauernhof, wobei sie ihr Wissen über Frau Peters Lebensgeschichte einsetze. War dann ein Rapport hergestellt, fragte Sabine, ob sie sich jetzt für den Tag zurechtmachen wolle. Frau Peters bejahte dies, ging bereitwillig ins Bad und wusch sich.

Es kam nicht zum Kampf, weil die Pflegeperson einen Weg fand, ihrem Schützling das Gefühl zu geben, über sich bestimmen zu können und ihre verbliebenen Fertigkeiten einzusetzen. Sie nahm das Wort «waschen» nicht in den Mund, benutzte vielmehr Frau Peters Redewendung und sprach von «zurechtmachen». Die Aufforderung, sich zu waschen, hatte Frau Peters als Misstrauen aufgefasst. Den Verdacht, sie sei schmutzig und habe sich nicht gewaschen, empfand sie als Beleidigung. Dagegen musste sie sich doch wehren! Außerdem hatte sich Sabine Zeit genommen, eine freundliche, valdierende Beziehung herzustellen, indem sie sich mit Frau Peters über ihre bäuerlichen Tätigkeiten unterhielt.

4.1.5 Zwischenmenschliche Faktoren berücksichtigen

Ihr eigenes Verhalten kann, ohne es zu beabsichtigen, Stress auslösen und belastend sein. Wenn Sie sich dessen bewusst sind und Ihr Vorgehen verändern, lassen die Verhaltenssymptome oft nach. Achten Sie insbesondere auf Ihre nonverbalen Botschaften. Stimme, Mimik und Gesten sagen oft mehr als Worte. Stellen Sie sicher, dass Ihre nonverbalen Botschaften Ihren Worten nicht widersprechen, und dass sie eine fürsorgliche Haltung vermitteln. Beantworten Sie folgende Fragen, um herauszufinden, welche persönlichen Faktoren für den Kummer und den Stress der Person mit verantwortlich sein könnten:

- Gehen Sie immer wieder auf Klagen über Schmerzen oder Kältegefühl ein und unternehmen Sie etwas dagegen? (Menschen mit Demenz können Ihre Reaktionen vielleicht nicht verarbeiten oder haben sie vergessen, weshalb sie oft wiederholt werden müssen.)
- Befinden sich womöglich zu viele Leute im Raum? Fühlt die Person sich dadurch überfordert?
- Unterhalten Sie sich mit einer anderen Person im Raum oder konzentrieren Sie sich ganz auf Ihren Schützling? Gehen Sie freundlich und ruhig vor, mit gutem Blickkontakt, falls kulturell angemessen?

Tabelle 4.2: Mögliche Merkmale von Personen mit leichter, moderater und schwerer Demenz.

	leicht	moderat	schwer
Orientierung	• zeitlich leicht desorientiert	• kennt nur den eigenen Namen	• in allen Bereichen desorientiert
Gedächtnis	• kann sich an manche wichtigen Ereignisse nicht mehr erinnern, • kann neue Informationen nicht mehr speichern	• erkennt vertraute Personen • vergisst fast alle Ereignisse aus der jüngeren Vergangenheit • rudimentäres Wissen über das frühere Leben • nimmt die Umgebung/Jahreszeit meist nicht mehr wahr	• kein Gedächtnis erkennbar
ADLs, Selbstversorgungsaktivitäten	• braucht keine Unterstützung bei der Körperpflege und beim Essen • braucht etwas Unterstützung bei der Wahl angemessener Kleidung	• braucht etwas Unterstützung bei den ADLs • wird inkontinent	• ist völlig abhängig
Verhalten, Persönlichkeit	• etwas verändert: apathisch • etwas misstrauisch	• repetitives, obsessives Verhalten • Reizbarkeit • nervöse Unruhe • Psychose • Schlafstörungen	• extreme Reizbarkeit
Probleme lösen, Urteilsvermögen	• eingeschränkte Planungs- und Entscheidungskompetenz	• stark eingeschränkt: versteht Grenzen und Handlungsfolgen nicht	• keine Fähigkeit erkennbar • kann kein Problem lösen
Sprache	• Wortfindungsstörungen	• Sprache wird bei fortschreitender Erkrankung zu «Wortsalat»	• alle sprachlichen Fähigkeiten verloren
Mobilität	• nicht eingeschränkt	• kann gehen, bis zum Ende dieses Stadiums	• kann nicht gehen, sitzen oder (evtl.) den Kopf heben
Aufmerksamkeit	• leicht reduziert	• leicht ablenkbar • leichte Schwierigkeiten, eine Aufgabe zu beginnen oder zu beenden	• erheblich eingeschränkt
Wahrnehmung	• leichte Probleme in neuen Bereichen	• kann vertraute Objekte und Umgebungsreize nicht erkennen	• erheblich eingeschränkt

Tabelle 4.3: Demenzbedingte Verhaltensweisen (Inhalt ergänzt durch C.G. Rapp, V. Shue, C. Beck).

Kognition	Beispiele	Maßnahme/Verhalten
Gedächtnis	Die Person… • sagt «Ich habe mich schon gewaschen» • erkennt die Pflegeperson nicht • bricht Körperpflege mittendrin ab	Die Pflegeperson… • soll nicht argumentieren und diskutieren • soll immer für die gleiche Person zuständig sein • die Person freundlich an den nächsten Schritt erinnern
Sprache, Kommunikation	• versteht nicht, was gesagt wird • kann ihre Gedanken nicht in Worte fassen	• einfache Sätze verwenden • mit Gesten erklären oder vormachen • Körpersprache stets zugewandt und freundlich halten • Worte durch visuelle Impulse und Signale unterstreichen • Worte und Körpersprache aufeinander abstimmen • freundlichen Blickkontakt aufnehmen, falls kulturell angemessen • die Bedürfnisse der Person antizipieren • ihr ungeteilte Aufmerksamkeit schenken
Wahrnehmung	• kann Objekte nicht erkennen, etwa Waschlappen oder Seife • fehlinterpretiert Umweltreize • kann sich neuen Orten schlecht anpassen • das räumliche Sehen ist eingeschränkt, kann z. B. nicht beurteilen, wie tief die Wanne ist, traut sich nicht hineinzusteigen	• der Person das Objekt in die Hand geben, ihr dann die Hand führen und zeigen, wie es benutzt wird • jeden Schritt erklären • immer wieder bestätigen und ermuntern • die Umgebung nicht verändern • wenn die Person offenbar fürchtet, zu stürzen, wird sie besonders gut gestützt und beruhigt
Motorik	• kann keine spontanen Bewegungen durchführen • kann eine Aufgabe nicht beginnen oder beenden	• jeden Schritt erklären • körperlich führen • Bewegung gemeinsam durchführen, um den Anfang zu machen
Urteilsvermögen	• beschuldigt die Pflegeperson, sich einzumischen und weigert sich, einer Bitte nachzukommen • reagiert auf Bitten mit Furcht und Angst	• problematische Themen möglichst vermeiden • Konfrontationen vermeiden • beim ersten Anzeichen negativer Emotionen sofort innehalten und versuchen herauszufinden, was los ist • immer erklären, was man gerade tut und Überraschungen vermeiden • Wahlmöglichkeit begrenzen
Aufmerksamkeit	• kurze Aufmerksamkeitsspanne und leicht ablenkbar	• verbale Signale wiederholen • die Person berühren, um sie aufmerksam zu machen • einfache Ein-Schritt-Anweisungen geben • die Person nie alleine im Bad oder in der Dusche lassen • Blickkontakt suchen • Ablenkungen ausschalten

- Erklären Sie jeden einzelnen Schritt mit einfachen Worten und passen Sie Ihre Kommunikation den Fähigkeiten der Person an?
- Lächeln Sie oft?
- Bewegen Sie sich für diese Person vielleicht zu schnell?
- Versuchen Sie, möglichst viel gleichzeitig zu tun?
- Beachten und respektieren Sie die Privatsphäre der Person?
- Berücksichtigen Sie die für Männer und Frauen typischen Vorlieben?

■ Die Beziehung in den Fokus nehmen

Frau Jahn widersetzte sich der Körperpflege. Rose, die Betreuungsperson, hatte von ihren Angehörigen erfahren, dass sie früher großen Spaß am Einkaufen gehabt hatte. Rose besorgte einen Katalog und ließ Frau Jahn während des Waschens darin blättern. Sie fragte Frau Jahn nach ihrem Lieblingsobjekt auf jeder Seite, was für beide eine erfreuliche Sache war. Sobald sich Frau Jahn über etwas beklagte, entschuldigte sich Rose und nahm eine Veränderung vor.

Diskussion: Rose arbeitet mit einem positiven zwischenmenschlichen Ansatz. Sie nimmt die Pflegeempfängerin in den Fokus und macht Körperpflege zu einem angenehmen Vorgang. Sie bemüht sich, Ihren Schützling kennenzulernen. Sie nutzt Informationen über Frau Jahns Persönlichkeit, um sie von einer ungeliebten Verrichtung abzulenken. Sie stellt nicht die Aufgabe in den Mittelpunkt, achtet vielmehr sehr genau auf Frau Johns Bedürfnisse. Sie entschuldigt sich bereitwillig und verändert ihren Ansatz, wenn möglich. Die Bewohnerinnen und Bewohner fühlen sich Rose verbunden und gut betreut.

4.1.6 Stressfaktoren in der Umgebung ermitteln

Bitte achten Sie auf folgende Umgebungsbedingungen:

- *Beleuchtung:* Ist es für die Augen einer älteren Person hell genug? Blendet das Licht? Blinzelt die Person, wenn sie das Badezimmer betritt?
- *Temperatur:* Ist der Raum warm genug? Fröstelt die Person oder versucht sie, sich bedeckt zu halten? Klagt sie über Kälte? Gibt es eine Wärmelampe im Bad?
- *Sitzmöbel und Mobilitätshilfen:* Ist die Ausstattung bequem und für die Person geeignet? Schreit die Person auf oder zuckt sie zusammen, wenn sie auf den Duschhocker gesetzt wird? Windet sie sich auf dem Duschhocker, lehnt sie sich

zur Seite oder versucht sie aufzustehen? Drückt sich ihr Gesäß durch die Öffnung in der Sitzfläche? Kann sie die Füße aufstützen? Hat sie Angst, wenn sie mit dem Patientenlifter bewegt wird?

- *Platzangebot:* Ist der Badebereich mit vielen Sachen zugestellt? Bekommt man Angst, sich zu bewegen oder ist das Manövrieren erschwert?
- *Geräuschpegel:* Hört man im Bad unangenehme oder ungewöhnliche Geräusche? Empfindet die Person diese Geräusche als störend? Erschwert laufendes Wasser die Konversation? Kann Sie die Person schlecht hören? Ist angenehme Musik zu hören, die dem Geschmack Ihres Schützlings entspricht?
- *Heimelige Atmosphäre:* Wirkt das Bad steril oder wie das Badezimmer in einer Privatwohnung? Bietet es ausreichend Schutz vor fremden Blicken?
- *Gerüche:* Riecht es hier angenehm? Verbreiten die benutzen Raumsprays angenehme oder unangenehme Gerüche? Reagiert die Person auf die Gerüche?

Assessment der körperlichen Faktoren

Frau Schmitt ist eine magere, gebrechliche 93-Jährige, die eine Hüftfaktur hatte und an Arthritis und einer peripheren Neuropathie leidet. Wenn der übliche Duschhocker aus Plastik verwendet wird, der in der Mitte ein Loch, aber keine Fußstütze hat, sinkt ihr Gesäß durch den Sitz, was Druck auf die gebrochene Hüfte und die arthritischen Gelenke ausübt. Ihre Beine hängen schwer herab und ihre Füße laufen blau an, während sie sich bitter über Schmerzen am Gesäß, in der Hüfte und den Beinen beklagt.

Diskussion: Frau Schmitt ist ein gutes Beispiel für Missbehagen verursachende Umgebungsfaktoren. Der Raum ist kalt und die Ausstattung entspricht nicht ihrer körperlichen Verfassung; deshalb beklagt sie sich. Sie benötigt eine bequemere Sitzgelegenheit, einen Schemel für die Füße und eine besonders warme Decke. Wenn auf den Duschhocker ein gepolsterter Toilettensitz gelegt wird, wie man ihn für Kleinkinder benutzt, wenn sie die Füße auf einen kleinen Schemel stützen kann und sie immer gut bedeckt bleibt, nehmen ihre Klagen ab.

4.1.7 Die organisatorischen Bedingungen einschätzen

Rigide Verwaltungsvorschriften und Praktiken können Sie daran hindern, Ihre Schützlinge individuell zu betreuen. Schätzen Sie folgende Bereiche auf mögliche Problemauslöser ein:

- **Philosophie des Hauses**
  Erlaubt die Pflegephilosophie, flexibel zu bestimmen, wann und wie die Person gewaschen, geduscht oder gebadet wird, und wer sie dabei unterstützt? Werden Sie kritisiert, wenn Sie gewisse Aufgaben auf später verschieben oder nur die wichtigsten Bereiche säubern, falls die Person unruhig oder überfordert ist?

- **Vorschriften und Verfahren**
  Gibt es Vorschriften über die Häufigkeit und Art der Körperpflege? Dürfen Sie eine Dusche durch eine Ganzkörperwaschung im Bett ersetzen?

- **Supervision und Personaleinsatz**
  Wie viele verschiedene Personen pro Monat dürfen einer Person bei der Körperpflege behilflich sein? Erlauben die Dienstpläne eine individualisierte Betreuung? Rotiert das Personal innerhalb der Gruppe, damit es nicht jeden Tag die gleichen Personen zu betreuen hat? Gibt es feste Zuteilungen, damit alle Pflegenden ihre Schützlinge wirklich gut kennenlernen?

- **Tagesstruktur**
  Wird erwartet, dass alle Körperpflegemaßnahmen am Morgen oder am Vormittag stattfinden? Wird das Personal aller Schichten ermuntert, sich beim Waschen, Duschen oder Baden ihrer Schützlinge nach ihren individuellen Gewohnheiten und Vorlieben zu richten?

- **Unterstützung und Weiterbildung des Personals**
  Bekommen PflegeassistentInnen rigide Vorgaben für die Körperpflege? Lernen sie in ihrer Ausbildung Flexibilität und Individualisierung? Welche Strategien werden ihnen empfohlen, um Erregungszustände und Aggressionen zu bewältigen? Gelten Stresssituationen bei der Körperpflege demenzkranker Menschen als normale Ereignisse oder werden sie zum Anlass genommen, ein noch gründlicheres Assessment durchzuführen und die Interventionen zu verändern?

- **Geräte und Materialausstattung**
  Stehen viele verschiedene Badeutensilien zur Verfügung, um individuelle Bedürfnisse berücksichtigen zu können? Ist der Materialverbrauch für jede Körperpflegemaßnahme limitiert?

■ Rigide Regeln

Frau Janek ist 60 Jahre alt und hat eine leichte Demenz. Sie sträubt sich gegen das Duschen und sagt: «Duschen mag ich nicht.» Ihre Gründe kann sie zwar nicht nennen, doch sie besteht auf ihrer Weigerung. In ihrem Pflegeheim ist zwei Mal Duschen pro Woche Vorschrift. Sie muss zu dieser Maßnahme gezwungen werden, was selbstschützendes Verhalten wie Schlagen und Treten auslöst. Manchmal werden vier Pflegepersonen benötigt, um sie zu duschen, was für alle Beteiligten sehr belastend ist.

Diskussion: Am Fall von Frau Janek wird deutlich, welche Probleme rigide Vorschriften auslösen. Wenn die zwei wöchentlichen Duschen ausgesetzt werden, können alternative Methoden ausprobiert werden. Eine Ganzkörperwaschung im Bett wurde durchgeführt, und Frau Janek reagierte positiv. Sie sprach von ihrem «Dampfbad», lächelte und war sehr kooperativ. Am Ende war sie sauber und zufrieden. Die Bedürfnisse einer Person mit Demenz zu erfüllen, erfordert Flexibilität.

4.2 Zusammenfassung

Ein bestimmtes Verhalten, etwa Schreien, kann viele verschiedene Gründe haben, je nachdem, ob die Ursache im persönlichen oder zwischenmenschlichen Bereich liegt, oder ob Umgebungsfaktoren oder eine Kombination von Faktoren dafür verantwortlich sind. Wenn Sie glauben, dass die Probleme von Kälte ausgelöst werden, schätzen Sie die persönlichen Faktoren ein, etwa geringes Körperfett, Kälteempfindlichkeit oder Durchblutungsstörungen in der Anamnese. Danach wird die Umgebung eingeschätzt. Überprüfen Sie die Raumtemperatur. Achten Sie auch auf Ihre eigenen Reaktionen. Sorgen Sie dafür, dass Ihr Schützling bedeckt bleibt? Was tun Sie, wenn er über Kälte klagt?

Wir müssen die Ursachen oder Auslöser für Verhaltenssymptome kennen, das ist der erste Schritt zur Beendigung des Kampfs. Dann können Sie Ihren Ansatz auf die individuellen Bedürfnisse der Person zuschneiden und personenorientiert pflegen. Tragen Sie möglichst viele Informationen über sie zusammen. Wählen Sie dann ein Verhalten, das darauf schließen lässt, dass sich die Person nicht wohl fühlt. Halten Sie nach dem Auslöser oder den Auslösern für dieses Verhalten Ausschau, indem Sie ihre körperlichen, emotionalen und demenzbezogenen Bedürfnisse einschätzen, die Qualität der Interaktionen während der Körperpflege sowie die Merkmale der Umgebung und der organisatorischen Voraussetzungen ermitteln.

Die so gesammelten Informationen erleichtern die Wahl von Lösungen, die den Verlauf der Körperpflege angenehmer gestalten.

4.3 Anhang

Persönliche Geschichte

Es folgen nun zwei Vordrucke, die Ihnen helfen, das Verhalten zu verstehen und Körperpflegegewohnheiten zu entwickeln, die auf die einzigartigen Bedürfnisse einer jeden Person zugeschnitten sind.

- **Persönlicher Auskunftsbogen**
  Verwenden Sie diesen Vordruck, um nützliche Informationen über das frühere und heutige Leben der Person zu sammeln (s. **Abb. 4-3**).

- **Fragebogen zur Ermittlung der Vorlieben und Gewohnheiten im Bereich der Körperpflege**
  Er kann den Angehörigen ausgehändigt oder zugeschickt werden, um mehr über die früheren Körperpflegegewohnheiten der Person zu erfahren (s. **Abb. 4-4**).

Persönlicher Auskunftsbogen

Name: ______________________________

Rufname: ______________________________

Beruf: ______________________________

Wichtige Lebensereignisse/Lebensleistungen: ______________________________

____

Schulbildung: ______________________________

Heutige Interessen/Aktivitäten: ______________________________

Hobbys, bevorzugte Themen: ______________________________

Angehörige: Ehefrau/Ehemann □ Ja □ Nein Name: ______________

Kinder □ Ja □ Nein Name(n): ______________

Andere regelmäßige Besucher/Besucherinnen: ______________________________

Leibspeisen: ______________________________

Lieblingsmusik: ______________________________

Demenzgrad:

Versteht Worte □ Ja □ Nein

Erinnert sich an □ Angehörige □ Pflegeperson □ Ereignisse

Urteilsvermögen eingeschränkt? □ Ja □ Nein

Kann sich an der Körperpflege beteiligen? □ Ja □ Nein

Persönlichkeit: ______________________________

Aktuelle medizinische Probleme: ______________________________

Schmerzstellen (falls vorhanden):

□ Rücken □ Hüften □ Füße □ Kopf

Andere Stellen: ______________________________

Spirituelles Leben/Religion: ______________________________

Kultureller Hintergrund/Abneigungen

Sprache: ______________________________

Körperpflegegewohnheiten (s. Auskunftsbogen Körperpflege, hier eine Kurzfassung)

____

Abbildung 4.3: Der persönliche Auskunftsbogen.

Fragebogen zur Ermittlung der Vorlieben und Gewohnheiten im Bereich der Körperpflege

Um Frau/Herrn ....
besser betreuen zu können, würden wir gerne etwas über ihre/seine früheren Körperpflegegewohnheiten und -vorlieben erfahren. Bitte informieren Sie uns möglichst ausführlich.

Ihr Name: ....
Beziehung zur Bewohnerin/zum Bewohner: ....

Bei den folgenden Fragen geht es um die Körperpflegegewohnheiten von Frau/ Herrn ....

Bitte beschreiben Sie ihre/seine Gewohnheiten vor und nach der Erkrankung indem Sie ein Kästchen aus der Reihe «vor der Erkrankung» und eines aus der Reihe «nach der Erkrankung» ankreuzen.

1. Wie oft hat sie/er sich pro Woche geduscht oder gebadet?

vor der Erkrankung		nach der Erkrankung
□	seltener als einmal pro Woche	□
□	1–2 mal pro Woche	□
□	3–4 mal pro Woche	□
□	öfter als 4 mal pro Woche	□

2. Wann hat sie/er sich geduscht oder gebadet?
(alle zutreffenden Zeiten ankreuzen)

vor der Erkrankung		nach der Erkrankung
□	vor 7.00 Uhr morgens	□
□	am Morgen	□
□	am Nachmittag	□
□	am Abend	□
□	vor dem Zubettgehen	□

3. Wie lange hat sie/er geduscht oder gebadet?

vor der Erkrankung		nach der Erkrankung
□	unter 10 Minuten	□
□	15 bis 30 Minuten	□
□	30 bis 60 Minuten	□
□	länger als 1 Stunde	□

4. Wo hat sie/er sich gewaschen?

vor der Erkrankung		nach der Erkrankung
□	in der Badewanne	□
□	unter der Dusche	□
□	am Waschbecken	□

5. Welche Waschutensilien hat sie/er benutzt?
(alle zutreffenden Sachen ankreuzen)

□ Waschlappen
□ Schwamm
□ Bürste
□ spezielle Seife (welche?): ....
□ andere (beschreiben): ....

6. Bitte beschreiben Sie, wie sie/er Seifenreste abgespült hat

□ mit Wasser aus der Handdusche
□ mit dem Badewasser
□ mit frischem Wasser im Waschbecken oder in der Waschschüssel
□ anders (beschreiben) ....

7. Hat sie/er nach dem Waschen Körperpuder benutzt?

□ nein □ ja (Produkt): ....

8. Hat sie/er sich mit Körperlotion eingecremt?

□ nein □ ja (Produkt): ....

9. Bitte beschreiben Sie seine/ihre Grundeinstellung hinsichtlich der Körperpflege.

vor der Erkrankung		nach der Erkrankung
□	starke Abneigung	□
□	leichte Abneigung	□
□	neutrale Einstellung	□
□	hat eine Vorliebe dafür	□
□	ausgeprägte Vorliebe	□

10. Wie hat sie/er bislang den Anfang gemacht?
(nach Beginn der Erkrankung)

□ sie/er hat selbstständig angefangen
□ habe sie/ihn einmal daran erinnert
□ habe sie/ihn mehrmals daran erinnert
□ musste sie/ihn selbst ins Bad führen

Abbildung 4.4: Fragebogen zur Ermittlung der Vorlieben und Gewohnheiten im Bereich der Körperpflege.

Bei den folgenden Fragen über Frau/Herrn .... geht es um ihre/seine Fähigkeit, sich selber zu waschen, zu duschen oder zu baden kurz bevor sie/er ins Pflegeheim kam.

Bitte beschreiben Sie, wie Sie oder eine andere Pflegeperson (gegebenenfalls) ihr/ihm bei der Körperpflege behilflich waren.

1. War sie/er in der Lage, sich auszukleiden?

- □ sie/er braucht keine Hilfe
- □ sie/er muss ermuntert werden, ist dann aber selbstständig
- □ sie/er brauchte Hilfe beim Auskleiden (bei weniger als der Hälfte)
- □ das Auskleiden habe ich ganz für sie/ihn übernommen

2. Haben Sie das Bad vorbereitet? (Wasser in die Wanne oder ins Waschbecken einlaufen lassen)

□ nein □ ja

3. Wie ist sie/er in die Wanne oder Dusche gelangt?

- □ sie/er braucht keine Hilfe
- □ sie/er muss ermuntert werden
- □ ich habe ihm/ihr geholfen (bei weniger als der Hälfte)
- □ ich habe ihm/ihr bei mehr als der Hälfte geholfen
- □ ich habe sie/ihn in die Wanne gesetzt oder unter die Dusche gestellt

4. Ist sie/er in der Lage, sich zu waschen?

- □ sie/er braucht keine Hilfe
- □ sie/er muss ermuntert werden
- □ ich habe ihm/ihr geholfen (bei weniger als der Hälfte)
- □ ich habe ihm/ihr bei mehr als der Hälfte geholfen
- □ ich habe sie/ihn gewaschen

5. Bitte beschreiben Sie, wie sie/er sich abgetrocknet hat.

- □ sie/er braucht keine Hilfe
- □ sie/er muss ermuntert werden
- □ ich habe ihm/ihr beim Abtrocknen geholfen (bei weniger als der Hälfte)
- □ ich habe ihm/ihr bei mehr als der Hälfte geholfen
- □ ich habe sie/ihn abgetrocknet

6. War sie/er in der Lage war, sich nach dem Waschen anzukleiden?

- □ sie/er braucht keine Hilfe
- □ sie/er muss ermuntert werden
- □ ich habe ihm/ihr beim Ankleiden geholfen (bei weniger als der Hälfte)
- □ ich habe ihm/ihr bei mehr als der Hälfte geholfen
- □ ich habe sie/ihn angekleidet

Bitte beantworten Sie auch noch diese zwei Fragen, damit wir die Körperpflege für alle Bewohnerinnen und Bewohner und für das Personal sicherer, leichter und angenehmer machen können. Bitte informieren Sie uns möglichst ausführlich.

1. **Welchen Problemen sind Sie bei der Körperpflege begegnet?** (beim Auskleiden, beim Ein- und Aussteigen aus der Wanne, beim Waschen, Abtrocknen oder Ankleiden)

2. **Können Sie uns aus eigener Erfahrung Tipps und Anregungen geben?** Bitte beschreiben Sie, was genau Sie gesagt oder getan haben, um die Körperpflege für Ihren Schützling oder Sie selbst leichter und angenehmer zu machen.

Danke, dass Sie sich die Zeit genommen haben, diese Fragen zu beantworten!

Entwickelt von S. Dwyer, A. L. Barrick und P. D. Sloan (University of North Carolina, Chapel Hill) im Rahmen des Forschungsprojekts «Reducing Disruptive Behaviors in Dementia During Bathing (R01 AG11505), finanziert vom National Institut on Aging.

Abbildung 4.4: (Fortsetzung)

5 Mit erprobten, personen-orientierten Lösungen arbeiten

Anne Louise Barrick, Joanne Rader, Madeline Mitchell

5.1 Einführung

Wenn Ihnen daran gelegen ist, die Körperpflege angenehmer zu gestalten, müssen Sie einen realistischen, personenorientierten Pflegeplan entwickeln, einen Plan, der die persönlichen Bedürfnisse, Vorlieben und Fähigkeiten, die Sie beim Assessment ermittelt haben, berücksichtigt. Möglicherweise müssen Sie auch Umgebungsveränderungen vornehmen. All das erfordert Überlegungen und Planung. Nachdem Sie das Assessment durchgeführt haben, sind die nächsten beiden Schritte des Prozesses die Auswahl vermutlich geeigneter Lösungen und die Erprobung dieser Lösungen. Orientieren Sie sich bei der Entwicklung und Umsetzung Ihres Pflegeplans am Formblatt zur Interventionsplanung (s. Darstellung 5-1, S. 112.); sie ist ein hilfreiches Instrument.

5.1.1 Realistisch sein

Für die Mehrzahl der Menschen mit Demenz ist das Ziel, die Körperpflege angenehm zu gestalten oder zumindest tolerierbar zu machen, durchaus realistisch. Es gibt jedoch Menschen mit Demenz, für die alle Körperpflegemaßnahmen äußerst belastend sind und bei nur kleinen Verbesserungen auch belastend bleiben. In solchen Fällen sollten Sie versuchen, die Person abzulenken und kleine Erleichterungen zu erreichen; mehr können Sie für diese Menschen wohl nicht tun. Wir haben beispielsweise eine Frau betreut, die bei jeder Berührung aufschrie und die Pflegeperson zu schlagen drohte. Wir versuchten es mit verschiedenen Waschmethoden und Interventionen. Nur Ablenkung und ein sehr vorsichtiges, langsames, unterstützendes Vorgehen sowie sofortiges Innehalten, sobald sie anfing zu schreien oder zu schlagen, erleichterte die Sache ein wenig. Es gelang uns, sie abzulenken, indem wir ihr eine Puppe in die Hand gaben und eine Pflegeassistentin hinzuzogen, die sich mit ihr unterhielt. Mit einigem Aufwand schafften wir es schließlich, sie zu waschen, und ihr durch Schreien und Schlagen geäußertes Unbehagen ein wenig zu lindern.

5.1.2. Ziele für die Körperpflege festlegen

Neben den Bemühungen, das oben genannten Hauptziel zu erreichen, sollten Sie ein spezifisches herausforderndes Verhalten identifizieren, auswählen und bearbeiten. Schreit die Person? Schlägt sie? Versucht sie, zu beißen? Wie häufig geschieht dies? Identifizieren Sie Verhaltensänderungen, die Ihnen signalisieren, dass die Person weniger belastet ist. Ihr Ziel kann eine Reduzierung der Verhaltenssymptome sein und/oder eine beobachtbare Steigerung des Wohlbefindens. Vielleicht setzen Sie sich das Ziel, die Klagen über Kälte pro Badevorgang von sieben bis zehn auf unter drei zu drücken? Vielleicht besteht es darin, den Zeitanteil, in der die Person während der Körperpflege klagende Laute von sich gibt, zu verringern? Ist der beste Maßstab die Häufigkeit des Lächelns während des Duschvorgangs oder die Tatsache, dass überhaupt ein Lächeln zustande kommt? **Tabelle 5-1** enthält Beispiele für verschiedene Ziele und zeigt, wie sie gemessen werden.

Tabelle 5.1: Sich messbare Ziele setzen.

Verhalten der gepflegten Person	Ziel	Messmethode
Stressverhalten		
kneifen	Reduzierung um 50 %	Reduzierung von 6-mal pro Körperpflegemaßnahme auf 3-mal bis zum ... (Datum)
aufschreien	Reduzierung um 75 %	Reduzierung von 20-mal auf 5-mal pro Körperpflegemaßnahme
Schreie beim Gesäßwaschen	keine Schreie	dokumentieren, ob Schreie vorgekommen sind oder nicht
positives Verhalten		
führt ein Gespräch	antwortet auf Fragen	antwortet pro Körperpflegemaßnahme auf mindestens 2 Fragen
singt mit der Pflegeperson	singt mit, wenn die Pflegeperson ein Lied anstimmt und wirkt dabei entspannter	singt einmal pro Körperpflegemaßnahme, bislang sang sie nur bei jeder vierten Gelegenheit
bedankt sich bei der Pflegeperson	fühlt sich wohl, ist bei der Körperpflege entspannt	weiß die Unterstützung zu schätzen, lächelt, lacht oder umarmt die Pflegeperson bei drei Körperpflegemaßnahmen hintereinander

Wir haben beispielsweise mit einem alten Herrn gearbeitet, der stets zu schreien begann, wenn wir ihn waschen wollten. Er war früher Pfarrer gewesen und sang immer noch gerne. Wenn er anfing zu schreien, unterbrach seine Pflegeperson ihre Tätigkeit, dämpfte ihre Stimme, berührte ihn ganz vorsichtig und bat ihn, ein Kirchenlied vorzusingen. Das Singen linderte seine Ängste, lenkte ihn ab und bot ihm die Gelegenheit, jemandem einen Gefallen zu tun. Je mehr er sang, desto weniger schrie er! Dies war ein guter Erfolgsmesser.

Wird eine Person während der Körperpflege unruhig oder ärgerlich, müssen Sie sich fragen, was in dem Moment tatsächlich gewaschen werden muss. Welche Bereiche sind schmutzig? Was lässt sich zu einem späteren Zeitpunkt erledigen? Das Haarewaschen beispielsweise kann äußerst belastend sein. Ist das Haar Ihres Schützlings nicht wirklich fettig, kann die Wäsche auf einen anderen Tag verschoben werden. In einem anderen Fall regte sich Frau Braun auf, sobald sie das Wort «Bad» oder «Dusche» fiel. Gewöhnlich duschte sie sich mit unserer Unterstützung, wusch sich die Haare, putzte sich die Zähne und bekam Finger- und Zehennägel geschnitten. Dabei wurde sie zunehmend unruhig. Erst sagte sie Nein, dann fing sie an zu weinen, schließlich steigerte sich ihre Abwehr so sehr, dass sie versuchte, die Pflegeperson zu schlagen. Wenn jedoch die Nagel-, Haar- und Zahnpflege jeweils zu verschiedenen Zeiten stattfand, fühlte sie sich deutlich wohler. Sie klagte weniger und versuchte auch nicht mehr zu schlagen. Der Routineablauf, der darin bestanden hatte, alles auf einmal zu erledigen, wurde verändert, um den Kampf zu vermeiden.

5.1.3 Den Grad der Unabhängigkeit ermitteln

Wenn man die Person an der Körperpflege beteiligt und sie einige Körperteile nach Möglichkeit selbst waschen lässt, kann dies zur Entspannung der Situation beitragen.

Bitte stellen Sie sich folgende Fragen: Kann diese Person bestimmte Dinge selbstständig erledigen? Wie viel Unterstützung ist erforderlich, um ihre Unabhängigkeit zu maximieren und unnötige Abhängigkeit zu minimieren? Wie unabhängig *will* die Person überhaupt sein?

Die Aufforderung zur Selbstständigkeit kann jedoch die Unruhe einer Person, die der Aufgabe nicht gewachsen ist, noch verstärken. Nur wenn Sie über den Grad der Demenz und die spezifischen Defizite Ihres Schützlings Bescheid wissen, sind Sie in der Lage spezifische, den vorhandenen Fähigkeiten angemessene Strategien auszuwählen.

Wir waren im Laufe unserer Studien oft überrascht, dass sich selbst bei schwer beeinträchtigten Menschen vorher nicht bekannte Fähigkeiten zeigten, wenn die Pflegende nach einiger Zeit eine gute Beziehung hergestellt hatte. Häufig gelang es diesen Personen dann, sich Gesicht, Brust oder Genitalien selbst zu waschen. Die Wahl der geeigneten Technik orientierte sich am Grad der Demenz. Je weniger ausgeprägt die Demenz, desto erfolgreicher waren das Reden mit der Person, die Bitten um Beteiligung und das Angebot von Wahlmöglichkeiten. Die Methoden zur Auswahl des richtigen Grads der Unterstützung werden in Kapitel 6 «Personenorientiert pflegen – durch angemessene Unterstützung Interaktionen erhalten» näher erläutert.

Menschen im Spätstadium einer Demenz reagieren tendenziell gut auf körperliche Anleitung und Ablenkung, etwa indem sie während der Körperpflege etwas in der Hand halten, etwas anschauen oder essen oder trinken können. Selbstverständlich ist dabei genau darauf zu achten, dass sie nichts in den Mund stecken, woran sie sich verschlucken könnten. Wenn Sie einer Person mit Demenz etwas zu Essen oder ein Getränk anbieten, müssen Sie sichergehen, dass sie tatsächlich schluckt und die Diätvorschriften eingehalten werden. Wählen Sie nur Sachen, die der Person schmecken und keine Gefahr darstellen.

5.1.4 Den richtigen Grad der Kommunikation ermitteln

Fragen Sie sich, ob Sie verstanden werden. Verwenden Sie stets das Vokabular Ihres Schützlings. Wenn die Person «Kackamachen» sagt, wenn sie vom «Stuhlgang» spricht, sollten auch Sie dieses Wort benutzen. Passen Sie Ihren Kommunikationsstil der Verständnisfähigkeit der Person an. So sind beispielsweise verbale Interventionen angezeigt bei Menschen, die einfache Sätze verstehen, nonverbale Interventionen dagegen, etwa Nahrungsmittel oder andere Ablenkungen anbieten, wenn die Demenzerkrankung fortgeschritten und keine verbale Verständigung mehr möglich ist. **Tabelle 5-2** enthält Vorschläge für hilfreiche Ablenkungsmanöver.

Tabelle 5.2: Beispiele für Ablenkungsmanöver.

Essen, Getränke	Unterhaltung	Objekte zum Festhalten	weitere Möglichkeiten
• Kekse, Plätzchen • Kaugummi • Salzgebäck • Lutscher • Banane • Pfefferminz • Schokolade • Kaffee • Tee • Kuchen	• über die Familie • über das Essen • über Haustiere • über den Bauernhof • über den früheren • Beruf • über das attraktive • Aussehen der Person • Fragen stellen • die Person nach ihrer Meinung fragen • die Person loben	• ein Handtuch • einen Waschlappen • ein Stofftier • die Hand der • Pflegeperson • eine kleine Figur • einen Schwamm • einen Ball • einen Spiegel • eine Puppe	• Musik • einen Luftballon zum Beobachten • eine Pflanze zum Anschauen • ein Mobile

5.1.5
Lösungen für spezifische Bedürfnisse finden

Ihre Aufgabe besteht darin, die Lösung der Person anzupassen. Wählen Sie Strategien, die zu den vermuteten Ursachen der Verhaltenssymptome passen. Weil aber menschliches Verhalten so kompliziert ist und verschiedene Auslöser haben kann, werden Sie vermutlich mehrere verschiedene Dinge ausprobieren müssen, um zu ermitteln, was der Person die größte Erleichterung verschafft. Haben Sie den Eindruck, dass Ihr Schützling friert (z. B. schreit, die Sachen festhält, wenn Sie ihn auskleiden wollen)? Dann können Sie einen umgebungsbezogenen und gleichzeitig einen zwischenmenschlichen Lösungsversuch unternehmen. Wärmen Sie den Raum an, bevor Sie die Person ins Badezimmer bringen. Sagt sie, ihr sei kalt, decken Sie die Person zu, entschuldigen Sie sich und versichern Sie ihr, dass Sie sich größte Mühe geben werden, damit sie nicht friert. In anderen Fällen kann es angezeigt sein, einen Lösungsversuch nach dem anderen zu unternehmen. Hat die Person beispielsweise Angst, zu stürzen, können Sie ihr zunächst immer wieder freundlich und beruhigend zureden. Dann können Sie es mit einer anderen Transfermethode versuchen (s. Kapitel 9, Transfertechniken). Bewirkt dies noch keine Angstreduzierung, ist möglicherweise der Auslöser zu eliminieren, also das Bad oder die Dusche, und eine Ganzkörperwaschung im Bett ist angezeigt.

Ein weiteres Beispiel: Sie gehen davon aus, dass die Person Schmerzen hat und deshalb schreit. Ihnen ist bekannt, dass ihre Füße äußerst schmerzempfindlich sind. Tatsächlich schreit sie am meisten, wenn Sie ihr die Füße waschen. Sie können die Fußwäsche bis zum Schluss hinauszögern, um die Person nicht zu verstören. Oder die Füße erst einweichen, um den Schmutz zu lösen, und dann einen ganz weichen Babywaschlappen vorsichtig durch die Zehenzwischenräume ziehen. Entschuldigen Sie sich, sobald Sie ihr weh tun.

Erfolg setzt meist ein hohes Maß an Kreativität und Ausdauer voraus. Bis die richtige Lösungskombination gefunden ist, können drei bis vier Wochen vergehen. Ein allgemein gültiges «Rezept» gibt es nicht. Jede Lösung muss sorgfältig bedacht werden. Musik kann ablenken und entspannen. Dafür müssen Sie aber den Musikgeschmack der Person genau kennen und berücksichtigen – die einen mögen Volksmusik, andere nur Klassik. Das Gleiche gilt für die Wahl der Nahrungsmittel oder Objekte, die Sie der Person zum Halten in die Hand geben. Nutzen Sie Ihr Wissen über die Person und lassen Sie sich von Versuch und Irrtum leiten. Die folgende Fallgeschichte illustriert diesen Prozess.

■ Fallgeschichte

Frau Schwanke wurde regelmäßig geduscht, was ihr aber gar nicht gefiel. Oft sagte sie, sie wolle nicht unter die Dusche, weinte dann fast die ganze Zeit über und klagte über Kälte und Schmerzen. Sie forderte das Personal auf, sich zu beeilen. Manchmal verwechselte sie die Worte, behauptete beispielsweise das Wasser sei zu heiß, wenn sie meinte, es sei zu kalt.

Bevor wir ihr zu Hilfe kamen, trugen wir unser Wissen über Frau Schwanke zusammen und studierten ihre Unterlagen. Sie war 93 Jahre alt und sehr stolz auf ihre Vergangenheit als Pastorengattin. Sie hatte Damenhüte hergestellt und war recht modebewusst gewesen. Als sehr aktives Gemeindemitglied in der Vergangenheit waren ihr ihre Glaubensüberzeugungen heute noch eine Quelle des Trostes. Frau Schwanke hatte gerne Handarbeiten gemacht, etwa Stickereien hergestellt, gerne gekocht und gebacken. Vor zwei Jahren hatte sie sich die Hüfte gebrochen und war daraufhin ins Pflegeheim gekommen. Sie litt an der Alzheimer-Krankheit, hatte Arthrose, eine periphere Neuropathie (diabetisch bedingt) sowie eine Seh- und Hörbehinderung. Außerdem war sie stuhl- und harninkontinent.

Aufgrund ihrer Anamnese war von mehreren verschiedenen Schmerzursachen auszugehen – Arthritis, die frühere Hüftfraktur und möglicherweise weitere nicht diagnostizierte Erkrankungen. Wir stellen fest, dass man Frau Schwanke bei Bedarf viermal täglich ein Acetaminophenpräparat verabreichen durfte, was aber selten geschah.

Als wir sie in unsere Obhut nahmen, versuchten wir, uns in ihre Lage zu versetzen. Wir stellten fest, dass sie von zwei Personen untergefasst und zur Dusche geführt wurde. Sie zeigte dabei ein ängstliches Gesicht und klagte über Schmerzen. Das Badezimmer war mit einem der üblichen harten Plastikhocker ausgestattet und ziemlich kühl. Nach dieser Ersteinschätzung kamen wir zu dem Schluss, dass die Hauptbelastungsfaktoren fehlendes Wohlbefinden, unzureichende Wärme und Sicherheit waren.

Aufgrund dieses Assessments konzentrierten wir uns auf die Befriedigung ihrer Bedürfnisse nach Wohlbefinden und Wärme. Wir baten, ihr das Schmerzmittel regelmäßig zu verabreichen, eine der erlaubten Dosen früh am Morgen, damit es wirkte, wenn wir ihr später beim Duschen halfen. Wir polsterten den Hocker mit einer Auflage und wärmten den Raum mit einem Heizstrahler an, bevor wir sie abholten. Während des Waschvorgangs deckten wir sie mit Handtüchern zu, wobei wir immer nur eines wegnahmen, um kleine Bereiche zu waschen und diese Stellen dann mit einer Handdusche abspülten. Um Frau Schwanke abzulenken und zu entspannen wurde Kirchenmusik abgespielt, obschon wir nicht sicher waren, was sie aufgrund ihrer Schwerhörigkeit und des Halleffekts im Raum tatsächlich aufnehmen konnte.

Sie beklagte sich zwar nicht mehr so sehr, dennoch war ihr die Körperpflege immer noch nicht wirklich angenehm. Deshalb unternahmen wir einen weiteren Anlauf und probierten ein paar andere Dinge aus. Wir baten, Frau Schwanke vor dem Duschen ein zusätzliches Schmerzmittel zu verabreichen (ein Narkotikum). Ihre Klagen indes – meist wenn sie bewegt wurde – verebbten nicht, und das Medikament machte sie lediglich benommen. Nachdem wir noch einmal die Umgebungsbedingungen ins Visier genommen hatten, beschlossen wir, auf die Handdusche zum Abspülen zu verzichten. Denn wir hatten den Eindruck, der Wasserstrahl sei ihr unangenehm, weil er Schmerzen in den Beinen verursachte und die Missempfindungen verstärkte. Daraufhin wuschen wir sie mit Hilfe einer Waschschüssel und nur wenig Seifenlotion, benutzten Babywaschlappen und hielten sie die ganze Zeit über möglichst weitgehend bedeckt und warm.

Zugleich experimentierte die Pflegeassistentin mit Ablenkungstechniken, sobald Frau Schwanke ängstlich wirkte. Sie sangen zusammen Kirchenlieder, vor allem ihr Lieblingslied. Die Assistentin gab ihr kleine Plastikfiguren in die Hand, die sie festhalten konnte, unterhielt sich mit ihr über ihren Sohn oder die Arbeit in der Kirchengemeinde. Das funktionierte recht gut, besonders vor einer schwierigeren Prozedur, etwa wenn das Gesäß oder die Genitalien gewaschen werden sollten. Bevor die Pflegeassistentin eine potenziell schmerzhafte Stelle berührte, kündigte sie die Berührung an und versicherte ihr, ganz vorsichtig zu sein. Wenn sich Frau Schwanke beklagte, entschuldigte sie sich und versuchte ihrem Wunsch nachzukommen, etwa indem sie einen Körperteil wieder zudeckte oder ihr half, die Sitzposition auf dem Duschhocker zu verändern. Während wir sie in der Dusche wuschen, verabreichten wir ihr ein Fußbad, was sie recht gern hatte.

Um den Transfer weniger schmerzhaft zu gestalten, konsultierten wir eine Physiotherapiefachperson, die uns empfahl, versuchsweise ein Transferbrett einzusetzen, langsam vorzugehen und die Bewegungen Schritt für Schritt zu erklären. Frau Schwanke beklagte sich daraufhin etwas weniger. Wir konnten eigentlich nur raten und tippten darauf, dass auch ihre Ängste und Befürchtungen eine Rolle spielten. Deshalb suchten wir weiter nach Lösungen. Wir baten sie, kurz vor dem Transfer auf drei zu zählen, worauf sie weniger über Schmerzen klagte und weniger ängstlich wirkte.

Die Pflegeassistentin kam auf die Idee, ihr während des Duschens einen kleinen Spiegel in die Hand zu geben, was sich als überraschend effektive Intervention erwies. Ihr war aufgefallen, dass Frau Schwanke stets in den Spiegel schaute, der im Flur hing, wenn sie im Rollstuhl daran vorbeigeschoben wurde. Wenn sie während der Körperpflege ihr Spiegelbild betrachtete, machte die Pflegeassistentin Bemerkungen darüber, wie hübsch gepflegt sie bald aussehen würde.

Weil Frau Schwanke eine Abneigung gegen das Haarewaschen hatte, führten wir diese Prozedur am Schluss durch, wobei wir sorgsam darauf achteten, dass sie dabei warm und gut zugedeckt blieb. Wir feuchteten das Haar mit dem Waschlappen an, benutzten nur ganz wenig Shampoo und spülten vorsichtig mit Wasser aus einem kleinen Krug nach, ohne dabei Gesicht und Ohren nass zu machen. Dieses Vorgehen, zusammen mit Plaudereien über ihre Lieblingsthemen, machte ihr die Haarwäsche angenehmer. Auch unsere einfachen Scherze kamen gut bei ihr an und brachten sie sogar manchmal zum Lachen.

Hier waren wir nach der Versuch-und-Irrtum-Methode vorgegangen. Das Ergebnis war ein individualisierter Pflegeplan (Tab. 5-3), der zu folgenden messbaren Verbesserungen führte:

- Frau Schwanke willigte in die Körperpflegemaßnahme ein.
- Sie weinte nicht mehr in der Dusche.
- Ihre Klagen über Schmerzen reduzierten sich von zehn auf unter fünf pro Waschvorgang.
- Ihre Klagen über Kälte reduzierten sich von 15 auf unter drei pro Waschvorgang.
- Sie zeigte Interesse an den Objekten, die sie in der Hand hielt.
- Sie dankte der Pflegeassistentin für ihre Hilfe.

Um diese Ziele zu erreichen, mussten wir Frau Schwanke kennenlernen, die Körperpflegemaßnahme mit ihren Augen betrachten, die Umgebung modifizieren und ihre Bedürfnisse nach Wohlbefinden und Sicherheit befriedigen. Dies erforderte einiges Nachdenken und kontinuierliches Planen; das Endergebnis nahm keineswegs mehr Pflegezeit in Anspruch, war für die alte Dame jedoch wesentlich angenehmer.

In den Tabellen 5-4 bis 5-16 sind spezifische, manchmal während der Körperpflege auftretende Verhaltensweisen aufgelistet, mögliche Gründe und Lösungen dafür werden genannt sowie in holistischer Betrachtungsweise Faktoren persönlicher, zwischenmenschlicher, umgebungsbezogener oder organisatorischer Art angeführt. Diese Tabellen sind hilfreich, wenn es darum geht, eine von mehreren möglichen Lösungen auszuprobieren und Ihren Pflegeansatz personenorientiert zu gestalten. Wählen Sie zuerst das herausfordernde Verhalten, konsultieren Sie dann die entsprechende Tabelle. Ermitteln Sie die Ursachen für das Verhalten, um sich dann für einen bestimmten Lösungsversuch zu entscheiden.

Tabelle 5.3: Personenorientierter Körperpflegeplan für Frau Schwanke.

Identifizierte Bedürfnisse

Frau Schwanke will...
- sich wohlfühlen – hat Schmerzen, besonders in den Beinen und Füßen
- sie will es warm haben
- sie will sich sicher fühlen.

Verhaltenssymptome
- weint, klagt über Kältegefühl, hat Schmerzen
- verweigert das Duschen.

Ziele
- gesteigertes Wohlbefinden beim Transfer, weniger Schmerzen in Beinen und Füßen
- weniger Angst/Befürchtungen und mehr Freude
- soll sich immer warm fühlen.

Maßnahmen und Verhaltensvorschläge

Um das Wohlbefinden zu verbessern und Frau Schwanke warm zu halten, soll...
- sie täglich 1 Stunde vor dem Duschen Paracetamol bekommen
- sie vor dem Frühstück geduscht werden
- vor Beginn der Maßnahme ihr Befinden eingeschätzt werden
- vor Beginn der Maßnahme der Raum mit der Wärmelampe angewärmt werden
- der Duschstuhl mit Hilfe eines Toilettensitzes für Kinder bequemer gemacht werden
- sie behutsam und langsam bewegt werden
- sie informiert werden, bevor sie angefasst wird, insbesondere ihre Füße berührt werden: Beine vorsichtig berühren und vorsichtig auf und ab bewegen, bevor der Transfervorgang beginnt
- ein Transfer mit dem Gleitbrett durchgeführt werden.

Die Pflegeperson soll langsam arbeiten und Frau Schwanke...
- bitten, auf drei zu zählen, bevor der Transfer beginnt
- ihr mit Berührung und beruhigender Stimme signalisiert werden, dass die Pflegeperson um ihr Wohlbefinden besorgt ist und weiß, dass sie Schmerzen hat
- vorsichtig auf den Duschstuhl gesetzt werden
- stets warm zugedeckt bleiben: das Handtuch soll nur abgenommen, um den bestimmten Bereich zu waschen; Waschschüssel und wenig Seifenlotion benutzen, Seifenreste nicht mit der Handdusche abspülen

Die Pflegeperson soll...
- sich ehrlich entschuldigen, wenn Frau Schwanke sich über Schmerzen oder Kälte beklagt
- versuchen, mit Frau Schwanke ein Kirchenlied anzustimmen
- Frau Schwanke mit Objekten ablenken, etwa mit einem Handspiegel oder netten kleinen Figuren.

Um Befürchtungen und Ängste zu reduzieren, soll...
- Frau Schwanke mit Gesprächen über ihre Lieblingsthemen abgelenkt werden – ihr Sohn, die Kirche
- die Pflegeperson klar und deutlich sprechen, dabei möglichst Blickkontakt halten, damit sie von den Lippen ablesen kann
- die Pflegeperson Missverständnisse aufklären, die aufgrund ihres schlechten Gehörs zustande kommen (wenn sie z. B. «watschen» hört anstatt «waschen»)
- auf Frau Schwankes Klagen über Kälte sofort mit zusätzlichen Decken etc. reagiert werden
- die Haarwäsche am Schluss stattfinden – sie soll vorher mit dem Badetuch gut zugedeckt werden; den Kopf mit Waschlappen anfeuchten, nur wenig Baby-Shampoo verwenden; mit wenig Wasser aus dem Krug oder Becher nachspülen, dabei kein Wasser ins Gesicht oder in die Ohren bringen.

Tabelle 5.4: Die Person will nicht in den Waschraum gehen – was tun?

möglicher Grund	Maßnahme/Verhalten	Erklärung
persönlich		
möchte sich in dem Moment nicht waschen	• später noch mal versuchen	• die Person fühlt sich im Moment nicht danach
Angst	• alleine an die Person herantreten	• mehrere Leute wirken möglicherweise bedrohlich
Kontrolle	• eine Belohnung anbieten, vielleicht eine Aktivität, die sie gern hat oder etwas zu essen, was ihr besonders gut schmeckt	• eine Leckerei o. Ä. kann Körperpflege «versüßen» und motivierend wirken
	• einen Spaziergang vorschlagen, ohne das Wort «Bad» zu erwähnen	• lenkt die Person ab und vermeidet einen Konflikt
	• die Person fragen, ob sie in der Wanne baden, lieber duschen oder sich im Bett waschen möchte	• lässt der Person eine Wahl und vermittelt ihr ein Gefühl von Selbstbestimmung
zwischenmenschlich/Beziehung		
erkennt die Pflegeperson nicht	• es mit einer anderen Pflegeperson versuchen oder ein Familienmitglied bitten, Hilfestellung zu geben	• die Person zieht vielleicht eine andere Pflegende vor oder einen Menschen mit dem sie eine engere Beziehung hat
vertraut der Pflegeperson nicht	• mit der Person ein paar Minuten herumgehen oder reden, ihr erst die Körperpflegemaßnahme erst danach vorschlagen	• erst Vertrauen aufbauen, danach die Person bitten, etwas zu tun
räumliches Umfeld		
fremde Umgebung	• prüfen, ob jemand oder etwas im Badebereich für die Weigerung mit verantwortlich ist	• Raumaspekte, etwa Beleuchtung, Temperatur oder ein Mitbewohner/eine Mitbewohnerin im Raum kann zu Verweigerung führen
	• Körperpflege in einem anderen Raum durchführen, etwa im eigenen Zimmer	• Transfer zu einem nicht vertrauten oder unheimlichen Ort vermeiden • die Person fühlt sich im eigenen Zimmer vermutlich wohler
unbequeme Gerätschaften	• andere Transportmethode ausprobieren, etwa Rollstuhl	• die Person will oder braucht vielleicht etwas • Unterstützung

Tabelle 5.5: Die Person will sich nicht waschen, duschen oder baden – was tun?

möglicher Grund	Maßnahme/Verhalten	Erklärung
persönlich		
Schmerzen	• die Person erst dann zur Körperpflege einladen, wenn die Schmerzmedikation wirken konnte und sie sich etwas wohler fühlt • eine andere Transfermethode einsetzen	• wenn die Person beim Transfer, beim Transport und bei den Körperpflegeverrichtungen weniger Schmerzen hat, ist sie vielleicht eher bereit, zu baden oder zu duschen
	• Ganzkörperwaschung im Bett durchführen	• Ganzkörperwäsche im Bett umgeht schmerzhafte Transfers
die Person hat Schwierigkeiten mit Transitionen – mit dem Wechsel von einem Ort zum anderen oder von einer Aktivität zur anderen	• die natürlichen Wechselzeiten ausnutzen, z. B. die Person in den Waschraum bitten, wenn sie gerade daran vorbei geht und/oder eh auf den Beinen ist	• stört die Person nicht auf
die Person braucht einen Anreiz für die Körperpflege	• eine Belohnung anbieten, vielleicht eine Aktivität, die sie gern hat oder etwas zu essen, was ihr besonders gut schmeckt	• eine Leckerei o. Ä. kann Körperpflege «versüßen» und motivierend wirken
sie fühlt sich im Moment einfach nicht danach	• später noch mal versuchen	• die erste Reaktion ist vielleicht ein flüchtiges Gefühl; man muss die Empfindungen der Person anerkennen, weil auch das die Reaktion beeinflusst. Sie braucht vielleicht etwas mehr Entscheidungsfreiheit
sie hat Mobilitätsprobleme	• einen Rollstuhl benutzen oder ein anderes Gerät, damit die Person den Waschraum besser erreicht	• der Weg zum Bad ist für manche Menschen sehr anstrengend und/oder schmerzhaft
zwischenmenschlich/Beziehung		
die Person versteht vielleicht nicht, dass sie ein Bad oder eine Dusche braucht	• einen Anlass finden: «Zeit, sich frisch zu machen» für eine Aktivität, für die Arbeit, für Besuch; der Person sagen, ihre Kleidung wäre sicher unbequem oder müsse gewechselt werden	• vielleicht will die Person wissen, warum sie sich ausgerechnet jetzt waschen soll

Tabelle 5.5: Die Person will sich nicht waschen, duschen oder baden – was tun? (Fortsetzung)

möglicher Grund	Maßnahme/Verhalten	Erklärung
zwischenmenschlich/Beziehung (Fortsetzung)		
die Person hat eine Lieblingspflegeperson	• mit der Person ein paar Minuten herumgehen oder reden, ihr die Körperpflegemaßnahme erst danach vorschlagen	• erst wenn Vertrauen aufgebaut ist, kann man die Person bitten, etwas zu tun
	• Körperpflege verschieben, bis die gewünschte Pflegeperson zur Verfügung steht	• die Person zieht vielleicht eine andere Pflegeperson vor oder einen Menschen mit dem sie eine engere Beziehung hat
	• es mit einer anderen Pflegeperson versuchen oder ein Familienmitglied um Hilfestellung bitten. Wenn sich der Wunsch der Person nicht erfüllen lässt, die Sache mit ihr besprechen. Vielleicht liegt ein Gender-Problem vor?	• der Versuch, Vorlieben zu berücksichtigen, kann die Reaktion der Person auf eine weniger angenehme Situation positiv beeinflussen
die Person braucht eine ruhige Umgebung	• alleine an die Person herantreten	• für manche Menschen sind selbst zwei Personen schon eine bedrohliche Menge
räumliches Umfeld		
Raumtemperatur oder Wassertemperatur	• Raumtemperatur prüfen, bevor die Person ins Bad bebracht wird; Wassertemperatur mehrmals prüfen	• ältere Menschen reagieren auf Temperaturschwankungen möglicherweise besonders sensibel
Lärm	• Lärm reduzieren, Gespräche stets nur mit der Person führen, die bei der Körperpflege unterstützt wird	• multiple sensorische Eindrücke können eine kognitiv eingeschränkte Person verwirren
Intimsphäre	• die Person möglichst zugedeckt halten • immer nur mit einer Person gleichzeitig arbeiten	• die Person fühlt sich sicherer, wenn ihr Bedürfnis nach Wahrung der Intimsphäre respektiert wird
das Gerät, mit dem die Person transportiert wird ist unbequem	• eine andere Transportmethode ausprobieren. Kissen oder andere Polsterung verwenden, damit der Transport bequemer wird oder zur Unterstützung	• wenn sich die Person wohler fühlt und gestützt wird, verhält sie sich vermutlich kooperativer

Tabelle 5.5: Die Person will sich nicht waschen, duschen oder baden – was tun? (Fortsetzung)

möglicher Grund	Maßnahme/Verhalten	Erklärung
räumliches Umfeld (Fortsetzung)		
unbequemer Duschstuhl oder -hocker	• einen Stuhl/Hocker mit der richtigen Höhe und/oder wasserfeste Kissen verwenden; Sitzfläche polstern	• kleine Personen finden in einem großen Duschstuhl vielleicht zu wenig Halt, große fühlen sich eingezwängt. Polster sorgen für Weichheit und besseren Halt
organisatorische Bedingungen		
Tageszeit	• feststellen, ob die Person eine bestimmte Tageszeit vorzieht Körperpflegeplan anhand dieser Informationen erstellen	• der natürliche Rhythmus des Körpers ist nicht bei allen Menschen gleich. Wenn diese Unterschiede berücksichtigt werden, reagiert die Person möglicherweise anders auf den Vorschlag, zu baden oder zu duschen
Körperpflegemethode	• ermitteln, ob die Person gerne badet, lieber duscht oder lieber im Bett gewaschen wird. Ist sie nicht in der Lage zu reagieren, werden die Pflegekolleginnen und -kollegen und/oder Angehörigen gefragt	• die Gewohnheiten und Vorlieben der Person werden berücksichtigt
	• verschiedene Methoden ausprobieren und die Ergebnisse überwachen	• lässt der Person eine Wahl und vermittelt ihr ein Gefühl von Selbstbestimmung

Tabelle 5.6: Die Person will sich nicht entkleiden – was tun?

möglicher Grund	Maßnahme/Verhalten	Erklärung
persönlich		
Kontrolle	• die Person soll die Sachen, die sie nach dem Waschen anzieht, selbst wählen	• vermittelt das Gefühl, das Geschehen steuern zu können
	• einen Anlass finden: «In sauberen Sachen sehen Sie wirklich hübsch aus» oder «Ihre Sachen sind schmutzig»	• begründet das Auskleiden
	• Versuche der Person, beim Auskleiden mitzuhelfen, werden gewürdigt	• verstärkt die Mitwirkungsbereitschaft
	• Weigerung akzeptieren und anbieten, später wiederzukommen	• vermittelt ein Gefühl von Kontrolle und Autonomie
	• Wahlmöglichkeiten anbieten: «Soll ich den Gürtel aufmachen oder möchten Sie das tun?»	• vermittelt das Gefühl, den Ablauf steuern zu können
Angst	• die Person oft beruhigen	• die Person fühlt sich möglicherweise angegriffen, Beruhigung vermittelt Sicherheit
	• mit sehr einfachen Worten erklären, was gemacht wird	• die Person fühlt sich möglicherweise angegriffen, Beruhigung fördert das Verstehen
	• sich langsam und achtsam bewegen, die Person nicht hetzen, keine schnellen Bewegungen machen	• zu schnelles Vorgehen kann die Person erschrecken oder verwirren
	• mit Schuhe ausziehen beginnen	• weniger furchteinflößend als das Entkleiden des Oberkörpers
Schamgefühl	• die Person beim Auskleiden möglichst bedeckt halten, ihr z. B. ein Handtuch um die Hüfte schlingen, erst dann die Hose ausziehen	• wahrt der Intimsphäre
Kältegefühl	• die Person möglichst oft mit Handtüchern oder einer Decke zudecken	• verhindert, dass die Person friert
zwischenmenschlich/Beziehung		
versteht die Aufforderung nicht	• es mit Gesten oder körperlicher Anleitung versuchen	• fördert das Verstehen

Tabelle 5.6: Die Person will sich nicht entkleiden – was tun? (Fortsetzung)

möglicher Grund	Maßnahme/Verhalten	Erklärung
zwischenmenschlich/Beziehung (Fortsetzung)		
versteht die Aufforderung nicht	• es mit Gesten oder körperlicher Anleitung versuchen	• fördert das Verstehen
	• die Person ablenken	• wenn sich die Person auf etwas anderes konzentriert, ist sie vielleicht kooperativer
erkennt die Pflegeperson nicht	• sich vorstellen und der Person Zeit lassen, die Information zu verarbeiten	• fördert vermutlich die Kooperationsbereitschaft
räumliche Umgebung		
Raumtemperatur zu niedrig	• Raum anwärmen, bevor die Person gebeten wird, sich auszukleiden	• fördert das Wohlbefinden
organisatorische Bedingungen		
mehrere verschiedene Pflegeperson pro Woche	• Bezugspflege einführen	• Pflegeperson lernt die Person gut kennen und kann eine Beziehung aufbauen

Tabelle 5.7: Die Person weigert sich, in die Wanne zu steigen/in die Dusche zu gehen oder sich in die Wanne/auf den Duschstuhl zu setzen – was tun?

möglicher Grund	Maßnahme/Verhalten	Erklärung
persönlich		
Kontrolle	• die Person die Wassertemperatur prüfen lassen	• die Person wird in die Aktivität eingebunden, was ihr das Gefühl gibt, den Verlauf steuern zu können
	• Mitwirkungsbemühungen anerkennen	• ermuntert die Person, sich zu beteiligen
	• die Person in der Dusche stehend waschen, wobei sie sich an einem Gehbock festhält	• fördert die Sicherheit und das Gefühl von Autonomie. Ist die vertrautere Art, zu duschen
	• Weigerung akzeptieren und anbieten, später wieder zu kommen	• vermittelt ein Gefühl der Kontrolle und Autonomie, stärkt die Beziehung
Sturzangst	• der Person versichern, dass sie nicht fallen wird: «Wir halten Sie fest», «Ich sorge dafür, dass nichts passiert.»	• die Person fürchtet vermutlich zu stürzen. Stärkt das Sicherheitsempfinden
	• zulassen, dass sich die Person beim Transfer und beim Niedersitzen an den erreichbaren Griffen/Bügeln festhält	• die Person fühlt sich unterstützt, kann während der Bewegungen Kontrolle ausüben
	• Unterstützung holen, falls benötigt und angemessen	• eine weitere Hilfsperson kann die Person beruhigen, wenn sie fürchtet zu fallen
	• die Person waschen während sie in der Wanne steht und sich an den Griffen festhält (für die Sicherheit)	• verhindert Auseinandersetzungen, stärkt das Sicherheitsempfinden
	• sich bei den Angehörigen nach den früheren Gewohnheiten erkundigen	• die Person hat vielleicht aus der Vergangenheit herrührende Ängste/Befürchtungen
räumliche Umgebung		
unpraktische Einrichtung	• Stuhl-Lifter oder Transferhocker benutzen, falls vorhanden	• die Person kann vielleicht die Extremitäten schwer bewegen, Hilfsmittel erleichtern den Transfer
das Bad sieht fremd und ungemütlich aus	• eine andere Körperpflegemethode ausprobieren	• wirkt angstlindernd
	• das Bad «freundlicher» gestalten	

Tabelle 5.7: Die Person weigert sich, in die Wanne zu steigen/in die Dusche zu gehen oder sich in die Wanne/auf den Duschstuhl zu setzen – was tun? (Fortsetzung)

möglicher Grund	Maßnahme/Verhalten	Erklärung
räumliche Umgebung (Fortsetzung)		
das Bad sieht fremd und ungemütlich aus	• die Person verbal zum Raum und zu den Gerätschaften orientieren	• wirkt angstlindernd
zwischenmenschlich/Beziehung		
versteht die Aufforderung nicht	• mit der Stuhlkante oder mit der Hand leichten Druck auf die Kniekehlen ausüben, um das Niedersitzen zu stimulieren	• manche Leute sprechen auf körperliche Impulse besser an als auf verbale
	• die Aufgabe in einfache einzelne Schritte unterteilen; die Kommunikation den Fähigkeiten der Person entsprechend anpassen	• der ganze Vorgang ist vielleicht zu komplex, die Person weiß deshalb nicht, was sie zuerst tun soll
	• eine andere Methode ausprobieren, z. B die Person im Zimmer waschen	• die Anforderungen reduzieren, falls die Person, die Anweisungen der Pflegeperson nicht versteht
will von einer anderen Pflegeperson gewaschen werden	• versuchen, die Aufgabe einer anderen Pflegeperson zu übertragen	• vielleicht verwechselt die Person die Pflegeperson mit einem andern Menschen

Tabelle 5.8: Die Person hat bei jeder Bewegung Schmerzen – was tun?

möglicher Grund	Maßnahme/Verhalten	Erklärung
persönlich		
Schmerzen	• die Person mit einem Gespräch oder mit Essen ablenken	• trägt zur Entspannung bei, fügt dem Vorgang eine angenehme Komponente hinzu. Macht eine unangenehme Sache zum schönen Erlebnis
	• die Wirkung der Schmerzmittel abwarten, die Person erst waschen, wenn sie sich wohler fühlt	• wer weniger Schmerzen hat, kann die Sache besser genießen
	• beim Umdrehen die Person auf die Seite legen, die ihr am wenigsten Beschwerden bereitet	• reduziert das Unbehagen
Kontrolle	• die Person soll sich am Bettgitter festhalten und beim Umdrehen mithelfen	• vermittelt ein Gefühl der Kontrolle. Erleichtert das Bewegen, weil die Person mithelfen kann
	• fragen, was hilfreich wäre und auf eine Antwort warten, falls die Person sprechen kann	• informiert die Pflegeperson über die Vorlieben der Person. Stärkt die Verbindung zur Pflegeperson
	• zusammen auf drei zählen, dann erst bewegen	• bereitet die Person auf die Bewegung vor, weshalb sie eher mithilft als sich sträubt. Lenkt sie ab, verhindert Überraschungen
Angst	• die Person beruhigen	• stärkt ihr Sicherheitsempfinden
	• in beruhigendem Ton sprechen	• trägt zur Entspannung bei
	• sich langsam bewegen	• lässt der Person Zeit, sich anzupassen. Fördert das Sicherheitsempfinden
organisatorische Bedingungen		
das Bad sieht fremd und ungemütlich aus	• eine Physiotherapie- oder Ergotherapiefachperson hinzuziehen, um die beste Transfermethode zu ermitteln	• jeder Transfer ist ein komplexer Vorgang, der individualisiert werden muss, damit er für beide Seiten sicherer und angenehmer wird
	• die Person mit zwei Hilfspersonen transferieren	• zu zweit kann die Person behutsamer bewegt und ausreichend unterstützt werden
		• der Transfer ist nicht so beschwerlich

Tabelle 5.9: Die Person hat eine sehr empfindliche Haut – was tun?

möglicher Grund	Maßnahme/Verhalten	Erklärung
persönlich		
Schmerzen	• die Person vorsichtig, mit behutsamen Berührungen waschen	• weniger Reiben ist weniger schmerzhaft
	• Babywaschlappen verwenden	• sie sind weicher als die üblichen Waschlappen
	• die Haut trocken tupfen, nicht trocken reiben	• keine Reibung, zarte Haut verträgt das besser
	• mit dem am wenigsten empfindlichen Bereich anfangen	• reduziert den Stress
	• die Haut behutsam anfassen, dann erst mit dem Waschen beginnen	• die Person kann sich dann leichter an die Berührung anpassen
	• Rektum mit angewärmtem Reinigungstüchlein waschen	• sie sind weicher als die meisten Waschlappen
Kontrolle	• um Rückmeldung bitten: «Geht's so?»	• vermittelt der Person, dass die Pflegeperson um ihr Wohlbefinden besorgt ist
räumliche Umgebung		
unpraktische Einrichtung	• Duschstuhl polstern. Eine andere Körperpflegemethode ausprobieren	• ist dann vermutlich bequemer. Vielleicht wird der Wasserstrahl aus der Dusche als unangenehm empfunden
zwischenmenschlich/Beziehungen		
versteht nicht	• die Person über geplante Handlung vorab informieren	• warnt die Person vor, verhindert Überraschungen
	• die Pflegeperson soll jeden Handgriff erklären	• die Person fühlt sich besser verstanden; vertrauensbildend

Tabelle 5.10: Die Person ist während der Körperpflege inkontinent – was tun?

möglicher Grund	Maßnahme/Verhalten	Erklärung
persönlich		
Körperpflege findet zu einer Zeit statt, die sonst der Ausscheidung gilt	• sich über das Ausscheidungsmuster informieren und den Zeitpunkt der Körperpflege entsprechend anpassen	• vorbeugende Maßnahme
körperliche Bewegung stimuliert die Stuhlausscheidung	• die Person vorher zur Toilette bringen	• vorbeugende Maßnahme
räumliche Umgebung		
der Duschstuhl stimuliert die Stuhlausscheidung	• die Person vorher zur Toilette bringen • eine andere Körperpflegemethode einsetzen • einen Duschstuhl mit Eimer verwenden • eine Inkontinenzeinlage auf den≈Boden legen	• das Schlüsselwort heißt vorbeugen • Schlüsselwort: vorbeugen • vorbeugende Maßnahme • erleichtert die Reinigung, erhöht die Sicherheit
fließendes Wasser stimuliert die Urinausscheidung	• das Badewasser einlaufen lassen, bevor die Person den Raum betritt • die Person vorher zur Toilette führen	• Vorbeugung • Vorbeugung

Tabelle 5.11: Die Person sträubt sich gegen das Füßewaschen – was tun?

möglicher Grund	Maßnahme/Verhalten	Erklärung
persönlich		
Schmerzen	• Füße in Fußwaschschüssel einweichen, die Person sitzt dabei auf dem Duschstuhl	• fühlt sich gut an und löst den Schmutz
	• vor dem Waschen feuchte Wattebäusche auf die Zehen legen	• löst den Schmutz, dann ist das Waschen leichter und weniger schmerzhaft
	• Handschuhe anziehen und die Füße mit der Hand waschen, nicht mit dem Waschlappen	• kann sich mehr wie eine Massage anfühlen. Auch schlecht erreichbare Stellen werden erreicht
	• die Füße auf ein trockenes Handtuch stellen, mit einem zweiten kleinen Handtuch bedecken und trocken tupfen	• weniger Reibung, weniger Gelenkschmerzen
	• Zehenzwischenräume mit einem besonders weichen Babywaschlappen oder Watteträgern reinigen und trocknen	• an schlecht erreichbaren Stellen kann vorsichtiger gearbeitet werden
Kontrolle	• um Rückmeldung bitten. Die Person soll sich die Füße selbst waschen, wenn möglich	• kommuniziert Respekt; verstärkt die Unabhängigkeit
	• sich sofort entschuldigen, wenn die Person Schmerz signalisiert	• kommuniziert Respekt
räumliche Umgebung		
unpraktische Einrichtung	• Füße und Beine werden durch einen mit einem Handtuch bedeckten Hocker unterstützt	• fördert die Blutzirkulation und das Sicherheitsempfinden

Tabelle 5.12: Die Person sträubt sich gegen das Zähneputzen – was tun?

möglicher Grund	Maßnahme/Verhalten	Erklärung
persönlich		
Schmerzen	• eine Kinderzahnbürste verwenden	• kleiner und weicher, verhindert Schmerzen
	• Kinderzahncreme verwenden	• schmeckt süß
Angst	• der Person vorher sagen, was sie gleich empfinden wird und ihr erklären was geschieht	• verhindert Überraschungen und gibt der Person Zeit, sich einzustellen
	• Schritt für Schritt vorgehen	• weniger verwirrend, weil der komplette Vorgang möglicherweise zu komplex ist
	• mit Gespräch über Familie, Hobbys, Essen ablenken	• fördert die Ablenkung und macht die ganze Sache möglicherweise erfreulicher
	• ein Lied singen, das die Person gern hat	• wirkt ablenkend und entspannungsfördernd
	• ruhig bleiben	• beruhigt die Person
	• der Person häufig beruhigend zusprechen	• erhöht das Sicherheitsempfinden
zwischenmenschlich/Beziehung		
Vertrauen	• sich sofort entschuldigen, wenn die Person Schmerz signalisiert	• validiert die Person, sie fühlt sich besser verstanden

Tabelle 5.13: Die Person will sich unbedingt an Objekten festhalten – was tun?

möglicher Grund	Maßnahme/Verhalten	Erklärung
persönlich		
Schmerzen	• beim Transfer unterstützen • eine andere Methode ausprobieren	• das Festhalten kann ein Schmerzsignal sein • erfordert keinen schmerzhaften Transfer oder kein Hochheben
versteht den Vorgang nicht	• der Person etwas zum Festhalten in die Hand geben, z. B. ein Stück Stoff, einen Ball, eine kleine Figur, ein Handtuch	• lenkt die Person ab und beschäftigt ihre Hände, verstärkt das Sicherheitsempfinden
Angst	• die Person bitten, sich an Griffen, an der Wanne oder am Sitz festzuhalten	• vielleicht will sich die Person beim Transfer festhalten, weil sie zu stürzen fürchtet; erhöht das Sicherheitsgefühl
	• bei Transfers mehr verbale und körperliche Unterstützung anbieten (z. B. zweite Pflegeperson hinzuziehen)	• sich festhalten kann bedeuten, dass die Person Angst hat und mehr Sicherheit braucht
	• Physiotherapie-/Ergotherapiefachperson soll die beste Transfermethode bestimmen	• sie können Transfertechniken vermitteln
	• eine andere Methode ausprobieren (z. B. die Person im Zimmer waschen, oder duschen statt baden)	• erfordert keinen Transfer und kein Hochheben, was der Person vielleicht Angst gemacht hat
Kontrolle	• vielleicht kann man einfach zuzulassen, dass die Person den Gegenstand festhält? Flexibel sein und ruhig bleiben • die Person zur Mithilfe motivieren, z. B. Gesicht selber waschen	• die Person darf Kleidung, Handtücher oder andere persönliche Gegenstände ruhig festhalten • hält ihre Hände beschäftigt, baut Vertrauen auf
möchte sich nicht waschen	• später darauf zurückkommen	• räumt der Person Entscheidungsfreiheit ein
zwischenmenschlich/Beziehung		
versteht den Vorgang nicht	• jeden Schritt erklären. Kommunikation den vorhandenen Fähigkeiten anpassen	• erleichtert das Verstehen, baut Vertrauen auf
das persönliche Tempo stimmt nicht	• die Pflegeperson soll ihr Tempo dem der Person anpassen	• zu schnelles Arbeiten kann die Person überfordern
räumliche Umgebung		
zu großer oder zu kleiner Duschstuhl verursacht Probleme	• einen passenden Duschstuhl besorgen, evtl. einen Fußschemel einsetzen	• die Person fühlt sich besser abgestützt und sicherer

Tabelle 5.14: Die Person schreit bei der Körperpflege – was tun?

möglicher Grund	Maßnahme/Verhalten	Erklärung
persönlich		
Schmerzen	• die Handlung abbrechen und ermitteln, was den Schmerz oder das Missbehagen auslöst	• um den Schmerz an der Quelle zu bekämpfen
	• sich entschuldigen	• die Person fühlt sich verstanden
	• eine andere Methode ausprobieren	• eine Ganzkörperwaschung im Bett ist vielleicht nicht so schmerzhaft
	• die Person nur ganz behutsam anfassen	• vielleicht ist die Haut überempfindlich
	• vielleicht ist ein Babywaschlappen besser geeignet?	• ist weicher, verursacht weniger Schmerzen
Angst	• der Person ankündigen, was sie gleich empfinden wird, den Bereich behutsam berühren und erklären was man vorhat	• verhindert angstmachende Überraschungen
	• Wasserdruck reduzieren oder Seifenreste mit einer anderen Methode abspülen	• vielleicht fürchtet die Person den Wasserstrahl
	• es mit Musik probieren. Die Person oder ihre Angehörigen sollen ein Lied oder eine CD nach ihrem Geschmack wählen	• kann beruhigen und entspannen
	• mit der Person zusammen singen	• kann die Person beruhigen und ablenken
	• die Zahl der Anwesenden reduzieren	• «Fremde» wirken möglicherweise bedrohlich
	• sich mit der Person unterhalten	• beruhigt und lenkt ab. Vielleicht antwortet die Person dann nicht mehr schreiend
Kontrolle	• Wahlmöglichkeit anbieten	• vermittelt der Person das Gefühl, den Vorgang steuern zu können
	• mit der Person über ein Lieblingsthema reden	• die Person fühlt sich verstanden und geschätzt
Kälte	• Waschlappen mit warmem Wasser anfeuchten	• ein kalter Waschlappen ist unangenehm

Tabelle 5.14: Die Person schreit bei der Körperpflege – was tun? (Fortsetzung)

möglicher Grund	Maßnahme/Verhalten	Erklärung
zwischenmenschlich/Beziehung		
fühlt sich unverstanden	• besorgt reagieren, sobald die Person schreit	• die Person fühlt sich dann eher verstanden; baut eine Beziehung auf
räumliche Umgebung		
unpraktische Einrichtung	• Geräte der Person anpassen	• vielleicht lösen die Geräte Schmerzen aus und der Grund für das Schreien
laute Umgebung	• versuchen, Körperpflege in einer ruhigeren Umgebung durchzuführen	• Lärm kann beunruhigen und verärgern

Tabelle 5.15: Die Person schlägt oder tritt während der Körperpflege – was tun?

möglicher Grund	Maßnahme/Verhalten	Erklärung
persönlich		
Kontrollverlangen	• die Person um Mithilfe bitten, wenn möglich. Was oft gut funktioniert, wenn Genitalien, Rektum oder schmerzende Bereiche gewaschen werden sollen	• weil sich die Person vielleicht angegriffen fühlt, vermittelt ihr Mithilfe das Gefühl, das Geschehen steuern zu können. Selbst waschen ist würdevoller
	• in bestimmtem Ton sagen, dass das Verhalten nicht akzeptabel ist: «Das tut weh» oder «Halt, nicht treten»	• informiert die Person, dass sie sich falsch verhält und aufhören soll
	• die «gute Person-böse Person»-Methode versuchen: eine Pflegeperson wäscht, die andere hält der Person behutsam die Hand und unterhält sich mit ihr	• eine sehr unangenehme Sache wird mit dieser Methode schnell erledigt und schützt die Pflegeperson vor Schaden. Soll nur das allerletzte Mittel sein
	• Wahlmöglichkeiten einräumen, um Erlaubnis bitten	• verstärkt das Gefühl, verstanden zu werden
Schmerzen	• die Handlung sofort abbrechen	• dann hat man Gelegenheit, den Grund für die Aggression zu ermitteln
	• sich entschuldigen	• die Person fühlt sich besser verstanden
	• vielleicht kann die Schmerzmedikation vor der Körperpflege verabreicht werden?	• Körperpflege ist für ältere Menschen potenziell schmerzhaft. Agitation und Aggressionen sind oft die Folge von Schmerzen
Angst	• der Person etwas zum Halten in die Hand geben, etwa ein Stück Stoff, Seife oder die Hand einer Begleitperson. Interessante Objekte einsetzen (Farbe und Beschaffenheit, Seitenwand der Dusche, Stuhl, Handtuch)	• hält die Hände der Person beschäftigt. Lenkt ab
	• die Person mit fester Stimme direkt mit Namen ansprechen, ohne zu schreien	• die Person wird innehalten und lauschen
	• der Person versichern, dass man ihr nicht absichtlich weh tut	• wirkt angstlindernd
	• Selbstverteidigungstechniken lernen, etwa Schlagabwehr	• schützt die Pflegeperson vor Schaden

Tabelle 5.15: Die Person schlägt oder tritt während der Körperpflege – was tun? (Fortsetzung)

möglicher Grund	Maßnahme/Verhalten	Erklärung
zwischenmenschlich/Beziehung		
versteht den Vorgang nicht	• langsamer arbeiten oder die Arbeit abbrechen, fragen, was los ist	• vermittelt der Person, dass sie als Mensch betrachtet wird, nicht als Arbeitsauftrag
	• sich oft und ehrlich entschuldigen. Versuchen, den Klagen abzuhelfen	• vermittelt Respekt und das Gefühl, verstanden zu werden
räumliche Umgebung		
	• auf bequeme Sitzgelegenheit achten, Wassertemperatur und Lärmpegel im Raum sollen angenehm sein	• Probleme in diesen Bereichen können Aggressionen auslösen
organisatorische Bedingungen		
fehlende zeitliche Flexibilität, unflexible Körperpflegemethoden	• langsamer arbeiten, die Arbeit abbrechen, fragen, was los ist, die Sache angenehmer machen, mit Vorgesetzten sprechen und größere Flexibilität anmahnen	• die Person wird sich respektiert fühlen. Die Organisation wird den Bedürfnissen besser angepasst

Tabelle 5.16: Die Person beißt während der Körperpflege – was tun?

möglicher Grund	Maßnahme/Verhalten	Erklärung
persönlich		
Schmerzen	• vielleicht kann die Schmerzmedikation vor Beginn der Körperpflege verabreicht werden?	• Schmerzen und Aggressionen hängen oft zusammen
Angst	• die Person beruhigen	• wirkt angstlindernd
	• sie mit Singen oder Summen beschäftigt halten	• der Mund ist mit anderen Dingen beschäftigt; lenkt ab
Hunger	• der Person Kaugummi oder etwas zu essen oder zu trinken geben, etwa Kekse oder Wasser	• der Mund ist mit anderen Dingen beschäftigt. Lindert das Hungergefühl
	• die Person nach dem Essen waschen	• Präventionsmaßnahme
zwischenmenschlich/Beziehung		
versteht nicht, kann das Verhalten nicht unterlassen	• sich außer Reichweite des Mundes einer Person halten, die früher schon jemanden gebissen hat	• zum Schutz der Pflegeperson
	• Alternativen anbieten, z. B. Kaugummi oder Bonbon	• der Mund ist mit anderen Dingen beschäftigt
	• leicht erregtes Verhalten identifizieren, das vor dem Beißen auftritt, dann gleich einschreiten oder einen Schritt zurücktreten	• vielleicht beißt die Person, wenn sie sehr erregt ist. Man sollte verhindern, dass die Person diesen Punkt erreicht
	• trägt die Person ein Gebiss, dieses erst nach der Körperpflege einsetzen, außer sie erhebt Einspruch	• dann ist ein Biss weniger schmerzhaft!

5.1.6
Ist eine Ganzkörperwaschung im Bett angezeigt?

Sanitäre Einrichtungen in Privathäusern – Badewannen und Duschen beispielsweise – sind erst vor 60 bis 80 Jahren üblich geworden; vorher haben sich die Menschen aber auch schon sauber gehalten (s. Kapitel 2 «Geschichte der Körperpflege»). Aus der Geschichte wissen wir von zahlreichen Möglichkeiten. Eine davon ist die Ganzkörperwaschung im Bett. Diese Methode ist oft eine gute Wahl bei Personen, die gebrechlich oder bettlägerig sind, beim Transfer Schmerzen haben oder sich fürchten, wenn sie hochgehoben werden. Auch erheblich übergewichtige Menschen mögen es, im Bett gewaschen zu werden, um den Patientenlifter zu umgehen und in der Dusche nicht womöglich in Verlegenheit zu geraten. Manchmal lassen sich auch ihre Hautfalten besser reinigen, wenn sie flach auf dem Bett liegen. Für eine Ganzkörperwaschung im Bett werden üblicherweise eine Schüssel mit Wasser, Seife und Waschlappen benutzt, wobei Seifenreste von der Haut abgespült werden müssen. Eine Variante dieser Methode ist die beruhigende Ganzkörperwaschung. Dabei wäscht die Pflegende die Person im angenehm temperierten Raum mit warmem Wasser (ca. 10 °C über der Körpertemperatur) in Haarwuchsrichtung. Dieses Vorgehen lässt sich gut individuellen Wünschen anpassen. **Tabelle 5-17** (s. Seite 104) enthält Instruktionen für die beruhigende Ganzkörperwaschung.

Es ist durchaus möglich, eine Person im Bett gründlich zu waschen und oft viel weniger belastend. Trotzdem hält sich der Glaube, dass man die Person, der Reinlichkeit halber, ganz ins Wasser setzen oder mit Wasser übergießen muss. In manchen Fällen verbessert sich der Hautzustand sogar (z. B. weniger Austrocknung und Schuppenbildung), wenn das Duschen oder Baden durch eine andere Methode ersetzt wird. Falls Sie Bedenken hegen, sollten Sie abwarten und die Haut auf Probleme hin beobachten. Fragen der Hautpflege werden in Kapitel 8 ausführlicher behandelt.

■ Der persönliche Pflegetipp

Bei stark verwirrten Bewohnerinnen und Bewohnern versuche ich es mit einer beruhigenden Ganzkörperwaschung. Das ist für Menschen, die sich schlecht fühlen und sich nicht gut bewegen können, oft angenehmer als eine Dusche. Ich sorge für gedämpftes Licht, spreche leise und bewege mich langsam. Wenn ich merke, dass ihnen etwas weh tut, versuche ich sie zu beruhigen.

José Hernandez (Vencor, Raleigh, NC)

Tabelle 5.17: Die beruhigende Ganzkörperwaschung.

Während die klassische Ganzkörperwaschung der Reinigung dient, ist die beruhigende Ganzkörperwaschung auch eine pflegetherapeutische Maßnahme. Sie trägt zur Beruhigung verwirrter oder unruhiger Personen bei, wirkt schlaffördernd und schmerzlindernd. Die allgemeinen Prinzipien und Hygienerichtlinien sind bei beiden Methoden zu beachten.

Material herrichten
- Waschschüssel
- 2 Handtücher
- 2 weiche Waschlappen (evtl. Einmalwaschlappen) oder Schwämme
- Einmalhandschuhe
- ätherisches Öl (z. B. Melisse, Lavendel).

Die Person und den Raum vorbereiten
- Die Person wird kurz informiert und um ihr Einverständnis gebeten
- Der Raum soll angenehm warm, das Licht gedämpft sein
- Die Pflegeperson wäscht sich die Hände, sorgt für den Schutz der Intimsphäre und schließt Störungen aus.

Das Waschwasser vorbereiten
- Wassertemperatur etwa 10 °C über der Körpertemperatur
- Die erste Waschung erfolgt ohne Zusatz, bei wiederholten Waschungen wird ein Duftöl zugesetzt, sofern von der Person gewünscht und toleriert.

Durchführung
Die Pflegeperson wäscht in Haarwuchsrichtung der Person, von oben nach unten. Die Waschung beginnt in der Körpermitte, die Extremitäten werden vom Sternum ausgehend mit ruhigen, eindeutigen, langen Waschzügen gewaschen. Die Pflegeperson führt die Hand nach Beendigung der Waschbewegung nicht am Körper der Person zurück, setzt vielmehr stets von neuem an und spricht dabei möglichst wenig. Gesicht und Genitalbereich werden zu einem anderen Zeitpunkt gewaschen.

Abschluss
Nach dem Abtrocknen bzw. Trockentupfen wird die Haut eingecremt, ebenfalls in Haarwuchsrichtung. Die Person wird warm zugedeckt und ruht noch eine Weile aus, bevor ins Nachthemd oder den Schlafanzug schlüpft.

Die beruhigende Ganzkörperwäsche ist auch als Teilwaschung möglich und muss, wie alle anderen Körperpflegemaßnahmen individualisiert werden, bzw. personenorientiert sein.

Weiterführende Literatur
Bienstein, C.; Fröhlich, A. (2010). *Basale Stimulation – Die Grundlagen.* Bern: Huber.

5.1.7 «Ich habe wirklich alles probiert!»

Manchmal funktionieren die üblichen Methoden der Körperpflege nicht, selbst die beruhigende Ganzkörperwaschung erweist sich als undurchführbar. Das ist eine Herausforderung und bietet die Gelegenheit, sich auf Ihren Einfallsreichtum zu besinnen und Ihre besonderen Pflegetalente einzusetzen. Wir haben einige Beispiele für kreative und originelle Lösungen zusammengetragen:

Körperpflege im Liegesessel

Mehrere in der Hauskrankenpflege tätige Pflegepersonen haben berichtet, dass sie ihren Schützling gewaschen haben, während er in halb liegender Position im Wohnzimmersessel ruhte. Sie füllten Wasser in eine Schüssel (am besten zusammen mit einer Seifenersatzlösung) und tupften jeden Körperteil mit einem kleinen Handtuch oder, falls vorhanden, mit einer Inkontinenzeinlage ab. Diese Methode erwies sich als besonders geeignet für chronisch oder terminal erkrankte und deshalb erschöpfte Menschen. Bitte beachten: Aus Gründen der Kostenerstattung durch die Pflegeversicherung muss auch dieses Verfahren als Körperpflegemaßnahme dokumentiert werden. Ziel eines Wannenbades oder einer Dusche ist es, die Person zu reinigen und zu erfrischen. Das lässt sich auch auf anderen Wegen erreichen.

Körperpflege auf der Toilette

Diese Methode war für eine leicht irritierbare Pflegeheimbewohnerin gut geeignet. Frau Hauser wollte nicht bewegt oder berührt werden und wehrte sich gegen unsere Versuche, sie zu duschen oder im Bett zu waschen. Während sie am Morgen gebadet oder geduscht wurde, war sie oft stuhlinkontinent. Marie, ihre Pflegeperson, setzte sie deshalb in ihrem Badezimmer auf die Toilette und ließ sie eine Weile alleine für den Stuhlgang. Dann wusch sie Frau Hauser den Oberkörper und zog sie an, während sie auf der Toilette saß. Als nächstes wusch sie ihr die Beine und ließ sie aufstehen, um Perineum und Gesäß zu reinigen. Ihr dünnes Haar wurde am Waschbecken im Badezimmer mit Hilfe feuchter Waschlappen gewaschen. Danach setzte Marie Frau Hauser in den Rollstuhl und so konnte sie am Tagesprogramm teilnehmen. Man könnte einwenden, es sei würdelos, eine Person zu waschen, während sie auf der Toilette sitzt. Für Frau Hauser war dieses Verfahren jedoch die beste Möglichkeit, ihre Wünsche, Bedürfnisse und Fähigkeiten zu berücksichtigen.

Körperpflege mit Gesang

Eine andere, nicht ganz einfache Person versuchten wir im Sitzen zu waschen, begleitet von Gesang. Frau Fuchs war berühmt dafür, dass sie sich nicht duschen ließ und heftig wehrte, wenn man sie dazu zwang. Estelle, die für Frau Fuchs zuständige Pflegeassistentin, entdeckte, dass sie gerne sang, am liebsten Kirchenlieder und «Happy Birthday». Wenn sie einen günstigen Moment abwartete, mit Frau Fuchs zusammen Lieder sang und einen Teil der Wäsche durchführte, während sie noch im Bett lag, ging alles viel besser. Den verbleibenden Teil erledigte Estelle, während Frau Fuchs gerade dabei war, sich aufzurichten. Dabei ließ sie sich von Frau Fuchs leiten. Auf diese Weise konnte sie in kürzester Zeit von Kopf bis Fuß gewaschen werden. Das Haar wurde an einem anderen Tag mit Hilfe eines speziellen Beckens im Bett gewaschen. Von den Angehörigen hatten wir interessanterweise erfahren, dass sich Frau Fuchs in den zehn Jahren vor ihrer Heimaufnahme beharrlich geweigert hatte, ein Bad zu nehmen oder zu duschen.

Körperpflege beim Tanzen

Frau Peters ging gerne Einkaufen und war eine begeisterte Tänzerin. Das tägliche Duschen dagegen lehnte sie ab. Sobald das Personal versuchte, sie in die Dusche zu führen, sträubte sie sich und wurde, wenn man nicht locker ließ, schließlich aggressiv. Da kam den beiden zuständigen Pflegeassistentinnen eine hervorragende Idee: Sie füllten eine Plastiktüte mit einer warmen dünnen Seifenlösung und mehreren Waschlappen. Dann entkleideten sie Frau Peters und zogen ihr einen ihrer Poncho-artigen Umhänge über (ein Badetuch, über den Schultern mit Sicherheitsnadeln zusammengehalten, wäre auch möglich). Eine Pflegeperson stellte sich vor Frau Peters, forderte sie zu einem Tänzchen auf und unterhielt sich mit ihr übers Einkaufen. Die andere Pflegende stand hinter ihr, fasste unter den Umhang und wusch sie mit den warmen feuchten Lappen. Das Ganze ging recht schnell und war für alle ein Spaß.

Die Sieben-Tage-Wäsche

Eine Familie hatte mit dieser Methode Erfolg: An jedem Tag der Woche wurde jeweils nur ein Körperteil des Vaters gründlich gewaschen. Der alte Herr hatte eine Abneigung gegen das Baden und Duschen. Kürzere Prozeduren dagegen ertrug er recht gut, längere waren zu belastend.

«Katzenwäsche»

Frau Diaz mochte weder duschen noch baden, kam aber gut zurecht, wenn sie ermuntert wurde, sich in ihrem Zimmer zu waschen. Margret, ihre Pflegeperson, stellte eines Morgens fest, dass Frau Diaz die ganze Nacht angezogen im Rollstuhl verbracht hatte. Sonst lag sie am Vormittag gerne im Bett. Ein Geruch nach Schweiß und Urin lag in der Luft. Die Pflegeperson vermutete einen Harnwegsinfekt, der später bestätigt und behandelt wurde. Weil sich Frau Diaz nicht selber waschen konnte, wollte Margret ihr helfen, sich zu erfrischen und sauberer zu fühlen. Sie unterhielt sich mit ihr über eines ihrer Lieblingsthemen und wusch ihr währenddessen die Achseln, Brust und Genitalien, ohne sie dabei auszukleiden. Dann half sie ihr beim Aufstehen, um Rektum und Gesäß reinigen zu können. Sobald Frau Diaz anfing, ärgerlich oder unruhig zu werden, hielt Margret inne und ließ ihr Zeit, sich zu beruhigen. Eine Ganzkörperwaschung war das zwar nicht, aber die wichtigsten Bereiche waren doch sauber und ein Kampf ließ sich vermeiden. Wenn sich jemand gegen das Auskleiden wehrt oder die Kleidung festhält, kann man manchmal trotzdem mit Duschen oder Baden beginnen. Sind die Sachen einmal nass, ist die Person oft gerne bereit, sich auszuziehen.

Duschen in Gesellschaft
Herr Triebe war erst vor kurzem in eine betreute Wohneinrichtung eingezogen. Allen Versuchen des Personals, ihn zu duschen oder zu baden, begegnete er mit heftigstem Widerstand. Anstatt nun Zwangsmaßnahmen zu ergreifen, wurde seine Frau angerufen und gefragt, wie sie ihn zu Hause gewaschen hatte. Frau Triebe berichtete, dass sie stets mit ihm zusammen geduscht hatte, was für beide erfreulich gewesen war. Daraufhin wurde sie eingeladen, auch in der Einrichtung mit ihrem Mann zusammen zu duschen, wobei das Personal für den Schutz der Privatsphäre sorgte. Sie freute sich, in die Betreuung ihres Mannes eingebunden zu bleiben und diesen Teil ihrer Beziehung fortzusetzen (M. Calkins, persönliche Mitteilung, November 2000).

Es gibt tatsächlich unendlich viele Möglichkeiten, jemanden zu waschen ohne zu kämpfen. Viele der hier beschriebenen Methoden kommen allerdings ohne Duschkabine oder Badewanne und ohne fließendes Wasser aus. Deshalb sind auch bei der Haarwäsche kreative Methoden nötig.

5.1.8 Kreative Haarwaschtechniken

Viele Personen mit Demenz wehren sich gegen das Haarewaschen und fürchten sich davor. Dafür gibt es verschiedene Gründe. Pflegende lernen in der Regel, dass sie eine Person von oben nach unten waschen, also mit den Haaren beginnen und sich von den «saubereren zu den schmutzigeren» Teilen durcharbeiten sollen. Das kann dazu führen, dass ihr Schützling ängstlich, ärgerlich und unruhig wird. Wer will schon Seife in die Augen bekommen, während man friert, nackt ist und sich schutzlos fühlt? Deshalb ist der Rat, mit der belastendsten Aktivität zu beginnen, nicht besonders klug.

■ Der persönliche Pflegetipp

Die Auswahl des richtigen Duschhockers ist wichtig. Eignet sich der vorhandene Hocker für die Person nicht, wird er angepasst. Sie können den Sitz mit Waschlappen polstern, damit er weicher wird. Auch ein gepolsterter Toilettenaufsatz für Kinder, den es für wenig Geld zu kaufen gibt, ist nützlich, um die Öffnung zu verkleinern und das Sitzen bequemer zu machen.

Kathy House (Fairlawn Good Samaritan Health Center, Gresham, OR)

Es empfiehlt sich, vor der Haarwäsche zu überlegen, warum, wann und wie die Prozedur durchgeführt werden soll.

- **Warum**
  Ziel der ist, das Haar auf angenehme oder zumindest tolerierbare Weise zu waschen.

- **Wann**
  Mag eine Person das Haarewaschen nicht, waschen Sie es nur dann, wenn es schmutzig ist. Warten Sie damit bis zum Schluss der Körperpflege; das ist den meisten Menschen am liebsten. Oft ist es notwendig, das Haarewaschen von den anderen Körperpflegemaßnahmen getrennt durchzuführen.

- **Wie**
  Decken Sie die Person mit trockenen Handtüchern oder einem Badetuch ab, und versuchen Sie es dann mit einer der folgenden Methoden:

  - *Waschlappenwäsche.* Manchmal genügt es, das Haar einfach nur mit nassen Waschlappen anzufeuchten und zu spülen. Man kommt dabei mit erstaunlich wenig Wasser aus. Diese Technik ist auch für die Haarwäsche außerhalb der Dusche oder des Badezimmers geeignet. Sie können mit der Waschschüssel-Waschlappenmethode beispielsweise auch einer voll angekleideten Person die Haare waschen, wenn Sie ihr ein Plastiktuch und ein Handtuch über die Schultern legen, um die Kleidung zu schützen.

  - *Friseursalon.* Viele Frauen haben früher regelmäßig und mit großem Vergnügen einen Friseursalon oder einen Schönheitssalon besucht. Sicher ist es wünschenswert, möglichst lange an dieser Aktivität festzuhalten, weil sie vertraut ist, das körperliche Erscheinungsbild verbessert, Abwechslung bringt und Kontakte verschafft. Sie können das Waschbecken im hauseigenen Friseursalon benutzen, wenn es gerade frei ist. Diese Methode ist vielen bequem, angenehm und vertraut.

  - *Haarwäsche im Bett.* Mit Hilfe einer weichen, aufblasbaren Plastikwanne, die mit einem Ablaufschlauch versehen ist, kann die Haarwäsche auch im Bett stattfinden (s. **Abb. 5-1**). Diese Methode ist recht einfach und kann sehr beruhigend wirken. Platzieren Sie den Kopf der Person in die mit Waschlappen ausgelegte und damit wärmer und weicher gemachte Aussparung der Waschwanne. Gießen Sie Wasser aus einem Gefäß über das Haar, ohne Wassertropfen in die Augen oder Ohren zu bringen, weil das unangenehm sein und sie beunruhigen könnte. Ein guter Zeitpunkt dafür ist der frühe Morgen oder nach einer Ruhepause.

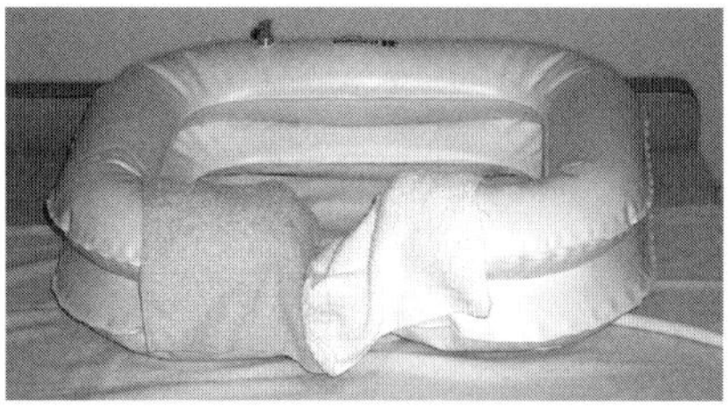

Abbildung 5.1: Aufblasbare Haarwaschwanne.

- *Trockenhaarwäsche.* Es gibt zahlreiche Haarwaschprodukte, die ohne Wasser auskommen. Das sind puderähnliche oder flüssige Substanzen, die ins Haar massiert werden. Anschließend reibt man das Pulver mit einem Handtuch wieder heraus. Wurde eine Flüssigkeit benutzt, reibt man das Haar mit einem Tuch trocken. Flüssigkeiten sollen vor der Anwendung auf Körpertemperatur gebracht werden, was mit Hilfe einer Mikrowelle oder eines Wasserbads geschieht. Haarwaschprodukte, die kein Wasser benötigen, können als Zwischenschritt hilfreich sein, im Laufe der Zeit wird das Haar aber doch eine gründlichere Nasswäsche nötig haben.
- *Marmelade im Haar.* Wenn alle Haarwaschversuche fehlschlagen, müssen Sie einen Weg finden, das äußere Erscheinungsbild der Person gepflegt zu halten und ihr Recht auf ein «Nein» zu respektieren. Versuchen Sie einen Grund für die Haarwäsche zu finden, den die Person akzeptieren kann. Eine Pflegeperson setzt, wenn alle Stricke reißen, die «Marmelade-im-Haar-Methode» ein. Frau Taufner wehrte sich entschieden gegen jede Form der Haarwäsche. Man hatte es immer wieder und mit verschiedenen Methoden versucht. Sie ließ sich zwar waschen oder baden, Wasser auf dem Kopf dagegen konnte sie nicht ertragen. Nachdem das Pflegepersonal wochenlang vergeblich nach einer Lösung gesucht hatte, war klar, dass etwas anderes unternommen werden musste. In dieser Einrichtung war man der Auffassung, dass niemand gegen seinen Willen zu etwas gezwungen werden sollte. Um nun zu erreichen, dass Frau Taufner der Maßnahme zustimmt, kam eine Pflegeassistentin auf folgende Idee: Sie ließ beim Frühstück «versehentlich» ein Marmeladebrot auf Frau Taufners Haar fallen. Dann entschuldigte sie sich und versuchte, die Marmelade mit einer trockenen Serviette abzuwischen. Frau Taufner fasste sich ins Haar und stellte fest, dass es noch ziemlich klebrig war. Die Pflegeassistentin bat sie daraufhin, zum Waschbecken zu kommen, weil sie versuchen wollte, die Marmelade aus den Haaren zu entfernen. Es gelang tatsächlich, ihr nach und nach mehr Wasser zuzumuten. Schließlich willigte Frau Taufner in eine richtige Haarwäsche ein (M. Calkins, persönliche Mitteilung, November 2000).

Der persönliche Pflegetipp

Es kommt darauf an, den Grund für die Ablehnung zu finden. Das ist der entscheidende Punkt. Man kann einfach niemanden zwingen! Eine Frau, die ich betreue, lehnt das Duschen kategorisch ab, ist aber bereit, ein Bad zu nehmen, wenn ich sie in der richtigen Stimmung erwische und wir uns dann über ihren Mann unterhalten. Ich sage: «Er hat es gern, wenn Sie so gut riechen!» Sie lässt sich im Bad gerne bedienen, weshalb ich ihr die ganze Zeit über das Gefühl gebe, etwas ganz Besonderes zu sein.

Angell Neal (Brian Center of Clayton, NC)

5.1.9 Wenn alle Stricke reißen

Manchmal tun Sie wirklich Ihr Bestes: Sie sind kreativ, Sie warten ab, versuchen verschiedene Methoden und schaffen es trotzdem nicht, Ihrem Schützling ein «Ja» zu entlocken. Diese Fälle werden sehr selten sein, sofern Sie die Grundsätze der hier beschriebenen Problemlösungsmethoden beherzigen. Es kann Situationen geben, in denen es aus gesundheitlichen Gründen erforderlich ist, eine Person zu waschen, obwohl sie dagegen protestiert. Sie haben es vielleicht mit einer stuhlinkontinenten Person zu tun, die Durchfall hat und bald völlig verschmutzt sein wird, wenn Sie nicht sofort eingreifen. Sie müssen schnell handeln, um eine Hautirritationen und eine Infektion zu verhindern. Die Lage bedarf einer weiteren Evaluation, doch vorher müssen Sie etwas tun.

Wenn alle Stricke reißen, versuchen Sie es mit folgender Methode: Eine Kollegin oder ein Kollege schlüpft in die Rolle der «bösen» Person, während Sie den Part der «guten» Person übernehmen, oder umgekehrt. Dieses Vorgehen bedarf sorgfältiger Planung und Vorbereitung. Alle benötigten Gerätschaften und Materialien müssen griffbereit sein, damit das Waschen schnell und effizient vonstatten gehen kann. Eine Pflegende spricht mit der Person und hält ihr locker die Hand, damit sie nicht zuschlagen kann. Sie entschuldigt sich wortreich, versichert ihr, dass sie ihre Abneigung gegen das Waschen gut verstehen kann, dass sie weiß, wie sehr sie sich darüber ärgert oder davor fürchtet, und dass es gleich vorbei ist. Die zweite Pflegende wäscht währenddessen die Person gründlich aber behutsam. Wichtig ist, dass die Maßnahme hinterher mit der Person besprochen wird und noch einmal eine Entschuldigung erfolgt. Manchmal kann man danach etwas tun, was die Person beruhigt oder erfreut (z. B. eine sanfte Rückenmassage oder eine Tasse Kaffee anbieten). Versuchen Sie es ruhig damit, obwohl Sie der Person vermutlich oft den größten Gefallen tun, wenn Sie aus ihren Augen verschwinden!

Um es noch einmal zu sagen: Diese Methode sollte für Situationen reserviert sein, die aus gesundheitlichen Gründen eine Wäsche auch gegen den Willen der betroffenen Person zwingend erfordern. Körpergeruch allein, dem keine Infektion oder Hautläsion zugrunde liegt, ist kein zwingender Grund. Er hat soziale, keine gesundheitlichen Implikationen. Der Wunsch der Angehörigen ist kein zwingender Grund. Um das Problem zu lösen, bedarf es der Aufklärung und der partnerschaftlichen Zusammenarbeit mit den Angehörigen. Stuhl- und urin-inkontinente Menschen können in den meisten Fällen pflegerisch versorgt werden, ohne sie in der Badewanne oder unter der Dusche zu waschen. Baden oder Duschen sind deshalb kein «Muss». Bitte vergessen Sie nicht, dass sich eine Person attackiert fühlen kann, wenn Sie etwas gegen Ihren Willen tun. Wir dürfen nicht zulassen, dass unsere Pflegegewohnheiten mit Praktiken verbunden sind, die den Menschen in unserer Obhut das Gefühl vermitteln, «zu ihrem eigenen Besten» einen Angriff erdulden zu müssen.

5.1.10
Die Lösungen testen

Haben Sie Ihr Ziel erreicht? Müssen weitere Veränderungen vorgenommen werden? Um diese Fragen zu beantworten, greifen Sie am besten auf Ihre ersten Beobachtungen über die Frequenz und die möglichen Auslöser der Verhaltenssymptome zurück. Bestimmten Sie den Grad der Verbesserung. Sie können das Formblatt zur Interventionsplanung (**Darstellung 5-1**, s. Seite 112) fotokopieren und dort Ihre Interventionen und Beobachtungen dokumentieren. Dazu ein Beispiel: Sie haben am Anfang beobachtet, dass die Person jedes Mal aufschrie, wenn Sie die Zehenzwischenräume mit einem Lappen wuschen. Sie vermuteten, dass sie dabei Schmerzen hat, weil sie an Arthritis leidet. Deshalb haben Sie versucht, das Problem zu lösen, indem Sie die Maßnahme vorher ankündigten, damit sie sich darauf einstellen konnte. Dann haben Sie die Zehenzwischenräume mit einem mit warmem Wasser und Seife präparierten Watteträger gereinigt. Die Person schrie dabei immer noch, allerdings nicht mehr so laut oder so lange. Sie hielt still, wenn Sie zwischen dem großen Zeh und dem zweiten Zeh wuschen, der kleine Zeh dagegen schien besonders schmerzempfindlich zu sein. Sie sind dem Ziel, das Bedürfnis nach Schmerzreduzierung bei der Körperpflege zu befriedigen, nur einen kleinen Schritt näher gekommen. Den Grad der Schmerzreduktion messen Sie am Ausmaß der Schreie beim Füßewaschen. Es geht Ihrem Schützling dabei etwas besser. Sie stellen nun Vermutungen über den Auslöser an. Vielleicht sind manche Bereiche an den Füßen schmerzempfindlicher als andere? Ist vielleicht ein anderer Ansatz erforderlich?

Jetzt müssen Sie überlegen, ob es andere Wege gibt, die zum Ziel führen. Nehmen Sie die entsprechende Liste der Lösungen noch einmal zu Hand (Tab. 5-11, s. Seite 95). Welche Methode wird den Schmerz am ehesten lindern? Sie entscheiden sich für eine Trennung von Fußwäsche und Körperwäsche und versuchen es mit einem warmen Fußbad. Die Füße werden vorsichtig mit einem flauschigen Lappen gewaschen. Nun überprüfen Sie den Effekt dieser neuen Lösung und stellen fest, dass die Person nur einmal aufschrie, nämlich als Sie den kleinen Zeh am rechten Fuß berührt haben. Sie sind Ihrem Ziel deutlich näher gekommen. Es geht Ihrem Schützling erheblich besser. Jetzt können Sie entscheiden, weiter so zu verfahren und jeden Tag einzuschätzen, ob die Methode erfolgreich oder ein Fehlschlag war. Dokumentieren Sie Ihre Interventionen und legen Sie das Blatt zum Stationsbericht. Dann wissen andere Pflegepersonen, welche neuen Lösungen probiert wurden und wie sie sich bewährt haben. Vielleicht fallen Ihnen daraufhin noch weitere Varianten ein. Bringen Sie das Formular bei Bedarf auf den neuesten Stand.

■ **Darstellung 5.1**: Formblatt zur Interventionsplanung.

Interventionsplanung

Name:

Datum:

Anweisung: Jede Körperpflegemaßnahme und deren Ergebnisse dokumentieren

Verhaltenssymptom:

möglicher Grund:

Ziel:

Lösung:

Wirkung (s.Codierung* unten):

Bemerkungen:

Plan:

* Die Intervention hat das Problemverhalten : 1 = verschlimmert, 2 = leicht verschlimmert, 3 = nicht verändert, 4 = etwas gelindert, 5 = gelindert

Weitere Bemerkungen:

5.2 Zusammenfassung

Wenn es gelingt, den individuellen Bedürfnissen und Vorlieben entsprechende Lösungen zu finden, wird sich das Wohlbefinden demenzkranker Personen bei der Körperpflege in den meisten Fällen erheblich verbessern. Es gibt viele verschiedene Möglichkeiten, den Körper zu waschen. Setzen Sie sich realistische Ziele und orientieren Sie die Methoden am Wissen über Ihren Schützling. Beobachten Sie die Reaktion der Person, und unternehmen Sie dann den nächsten Schritt, wobei Sie die Effektivität Ihrer Lösung evaluieren.

Ein Plan zum Umgang mit Verhaltenssymptomen zu entwickeln ist ein Prozess, der drei Schritte umfasst. Zuerst muss das Verhalten eingeschätzt und verstanden werden. Dann werden verschiedene Lösungsmöglichkeiten erwogen und schließlich Lösungen ausprobiert, die den individuellen Bedürfnissen entsprechen. Ihr erster Plan ist lediglich der Beginn des Prozesses, der kontinuierliche überprüft und neu angepasst werden muss. Verändert sich der kognitive Status oder der Gesundheitszustand der Person, müssen Sie, um den veränderten Bedürfnissen der Person gerecht zu werden, Ihren Pflegeplan modifizieren.

Dieses Kapitel enthält Material, das mit freundlicher Erlaubnis adaptiert wurde: Rader, J./Barrick, A. L. (2000). Ways that work: Bathing without a battle. Alzheimer's Care Quarterly, 1(4), 35–49.

Teil II

Spezielle Themen

6 Personenorientiert pflegen: Durch angemessene Unterstützung Interaktionen erhalten

Carla Gene Rapp

6.1 Die Aktivitäten des täglichen Lebens ermöglichen: den Unterstützungsbedarf ermitteln

Für die meisten Leute ist das Ankleiden eine aktive Handlung, um sich warm zu halten und für den Tag bereit zu sein – eine Aktivität, die wir selbstständig und ohne nachzudenken durchführen. Wir überlegen beispielsweise nicht, wie wir mit Knöpfen umgehen. Für einen besonderen Anlass kleiden wir uns vermutlich sorgfältiger und lieber. In der Regel ist das Ankleiden jedoch nur eine zu erledigende Aufgabe. Das trifft auch für die Körperpflege zu; sie ist nichts weiter als eine Notwendigkeit, um die Haut sauber und frei von Gerüchen, Schmutz und Krankheitserregern zu halten. Körperpflege und Ankleiden sind meist aufeinander folgende Aktivitäten. Wir ziehen uns vor der Körperpflege aus und hinterher wieder an. Körperpflege und Ankleiden sind für Menschen ohne kognitive oder körperliche Einschränkungen einfache und wie automatisch ablaufende Handlungen. Für eine Person mit Demenz und ihre Betreuungsperson sind aber genau diese Aufgaben oft äußerst frustrierend.

Die meisten Demenzkranken sind in einem oder mehreren von vier spezifischen Bereichen eingeschränkt: (a) Aufmerksamkeit, (b) Sprache (als Unfähigkeit, einer einfachen verbalen Bitte nachzukommen), (c) Sequenzbildung und (d) Urteilsvermögen. Diese Einschränkungen haben zur Folge, dass die Person mit einer Pflegeperson zusammenarbeiten muss, um die Aktivitäten des täglichen Lebens (ATLs), wie sich pflegen und kleiden, bewältigen zu können. Die individuellen Einschränkungen können Ihnen, der Pflegeperson, als Richtschnur dienen, um den zur vollständigen Bewältigung der Aufgabe benötigten Grad der Unterstützung zu ermitteln.

Der Begriff Unterstützungsgrad (*level of assistance, LOA*) bezieht sich auf die Frage, wie viel Hilfe eine Person braucht. Bei völliger Selbstständigkeit wird keinerlei Hilfe benötigt. Vielleicht muss die Umgebung modifiziert werden, vielleicht sind verbale Impulse nötig oder eine mehr oder weniger intensive körperliche Führung und Anleitung. **Tabelle 6-1** enthält Definitionen und Anregungen für die verschiedenen Unterstützungsgrade.

Jedem Unterstützungsgrad sind spezifische Strategien zugeordnet. Demenz beeinträchtigt Betroffene im Laufe der Zeit auf unterschiedliche Weise. Orientieren Sie sich bei der Auswahl Ihrer Unterstützungsstrategie an den individuellen Bedürfnissen der Person mit Demenz. Pflegende können durch angemessene Aufforderungen und Hilfestellung erreichen, dass die Person mit Demenz ihre verbliebenen Fertigkeiten einsetzt und dann unabhängiger sein kann. Eine verbliebene Fertigkeit wird beispielsweise benutzt, wenn Sie Ihrem Schützling den Mantel hinhalten und er daraufhin die Arme in die Ärmel steckt, also beim Anziehen mithilft, oder wenn Sie ihm eine Tasse reichen, die er dann zum Mund führt, um zu trinken. Geben Pflegende zu viel (oder die falsche Art von) Unterstützung, verstärken sie die Abhängigkeit oder Beeinträchtigung der Person mit Demenz. Sie wird dann behinderter wirken als sie tatsächlich ist. In den meisten Fällen lässt sich nicht exakt bestimmen, ob und bis zu welchem Grad die Abhängigkeit im Bereich der Aktivitäten des täglichen Lebens auf tatsächliche körperliche oder kognitive Einschränkungen zurückzuführen ist, auf unangemessene Medikation, problematische Umgebungsbedingungen oder auf bestimmte Überzeugungen und Verhaltensweisen von Pflegenden (alles potenziell abhängigkeitsverstärkende Faktoren). Eine Betreuungsperson, die bei den ATLs mit ihrem Schützling zusammenwirkt und ihm einen Grad der Unterstützung bietet, der seine Stärken maximiert und Erfolgserlebnisse verschafft, kann die Abhängigkeit reduzieren.

■ Der persönliche Pflegetipp

Ihr Ansatz muss den Bedürfnissen und Fähigkeiten der Person entsprechen. Sie müssen mehr als einen Trick auf Lager haben. Viel hängt auch davon ab, wie Sie auftreten, wenn Sie ins Zimmer kommen.

Janine Nelson (CNA, CMA, Providence Benedictine Nursing Center, Mt. Angel, OR)

Stellen Sie sich vor, dass Sie heute zum ersten Mal die 78-jährige Frau Wagner betreuen, die an einer Demenz leidet. Ihre Kolleginnen und Kollegen haben von ihren Erfahrungen mit dieser Bewohnerin beim Waschen und Ankleiden berichtet und gesagt: «Sie hilft überhaupt nicht mit», «Man muss alles für sie machen», und «Sie beklagt sich immer über ihre Kleidung.» Als Sie Frau Wagners Zimmer betreten, sitzt sie auf der Bettkante und schaut auf ihr Frühstückstablett. Sie stellen

Tabelle 6.1: Grad des Unterstützungsbedarfs und Einsatzbereich der Unterstützungsmaßnahme.

Unterstützungsbedarf	Definition	Einsatzbereich
Umgebungsmodifizierung	die Umgebung verändern, um eine Aktivität auszulösen oder zu fördern: die Türe schließen, damit die Person nicht abgelenkt wird, Kleidungsstücke in der richtigen Reihenfolge bereitlegen	zur Unterstützung einer Person, der es schwer fällt, die richtige Abfolge zu erkennen, aufmerksam zu sein und gute Entscheidungen zu treffen. Die Kompensation dieser Probleme erfolgt durch Modifizierung des Umfelds der Person.
verbaler Impuls	die Person bitten, mit der Handlung zu beginnen, oder sie sprechend durch die Handlung begleiten	zur Unterstützung einer Person, der es schwer fällt, eine Aufgabe zu beginnen oder durchzuhalten. Kann sie links und rechts nicht unterscheiden, sagen Sie «dies» oder «das» oder «die andere Seite», nicht «links» oder «rechts». Diese Impulse unterstützen eine Person, die Sprache nicht mehr gut verstehen und sich nicht gut konzentrieren kann. Wiederholen Sie den verbalen Impuls, falls ihn die Person sehr langsam verarbeitet. Bedienen Sie sich dieser Strategie mit allen Personen, die überhaupt keine Worte verstehen, aber auch immer bei Personen, die nur eingeschränkt verbal kommunizieren können.
vormachen/ Nachahmung anregen	die Aufgabe für die Person schauspielerisch darstellen, damit sie imitiert werden kann, oder die Person durch Gesten dazu bringen, eine Aufgabe anzufangen oder durchzuführen	zur Unterstützung einer Person, die Probleme hat mit dem Sprechen und Verstehen von Worten und mit der Konzentration, die aber Bewegungen imitieren kann. Manchmal funktioniert diese Technik besser, wenn sich von Worten begleitet wird (verbale Impulse).
körperlicher Impuls	die Person vorsichtig berühren, um ihre Aufmerksamkeit zu wecken oder ihr zu zeigen, welchen Körperteil sie bewegen soll	zur Unterstützung einer Person, die eine Aufgabe beginnen und fortführen kann, Worte aber nur schlecht versteht. Diese Impulse lenken die Aufmerksamkeit oder die Mithilfe der Person wieder direkt auf ihre Handlungen. Körperliche Impulse werden mit verbalen Impulsen kombiniert, um besser kommunizieren und zusammenarbeiten zu können.

Tabelle 6.1: Grad des Unterstützungsbedarfs und Einsatzbereich… (Fortsetzung)

Unterstützungsbedarf	Definition	Einsatzbereich
körperliche Führung	die Person wird durch die Aufgabe geführt, indem sie dabei unterstützt wird, die erforderlichen körperlichen Bewegungen zu machen. Bei körperlicher Führung wird die Aktivität für die Person begonnen, dann von ihr selbstständig zu Ende gebracht.	zur Unterstützung einer Person, die zwar eine Handlung nicht beginnen oder imitieren, aber fortführen kann, wenn sie beim ersten Schritt geführt wird. Meist hat sie auch Schwierigkeiten, Worte zu verstehen. Wenn man der Person bei einer Aufgabe hilft, werden ihre Bewegungen geführt. Die Bewegungen werden «mit» der Person, nicht «für» die Person gemacht.
gelegentliche körperliche Führung	minimale körperliche Führung geben, nur wenn die Person abgelenkt wird oder nicht reagiert. Wer gelegentlicher körperlicher Führung bedarf, kann eine Aktivität beginnen, braucht aber manchmal die Hilfe der Pflegeperson, um den Faden wieder aufzunehmen oder die Handlung wieder in die richtige Richtung zu lenken.	zur Unterstützung einer Person, die eine Aktivität nicht fortsetzen und Sprache nur schwer verstehen kann. Körperliche Führung nur dann geben, wenn die Person nicht mehr reagiert.
vollständige körperliche Führung	alle notwendigen Körperbewegungen durchführen, während die Person Schritt für Schritt durch eine Aufgabe geführt wird	zur Unterstützung einer Person, die eine Handlung nicht beginnen, imitieren und fortsetzen kann. Meist hat sie auch Sprech- und Sprachverständnisprobleme.

fest, dass das Essen nicht in mundgerechte Stücke geschnitten ist und die versiegelten Verpackungen nicht geöffnet sind. Sie fragen, ob sie Hilfe braucht, was sie bejaht. Nun schneiden Sie ihr das Brot vor und öffnen ihr die Behälter und Verpackungen. Als das erledigt ist, beginnt sie zu essen. Sind Sie aufgrund dieser Interaktion der Meinung, dass sich Frau Wagner an der Körperpflege und am Ankleiden überhaupt nicht beteiligen kann? Wie kommen Sie zu diesem Schluss? Wie würden Sie die Zusammenarbeit mit Frau Wagner in diesem Bereich planen? Welche spezifischen Strategien würden Sie einsetzen? In diesem Kapitel wird beschrieben, wie der Prozess zur Identifikation des erforderlichen Unterstützungsgrads abläuft, welche spezifischen Strategien nachhaltige Interaktionen ermöglichen, und wie eine Person mit Demenz befähigt wird, möglichst viel selbst und ohne Hilfe zu tun.

6.1.1
Den Grad des Unterstützungsbedarfs ermitteln

Damit die Person ihre Fähigkeiten optimal einsetzen kann, müssen Sie zuerst herausfinden, wie viel Hilfe sie braucht. Den Grad des Unterstützungsbedarfs zu ermitteln, ist eigentlich nicht schwierig. Dieser Prozess wird im folgenden Abschnitt und in der **Abbildung 6-1** auf Seite 122 demonstriert.

Zuerst werden mehrere Fragen gestellt.

Frage 1: Kann die Person Dinge in der richtigen Reihenfolge erledigen (Sequenzbildung) und gute Entscheidungen treffen?

Schwierigkeiten bei der Sequenzbildung heißt, dass die Person bestimmte Schritte in der falschen Reihenfolge unternimmt (z. B. ergreift sie den Waschlappen, wischt sich damit das Gesicht, versucht, Seife auf den Lappen zu geben, macht ihn nass und legt ihn dann ab). Eingeschränktes Urteilsvermögen heißt, dass die Person unpassende Entscheidungen trifft (versucht z. B. nicht, sich sauber zu halten, achtet nicht auf ihr äußeres Erscheinungsbild, trägt die Unterwäsche über der Bluse oder über der Hose). Solche Menschen brauchen zumindest eine *Umgebungsmodifizierung*. Wie immer Sie diese Frage beantworten, gehen Sie jetzt bitte zu Frage 2 (s. Abb. 6-1).

Frage 2: Ist die Aufmerksamkeit der Person leicht zu gewinnen?

Ist das der Fall, wird sie es bemerken, wenn Sie den Raum betreten oder die Person mit normaler Stimme ansprechen. Ist die Aufmerksamkeit der Person nicht leicht zu gewinnen, wird sie Sie ignorieren, eine Berührung oder lautes Ansprechen brauchen, um aufmerksam zu werden. Gehen Sie dann zu Frage 3. Ist die Person leicht aufmerksam zu machen, bestimmen Sie anhand der Antwort auf Frage 1 (zu Sequenzbildung und Urteilsvermögen) den Grad der Unterstützung.

Antwort Ja: Die Person braucht keine Unterstützung.

Antwort Nein: Die Person braucht eine *Umgebungsmodifizierung.*

Frage 3: Kann die Person aufmerksam bleiben und komplexe Anweisungen verstehen?

Wird die Frage bejaht, besteht der korrekte Grad der Unterstützung in der *Umgebungsmodifizierung,* um ihre eingeschränkten Fähigkeiten im Bereich der Sequenzbildung und des Urteilsvermögens zu kompensieren. Ist die Aufmerksamkeitsspanne der Person jedoch nur sehr kurz, ignoriert sie andere Menschen, Objekte und Geräusche, kann sie mehrstufigen Anweisungen nicht folgen (z. B. der Bitte, das Hemd aufzuknöpfen, anzuziehen und wieder zuzuknöpfen), liegt ein anderer Unterstützungsbedarf vor. Weiter mit Frage 4.

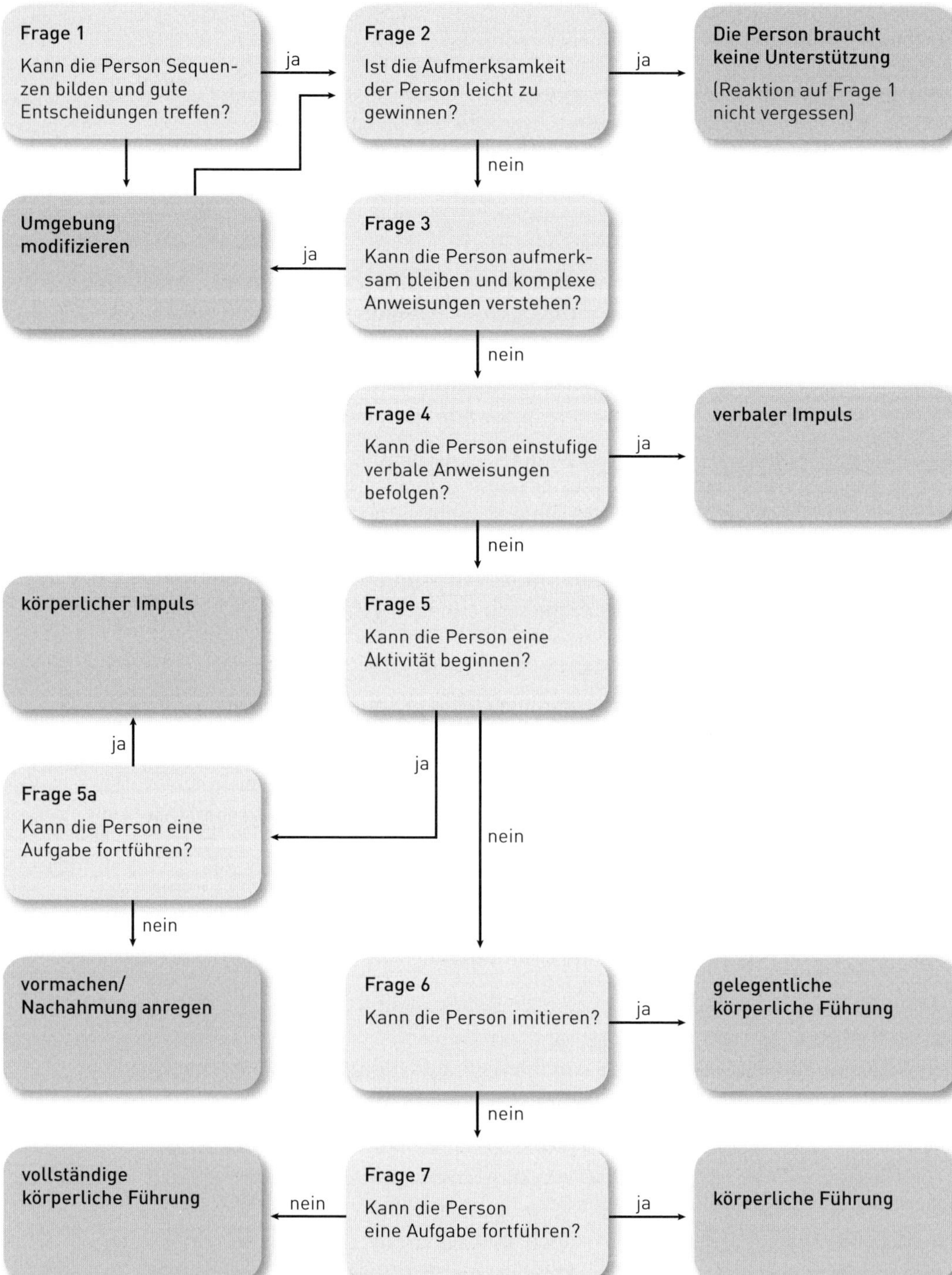

Abbildung 6.1: Pfad zur Ermittlung des Unterstützungsbedarfs.

Frage 4: Kann die Person eine einfache verbale Anweisung befolgen?

Bitten Sie die Person, eine einfache Aufgabe durchzuführen, der sie vermutlich gewachsen ist (z. B. die Augen schließen). Kann sie die Aufgabe erfüllen, setzen Sie einen *verbalen Impuls*. (Bitte beachten Sie Ihre Antwort auf Frage 1, um festzustellen, ob Sie zudem die *Umgebung modifizieren* müssen.) Kann die Person einstufige Anordnungen nicht befolgen, gehen Sie zu Frage 5.

Frage 5: Kann die Person eine Aktivität beginnen?

Um herauszufinden, ob die Person eine Aufgabe beginnen kann, müssen Sie darauf achten, ob sie einen gewöhnlichen Gebrauchsgegenstand richtig benutzt (z. B. die Tasse an den Mund führt), wenn er vor die Person hingestellt oder hingelegt (oder in die Hand geben) wird. Kann sie eine Aufgabe beginnen, gehen Sie zu Frage 5a. Andernfalls zu Frage 6.

Frage 5a: Kann sie eine Aufgabe fortführen?

Sie haben die Frage 5 mit Ja beantwortet, d. h. die Person kann eine Aufgabe beginnen. Fragen Sie nun: «*Kann sie eine Aufgabe fortführen?*» (z. B. indem Sie ihr die Tasse geben, ihre Hand berühren und darauf achten, ob sie die Tasse an den Mund führt, trinkt, und so lange trinkt, bis sie genug hat. Kann die Person eine Aktivität beginnen und fortführen, braucht sie einen *körperlichen Impuls*, weil sie Worte nicht gut versteht. Kann sie eine Aufgabe zwar beginnen aber nicht fortführen, weil sie so vergesslich ist, braucht sie *gelegentlich körperliche Führung*, sobald sie die Handlung abbricht. (Bitte beachten Sie Ihre Antwort auf Frage 1, um festzustellen, ob Sie zudem die *Umgebung modifizieren* müssen.)

Frage 6: Kann die Person eine Bewegung imitieren (z. B. in die Hände klatschen, das Kinn berühren)?

Kann sie dies, hat sie einen anderen Unterstützungsbedarf, nämlich *Vormachen/Nachahmung anregen*. (Bitte beachten Sie die Antwort auf Frage 1, um festzustellen, ob Sie zudem die *Umgebung modifizieren* müssen.) Kann die Person nicht imitieren, weiter mit Frage 7.

Frage 7: Kann die Person eine Aktivität fortführen?

Fangen Sie eine Handlung an und stellen Sie fest, ob die Person damit fortfährt (z. B. ihr einen Kamm in die Hand geben, die Hand mit dem Kamm behutsam ergreifen und zum Kopf führen. Beobachten, ob sie nun die Haare kämmt.) Wenn die Person eine Aufgabe fortführen kann, braucht sie nur am Anfang *körperliche Führung*, dann kann sie die Aktivität vermutlich alleine zu Ende bringen. Ist sie dazu nicht in der Lage, braucht sie eine *vollständige körperliche Führung*, weil sie sonst die Aufgabe weder beginnen noch fortführen kann. (Bitte beachten Sie die Antwort auf Frage 1, um festzustellen, ob Sie zudem die *Umgebung modifizieren* müssen.)

6.2 Die Aktivitäten des täglichen Lebens ermöglichen – Strategien

6.2.1 Spezifische Unterstützungsstrategien

Sie haben nun den Unterstützungsbedarf der Person ermittelt (den Grad ihrer Hilfsbedürftigkeit bestimmt) und wissen, wie Sie am besten vorgehen, wenn Sie mit ihr arbeiten. Für jeden Grad des Unterstützungsbedarfs gibt es bestimmte Strategien, derer sich Pflegende bedienen können, wenn sie bei den ATLs oder anderen Pflegeinteraktionen mit der Person zusammenarbeiten. Um mit Ihren Interaktionen die größtmögliche Unabhängigkeit der Person zu erreichen, werden Sie vermutlich alle für den ermittelten Grad der Unterstützung geeigneten Strategien einsetzen wollen. Sie werden darüber hinaus vielleicht auch zu Strategien greifen, die sich für andere Grade eignen, d. h. weniger Hilfe vorsehen. Nur in sehr seltenen Fällen werden Sie Strategien benutzen, die mehr Hilfe vorsehen, weil diese die Abhängigkeit fördern.

Bitte konsultieren Sie Tabelle 6-2, die für jeden Grad des Unterstützungsbedarfs spezifische Strategien nennt, sowie Tipps für die beste Art und den besten Zeitpunkt ihres Einsatzes enthält.

■ Der persönliche Pflegetipp

Ich versuche, es den Leuten einfach zu machen. Wenn eine Person aufgrund einer Demenzerkrankung nach und nach ihre Fertigkeiten verliert, muss man sich fortlaufend anpassen. Es gilt, ihre noch vorhandenen Fähigkeiten zu erhalten. Wenn sie aber allzu frustriert wird, biete ich meine Hilfe an, und zwar so, dass dabei ihre Würde gewahrt bleibt.

6.2.2 Standardstrategien

Verwenden Sie bei jeder Person, die Unterstützung braucht, die Standardstrategien (Tab. 6-3., s. Seite 128)

Die ersten beiden Strategien (einstufige Anweisungen und verbales Lob) sind bei Personen angezeigt, die Sprache verstehen; doch selbst wenn ihr dies nur eingeschränkt möglich ist, sorgen diese Strategien für eine ruhige, respektvolle Atmosphäre. Darüber hinaus besteht immer noch die Möglichkeit, dass die Person zwar nicht die Worte selbst versteht, deren Bedeutung oder Zweck jedoch sehr wohl. Die nächsten beiden Standardstrategien erfordern Individualisierung (angemessene/erwünschte Verstärker auswählen und die beste Art der Aktivitätsstrukturierung identifizieren), sollten jedoch für alle Demenzkranken gelten. Die

Tabelle 6.2: Dem jeweiligen Unterstützungsbedarf angemessene Hilfe leisten.

Unterstützungsbedarf	Definition	Einsatzbereich
Umgebungsmodifikation	• einen ruhigen, starkfarbenen Hintergrund wählen, vor dem sich die Kleidungsstücke oder Waschutensilien deutlich abheben	• die zum Ankleiden benötigten Kleidungsstücke auf einer dunkelfarbenen Tagesdecke auslegen. Diese Strategie hilft einer Person, die Farbschattierungen, Farben oder Muster nicht unterscheiden kann.
	• die Sachen in der richtigen Position und Reihenfolge der Benutzung bereitlegen	• die Kleidungsstücke mit der Oberseite nach unten auf dem Bett stapeln, wobei das zuerst benötigte Kleidungsstück oben, das am Schluss benötigte Kleidungsstück ganz unten liegt. Diese Strategie hilft einer Person mit Problemen bei der Sequenzbildung.
	• Gegenstände in der richtigen Position anreichen	• die Bürste so anreichen, dass der Griff zur Person weist, damit sie mit dem Haarebürsten anfangen kann, ohne sie vorher umzudrehen. Diese Strategie funktioniert auch gut, wenn Gegenstände in der richtigen Reihenfolge und Position gebracht werden.
	• den Gegenstand neben die Körperseite legen, die die Person bewegen wird, um die Aufgabe zu Ende zu bringen	• die Person anregen, die Schuhe anzuziehen, indem man den Schuh neben den richtigen Fuß stellt. Diese Strategie funktioniert nur, wenn die Person sieht, wie der Gegenstand platziert wird und wenn sie beweglich genug ist, die Aufgabe zu beginnen.
	• die Wahlmöglichkeiten reduzieren (der Person nur zwei Optionen anbieten)	• der Person bei der Wahl des Lippenstifts eine gewisse Entscheidungsfreiheit einräumen. Ihr einen roten und einen rosafarbenen Stift anbieten, nicht zehn verschiedene Farben. Diese Strategie hilft Personen mit eingeschränktem Urteilsvermögen oder mit starkem Kontrollbedürfnis (besonders wenn sich die Person über die Kleidung beklagt oder sie wieder auszieht, weil sie die für sie ausgesuchten Sachen nicht mag, oder die angebotenen Gegenstände zurückweist).

Tabelle 6.2: Dem jeweiligen Unterstützungsbedarf angemessene Hilfe leisten. (Fortsetzung)

Unterstützungsbedarf	Definition	Einsatzbereich
verbaler Impuls	• nur jeweils einen für die ATLs benötigten Gegenstand einführen	• den Namen eines jeden Gegenstands nennen (Waschlappen, Seife, Handtuch), den die Person in die Hand nimmt oder der ihr gereicht wird. Wenn die Person die richtige Bezeichnung hört, erkennt sie den Gegenstand vielleicht auch.
	• kurze einfache verbale Anweisungen erteilen	• bei dieser Strategie sagt man z. B. «Frau Braun, bitte jetzt die Bluse nehmen.» (Pause) «Den Arm in den Ärmel stecken, die Bluse über den Rücken ziehen und den anderen Arm in den anderen Ärmel stecken.» (Pause) «Jetzt das Vorderteil geradeziehen und zuknöpfen.» Die Person benötigt möglicherweise einige oder fortgesetzte verbale Impulse.
	• den verbalen Impuls wiederholen	• manche können auf einen verbalen Impuls reagieren, brauchen aber besonders viel Zeit für die Verarbeitung (z. B. braucht das Gehirn Zeit zu begreifen, was der Körper tun soll). Auf zehn zählen, bevor der nächste Impuls erfolgt, um die Verarbeitungszeit zu verlängern.
vormachen/ Nachahmung anregen	• der Person zeigen, was zu tun ist (auf den Gegenstand deuten oder einen Schritt vormachen, also die richtige zum Ankleiden oder zum Waschen erforderliche Bewegung vormachen)	• auf die Zahnbürste deuten und der Person damit signalisieren, sie zu ergreifen. Dann so tun, als hielte man die Zahnbürste unter den Wasserstrahl.
körperlicher Impuls	• die Person vorsichtig berühren, um ihr zu zeigen, welchen Körperteil sie benutzen soll	• das linke Bein der Person berühren, wenn sie es hochheben soll. Verbale und körperliche Impulse kombinieren und dabei sagen: «Dieses Bein hochheben.» Mit dieser Strategie gewinnt man auch die Aufmerksamkeit der Person.

Tabelle 6.2: Dem jeweiligen Unterstützungsbedarf angemessene Hilfe leisten. (Fortsetzung)

Unterstützungsbedarf	Definition	Einsatzbereich
körperliche Führung	• durch körperliche Führung die Person in Bewegung bringen, dann zulassen, dass sie die Handlung ohne Hilfe zu Ende bringt	• der Person den Waschlappen in die Hand geben, dann die Hand zum Wasser führen, damit der Lappen nass wird. Dann die Hand mit dem Lappen zum eingeseiften Hautareal führen, damit sie mit dem Lappen die Seifenreste abspült.
gelegentliche körperliche Führung	• durch minimale körperliche Führung die Bewegung initiieren, bis die Person den Handlungsfaden ohne Hilfe wieder aufnimmt	• die Hand der Person ergreifen und Waschbewegungen machen, falls sie beim Waschen des Arms innehält, bis sie die Handlung alleine fortsetzt.
vollständige körperliche Führung	• die Person bei allen Körperbewegungen anleiten, sie bei jedem Schritt einer Aufgabe körperlich führen • abgestufte körperliche Führung einsetzen (Abfolgeumkehr), d. h. der Person erlauben, den Schritt zu beenden und die Hilfe zu reduzieren, wenn sie mehr selbst tun kann	• den Arm der Person anheben und durch den Hemdärmel führen, dann den anderen Arm anheben und durch den anderen Ärmel führen. Ihre Hände führen, um die Bluse vorne gerade zu ziehen, damit es richtig sitzt. • erster Tag: der Person helfen wie oben beschrieben. • zweiter Tag: vollständige körperliche Führung bis zum Punkt «Bluse geradeziehen, damit sie richtig sitzt.» Jetzt die Hilfe einstellen und beobachten, ob sie die Aufgabe zuende führt. Wenn die Unabhängigkeit der Person zunimmt, immer weniger körperliche Führung übernehmen. Diese Strategie funktioniert am besten bei einer Person, die eine Aufgabe zuende bringen, aber nicht beginnen kann.

Tabelle 6.3: Standardstrategien – wie und wann werden sie eingesetzt?

einstufige Anweisungen geben, mit einfachen, möglichst kurzen Sätzen	• jeden Schritt benennen, den die Person bewältigen muss: «Frau Daser, Hosenknopf öffnen», «Reißverschluss aufmachen», «Hose herzunterziehen», «Hinsetzen». • versteht die Person Sprache nicht, kann man sich auf diese Anweisungen nicht verlassen, trotzdem sind sie manchmal hilfreich • einstufige Anweisungen als einzige Strategie funktionieren vielleicht nicht, mit anderen Methoden zusammen sind sie jedoch geeignet, die Unabhängigkeit der Person zu steigern
verbales Lob spenden; nach jedem gelungenen Schritt und nach dem Ankleiden/der Körperpflege	• die Person nach jedem einzelnen Schritt loben und nachdem sie die ganze Aufgabe des Ankleidens/der Körperpflege bewältigt hat, z. B. «Frau Braun, Sie machen das wirklich prima», «Mit den frisch gekämmten Haaren sehen Sie sehr hübsch aus ... Sie haben sich heute Morgen ganz alleine frisiert, das freut mich.» • diese Strategie eignet sich für fast alle Personen, außer für solche, die überhaupt keine Sprache verstehen oder auf diese Art der Unterstützung nicht reagieren • wenn unsicher ist, ob die Person das gesprochene Wort versteht, ist diese Strategie dennoch angezeigt. Vielleicht versteht sie ja doch, dass sie gelobt wird? • die Person möglichst oft loben, um sie zu ermuntern, sich am Ankleiden oder an der Körperpflege zu beteiligen
einen spezifischen Verstärker anbieten	• herausfinden, was die Person besonders gern mag und dies als spezifischen Verstärker einsetzen. Wenn man z. B. weiß, dass Herr Thomas gerne Kaffee trinkt, wird ihm eine extra Tasse Kaffee angeboten, wenn er sich mit möglichst wenig Hilfe rasiert hat • weitere Verstärker: ein Bonbon (muss vielleicht zuckerfrei sein), die Lieblingszeitschrift lesen, ein Spaziergang
eine konsistente Aktivitätsstruktur anbieten	• jede ATL-Aktivität an einem bestimmten Körperteil beginnen, dann die Aufgabe stets in der gleichen Reihenfolge durchführen • die Pflegeperson kann auch versuchen, die Person einen bestimmten oder mehrere Körperteile selber waschen zu lassen, und dann den Rest übernehmen
Unterstützungsbedarf antizipieren	• diese Strategie funktioniert bei einer Person, die sich ihres Unterstützungsbedarfs nicht bewusst sind, oder nicht um Hilfe bitten mag oder kann • wenn man z. B. weiß, dass Frau Braun ihre Zehen nicht erreichen kann, zieht ihr die Pflegeperson die Socken an und zieht sie hoch bis zu der Stelle, die Frau Braun zu erreichen vermag, dann übernimmt sie den Rest • manchmal ist es angezeigt, ein wenig zu warten (auf zehn zählen) und dann erst Hilfe anzubieten. Dann hat die Person Gelegenheit, selber einen Versuch zu machen.

letzte Strategie (den Hilfebedarf antizipieren) setzt voraus, dass Sie den individuellen, für diese Person erforderlichen Grad des Unterstützungsbedarfs ermitteln. Wenn Sie Art und Ausmaß der benötigten Hilfe festlegen und bestimmen, an welcher Stelle die Person Hilfe braucht, arbeiten Sie mit Ihrem Schützling zusammen. Insgesamt sind die Standardstrategien geeignet, die Wirkung der am spezifischen Grad des Unterstützungsbedarfs orientierten Strategien zu verbessern.

6.3 Fazit

Wenn Sie sich an den in diesem Kapitel vorgestellten Entscheidungsfindungsprozess halten, fördern Sie Interaktionen, die es einer Person mit Demenz ermöglichen, die ATLs unabhängiger durchzuführen. Im Kern geht es bei diesem Prozess darum, die individuellen Stärken und Schwächen jeder einzelnen Person zu berücksichtigen. Es gibt keine Strategie, die bei allen Menschen funktioniert, und die Reaktionen der betreffenden Person werden jeden Tag anders ausfallen. Das macht die Betreuungsarbeit täglich neu zu einer Herausforderung. Nichtsdestotrotz ist der hier erläuterte Entscheidungsfindungsprozess eine Möglichkeit, die Lebens- und Pflegequalität dieser Menschen zu verbessern. Die Fallgeschichte im Anhang illustriert die Anwendung dieses Prozesses. Er ist für Akutkrankenhäuser, die häusliche Pflege, Einrichtungen des betreuten Wohnens oder Pflegeheime gleichermaßen geeignet. Pflegende, die sich dieser Strategien bedienen, sorgen dafür, dass die Person im Bereich der ATLs möglichst unabhängig bleibt.

6.4 Anhang

■ Fallgeschichte

Frau Braun ist eine 84-jährige Dame mit Demenz, die an Bluthochdruck und der Parkinson-Krankheit leidet. Wenn sie sich am Morgen zurechtmacht, bringt sie oft die Reihenfolge der Aktivitäten durcheinander. Sie will sich z. B. mit einem Lappen waschen, der weder nass noch eingeseift ist. Stets besteht sie darauf, eine kurzärmlige Bluse zu tragen, ohne Jacke, auch bei kaltem Wetter. Wer ihre Aufmerksamkeit gewinnen will, muss sich direkt vor sie hinstellen und sie berühren, dann nimmt sie Blickkontakt auf. Selbst wenn es gelingt, ihre Aufmerksamkeit zu gewinnen, ist sie oft nach ein, zwei Minuten wieder abgelenkt; meist geht sie dann auch weg. Sie spricht kaum und versteht offenbar nur teilweise, was man redet. Frau Braun beginnt eine Aktivität selten ohne Hilfe, imitiert jedoch die Bewegungen der Pflegeperson, etwa indem sie ein imaginäres Kleidungsstück vom Bett nimmt.

Heute sind Sie für Frau Brauns Betreuung zuständig. Sie wollen den in diesem Kapitel beschriebenen Entscheidungsfindungsprozess anwenden, um zu ermitteln, wie hoch ihr Unterstützungsbedarf ist. Danach möchten Sie geeigneten Strategien auszuwählen, damit sie die Aufgabe des Ankleidens mit ihr gemeinsam bewältigen können. Beginnen Sie mit den Fragen der Abbildung 6-1 auf Seite 122.

Frage 1: Kann die Person Dinge in der richtigen Reihenfolge erledigen und gute Entscheidungen treffen?

Nein, das kann Frau Braun nicht. Sie stellen fest, dass sie zumindest eine *Umgebungsmodifizierung* braucht. Gehen Sie nun zur nächsten Frage.

Frage 2: Ist die Aufmerksamkeit der Person leicht zu gewinnen?

Nein, das ist schwierig. Weiter mit Frage 3.

Frage 3: Kann die Person aufmerksam bleiben und Sprache verstehen?

Nein, Frau Braun ist schnell abgelenkt und versteht das Gesprochene schlecht. Weiter mit Frage 4.

Frage 4: Kann die Person eine einfache Anweisung befolgen?

Nein, weil sie die Worte nicht versteht. Weiter mit Frage 5.

Frage 5: Kann die Person eine Aktivität beginnen?

Nein, das tut sie nur ganz selten. Weiter mit Frage 6.

Frage 6: Kann die Person imitieren?

Ja, Frau Braun kann eine Handlung nachahmen. Jetzt wissen Sie, welchen Grad der Unterstützung sie braucht, nämlich *Vormachen/Nachahmung anregen*. Denken Sie an die Antwort auf Frage 1, *Umgebungsmodifizierung erforderlich*. Sie werden sich also auch dieser Strategien bedienen wollen.

Im nächsten Schritt wählen Sie eine der spezifischen Strategien aus (s. Tab. 6-2 oder die **Darstellung 6.1** am Ende dieser Fallgeschichte). Entscheiden Sie sich zuerst für eine Strategie, die dem im Entscheidungsfindungsprozess ermittelten Unterstützungsbedarf entspricht (Tab. 6-2). Frau Braun braucht eine *Umgebungsmodifizierung* und Unterstützung durch *Vormachen/Nachahmung anregen*. Sie werden also Strategien einsetzen, die diesem Unterstützungsbedarf entsprechen. *Umgebungsmodifizierung:* Sorgen Sie für einen starkfarbenen, dunklen Hintergrund, auf dem sich die Kleidungsstücke oder Körperpflegeutensilien deutlich abheben. Legen Sie die Sachen in der Reihenfolge ihrer Verwendung zurecht. Platzieren Sie die Sachen neben den Körperteil, den die Person benutzt, um die Aufgabe zu beenden. Reichen Sie die Sachen in der richtigen Position an. Reduzieren Sie die Wahlmöglichkeiten der Person (bieten Sie ihr nur zwei Optionen an). *Vormachen/ Nachahmung anregen:* Zeigen Sie der Person, was sie tun soll (deuten Sie auf den Gegenstand, den sie benutzen soll, oder zeigen Sie ihr den nächsten Schritt, indem Sie ihr die richtige Ankleide- oder Körperpflegebewegung vormachen).

Befassen Sie sich dann mit den übrigen Unterstützungsstrategien:

- **Verbaler Impuls:** Geben Sie Frau Braun während des Ankleidens oder der Körperpflege verbale Anweisungen, für den Fall, dass sie die Worte *doch* versteht.
- **Körperlicher Impuls:** Berühren Sie den Körperteil, den sie benutzen soll. Mit dieser Strategie helfen Sie ihr, sich auf die Aufgabe zu konzentrieren.
- **Körperliche Führung:** keine anwendbaren Strategien
- **Gelegentliche körperliche Führung:** keine anwendbaren Strategien
- **Vollständige körperliche Führung:** keine anwendbaren Strategien

Konsultieren Sie nun die Standardstrategien (Tab. 6-3). Gehen Sie davon aus, dass alle fünf Strategien einzusetzen sind und ermitteln Sie vor allen Dingen einen spezifischen Verstärker, etwa Lob, um die erwünschten Verhaltensweisen zu festigen.

Frau Braun wird von den folgenden Strategien profitieren:

- einstufige Anweisungen geben. In einfachen Sätzen sprechen. Möglichst nur ein oder zwei Worte verwenden
- Frau Braun nach jedem gelungenen Schritt und nachdem sie sich angezogen und gewaschen oder geduscht hat loben.
- zuerst den Oberkörper bekleiden, dann die untere Körperhälfte
- ihren Hilfebedarf antizipieren
- sie nach erfolgreicher Bewältigung der Aufgabe belohnen. Frau Braun isst gerne Eis. Nach Rücksprache mit der Diätfachperson, die beurteilen kann, ob diese Belohnung regelmäßig erfolgen darf, bekommt sie eine kleine Portion Eis.

Wenn sich Frau Brauns körperliche und/oder geistige Verfassung im Laufe der Zeit ändert, werden Sie diesen Prozess erneut durchführen müssen, um andere Strategien zu identifizieren. Das Pflegeziel lautet: Frau Braun beteiligt sich aktiver an der Pflege und kann sich unabhängiger ankleiden und sauber halten.

Ich danke meinen Co-Autorinnen Valorie Shue (BA) und Cornelia Beck (PhD, RN, FAAN) für die vorige Version dieses Kapitels.

■ **Darstellung 6.1:** Formblatt für eine individualisierte ATL «Verschreibung».

Strategien für den jeweiligen Grad des Unterstützungsbedarfs

Person:

Einrichtung:

Verwenden Sie dieses Formblatt zur Kommunikation spezifischer Strategien, die bei Personen mit Demenz einzusetzen sind, wenn sie bei den Aktivitäten des täglichen Lebens unterstützt werden. Name der Person und der Einrichtung eintragen, dann in folgenden Schritten vorgehen:

- den wahrscheinlichsten Grad des Unterstützungsbedarfs einringeln oder ankreuzen
- spezifische Information in die Leerzeilen unter dem Begriff Standardstrategien eintragen
- bei Bedarf Modifikationen der Strategien ebenfalls eintragen.

Das Formblatt soll an einer Stelle aufbewahrt werden, die allen Pflegepersonen, die der Person bei den ATLs behilflich sind, leicht zugänglich ist.

Umgebungsmodifikation

- einen einfarbigen, dunklen Hintergrund wählen, auf dem sich die Kleidungstücke oder Waschutensilien deutlich abheben
- die Sachen in der richtigen Position und Reihenfolge ihrer Benutzung bereitlegen
- den Gegenstand/die Gegenstände neben den Körperteil legen, den die Person für die Aufgabe einsetzen soll
- die Wahlmöglichkeiten reduzieren (der Person nur zwei Optionen anbieten).

verbaler Impuls

- nur jeweils einen für die ATLs benötigten Gegenstand einführen
- kurze einfache verbale Anweisungen erteilen
- den verbalen Impuls wiederholen.

vormachen/Nachahmung anregen, Gesten einsetzen

- der Person zeigen, was zu tun ist (auf den Gegenstand deuten, den sie benutzen soll, oder ihr die zum Ankleiden/zum Waschen erforderliche Bewegung vormachen).

körperlicher Impuls

- die Person vorsichtig berühren, um ihr zu zeigen, welchen Körperteil sie benutzen soll.

körperliche Führung

- durch körperliche Führung die Person in Bewegung bringen, dann zulassen, dass sie die Handlung ohne Hilfe zu Ende bringt.

■ **Darstellung 6.1**: Formblatt für eine individualisierte ATL «Verschreibung». (Fortsetzung)

gelegentliche körperliche Führung

- durch minimale körperliche Führung die Person erneut in Bewegung bringen, bis sie den Handlungsfaden ohne Hilfe wieder aufnimmt.

vollständige körperliche Führung

- die Person bei allen Körperbewegungen anleiten, sie bei jedem Schritt einer Aufgabe körperlich führen.
- abgestufte körperliche Führung einsetzen (Abfolgeumkehr), d. h. der Person erlauben, den Schritt zu beenden und die Hilfe zu reduzieren, wenn sie mehr selbst tun kann.

Standardstrategien

- einstufige Anweisungen geben. In einfachen, möglichst kurzen Sätzen sprechen.
- die Person nach jedem gelungenen Schritt loben und nachdem sie die sie sich fertig angezogen und/oder gewaschen hat.
- einen speziellen Verstärker anbieten, nämlich:
- die Körperpflegemaßnahme stets mit dieser Aktivität beginnen (Körperteil nennen):
- dann fortfahren mit (Körperteil/Körperteile nennen und/oder Reihenfolge der einzelnen Schritte):
- antizipierter Unterstützungsbedarf:

7 Schmerzmanagement

Karen Amann Talerico, Lois L. Miller

Schmerzen sind erwiesenermaßen oft die Auslöser von Verhaltenssymptomen, die Körperpflege zum Kampf machen. Beim Waschen, Duschen oder Baden gibt es reichlich potenziell schmerzauslösende Momente, weil Körperpflege mit Transfer verbunden ist, Arme und Beine bewegt werden und die Haut berührt und gewaschen wird. Leider sind Menschen mit Demenz häufig nicht in der Lage, ihren Schmerzzustand klar zu äußern und um Abhilfe zu bitten. Kranke im mittleren und späten Stadium der Demenz werden wohl kaum sagen können: «Heute will ich etwa eine Stunde vor dem Baden mein Schmerzmittel bekommen.» Sie sind möglicherweise nur in der Lage, ihre Schmerzen und ihr Missbehagen auf nonverbale Art zu kommunizieren, was ihre Betreuungspersonen oft als abwehrendes, widerspenstiges oder störendes Verhalten empfinden. Vielleicht stoßen sie die Pflegeperson weg, vielleicht schlagen oder schreien sie. Wenn Sie sich bewusst machen, dass es unter Umständen Schmerzen sind, die diese Verhaltenweisen verursachen, und dass es sich dabei um eine Schmerzreaktionen handelt, werden sie sicher verständlicher.

Alte Menschen leiden häufig an Arthritis, Knochen- und Gelenkbeschwerden, Rückenproblemen und anderen schmerzhaften chronischen Erkrankungen. **Tabelle 7-1** (s. Seite 136) listet Krankheitszustände auf, die oft für chronische Schmerzustände von Pflegeheimbewohnern und Pflegeheimbewohnerinnen verantwortlich sind. Arthritis und Osteoporose sind zwei der am weitesten verbreiteten Ursachen. Unbehandelte chronische Schmerzen sind mit verantwortlich für geringe Lebensqualität, Depressionen, geringe kognitive Fähigkeiten, Rückzug und Einsamkeit, Schlafstörungen und Gehbehinderungen. Zahlreiche Studien haben sich mit älteren Menschen in Langzeitpflegeeinrichtungen befasst; es gibt jedoch keinen vernünftigen Grund anzunehmen, das Thema Schmerzen spiele im ambulanten Setting eine untergeordnetere Rolle.

Selbst wenn alte Menschen über Schmerzen klagen, gibt es, laut einschlägiger Untersuchungen, den alarmierenden Trend, Schmerzzustände unbehandelt zu lassen. Dies trifft auf bis zu 85 Prozent aller Betagten mit diagnostizierten Schmerzen und/oder schmerzauslösenden Krankheitsbildern zu (Ferrell/Ferrell/Osterweil, 1990). Selbst Angehörige von Gesundheitsberufen unterschätzen

Tabelle 7.1: Häufige Ursachen für Schmerzzustände und Missempfindungen im hohen Alter.

- akute Verletzungen, etwa Stürze
- Arthritis
- Rückenschmerzen
- Krebserkrankung und Krebstherapien
- Obstipation und/oder Bauchkrämpfe durch Laxantien
- Kontrakturen (versteifte Gelenke)
- Zahnprobleme, wie Karies, Abszesse, zerbrochene oder schlecht sitzende Zahnprothesen
- gastro-intestinale (Magen-) Probleme
- Kopfschmerzen
- Neuropathien (Nervenschmerzen) – bei Diabetes, Alkoholismus, nach einer Gürtelrose
- alte Frakturen oder Verletzungen
- Druckgeschwüre (Dekubitus), besonders beim Verbandwechsel
- Probleme des Harnapparats, etwa Infektionen oder Spasmen

das Vorhandensein und die Intensität von Schmerzen um 50 bis 80 Prozent. Alte Menschen mit einer Demenz bekommen oft weniger Schmerzmittel als alte Menschen mit intakten kognitiven Fähigkeiten, auch wenn sie an den gleichen schmerzauslösenden Erkrankungen leiden (Horgas/Tsai, 1998; Kaasalainen et al., 1998). Eingeschränktes Kommunikationsvermögen ist als wichtigster Faktor für die unzureichende Beachtung und Behandlung von Schmerzen bei Menschen im fortgeschrittenen Demenzstadium identifiziert worden.

Ungenügende Schmerzbehandlung ist oft auf die Angst vor Opiatabhängigkeit – etwa vor der Abhängigkeit von Morphiumpräparaten – zurückzuführen. Wir haben es hier überwiegend mit Vorurteilen zu tun. Das Suchtpotenzial von Opiaten sollte nur dann ernsthaft erwogen werden, wenn jemand in der Vergangenheit nachweislich ein Abhängigkeitsproblem hatte. Doch selbst wenn eine Person einmal süchtig gewesen ist, kann sie zur angemessenen Schmerzbehandlung ein Opioid-Analgetikum benötigen. Glücklicherweise lässt sich gegen Schmerzzustände – wenn sie schließlich erkannt worden sind – viel unternehmen. Trotzdem behindern die Bedenken alter Menschen und ihrer Angehörigen, sowie die Vorurteile von Pflegepersonen und anderen Gesundheitsexperten in vielen Fällen noch immer ein vernünftiges Schmerzmanagement, insbesondere bei schwer demenzkranken Personen. Versäumnisse bei der Schmerzbekämpfung können ein ganzes Heer weiterer Probleme nach sich ziehen, den Gesundheitszustand Demenzbetroffener verschlechtern und ihre Lebensqualität reduzieren.

7.1 Ein auf Menschen mit Demenz zugeschnittenes Schmerzassessment

Was tun, damit wir Schmerzzustände bei Demenzkranken besser erkennen und behandeln können? Fragen Sie sich zuerst, ob es tatsächlich Schmerzen sind, die den Kampf bei der Körperpflege verursachen. Weil so viele alte Menschen Schmerzen haben und wegen Demenz nicht in der Lage sind, von sich aus Schmerzen oder Unbehagen zu melden, sollen ausnahmslos alle auf Schmerzen hin eingeschätzt werden (Herr et al., 2006). Ein umfassendes Assessment sollte sich auf sämtliche der folgenden Bereiche erstrecken: Informationen über schmerzhafte körperliche Erkrankungen, direkte Befragung über Schmerz/Missbehagen, aktueller Schmerzlevel, Schmerzbeschreibung, nonverbale Schmerzsignale, individuelle Schmerzäußerungen. Wenn es Ihnen gelingt, möglichst viele Informationen zu sammeln, können Sie einen personenorientierten Körperpflegeplan entwickeln, um schmerzstimulierende Situationen zu reduzieren und das Wohlbefinden zu steigern, bis aus dem Kampf ein für beide Seiten erheblich angenehmeres Ereignis wird.

7.1.1 Sich über schmerzhafte körperliche Erkrankungen informieren

Informieren Sie sich gründlich über die medizinischen Probleme Ihres Schützlings, über seine früheren und aktuellen Krankheiten, die möglicherweise mit Schmerzen verbunden waren oder sind, wie Arthritis, Osteoporose, alte verheilte Frakturen, Rückenprobleme, Kontrakturen, Krebs und andere schmerzauslösende Zustände (Tab. 7-1). Das zählt zum wichtigsten, die Sie tun können. Diese Schmerzquellen verschwinden nicht etwa mit zunehmender Demenz. Es fällt der Person mit Demenz nur zunehmend schwerer, Schmerzen verbal auszudrücken. Es gibt keinen echten Beweis dafür, dass ein demenzkranker Mensch seine Schmerzen irgendwie anders empfindet als Sie und ich. Interessant ist auch, zu wissen, wie die Person früher mit Schmerzen umgegangen ist, welche Behandlungen effektiv waren, insbesondere welche Arzneimittel, und welche Wertvorstellungen oder Überzeugungen sie im Hinblick auf die Gabe von Schmerzmitteln hat. Familienangehörige können bei dieser Informationssammlung wichtige Verbündete und Informationsquellen sein (Kovach/Noonan/Schlidt/Reynolds/Wells, 2006). Diese Kenntnisse lassen sich dann zur Entwicklung eines Schmerzbehandlungsplans einsetzen, der die individuellen Bedürfnisse berücksichtigt. Sie bieten darüber hinaus Gelegenheit, Angehörige über die heutigen Standards der Schmerzbekämpfung aufzuklären und der weit verbreiteten falschen Vorstellung über das Abhängigkeitspotenzial opioidhaltiger Analgetika entgegenzutreten.

7.1.2
Direkte Befragung

Menschen mit Demenz, die an einer potenziell schmerzhaften Erkrankung leiden, sollen direkt gefragt werden, ob sie Schmerzen haben. Wir sind mit der einleitenden Frage: «Tut Ihnen etwas weh?» oft erfolgreich gewesen. Viele verwirrte Menschen werden, sofern sie sprechen können, diese einfache Ja/Nein-Frage richtig beantworten. Um einschätzen zu können, ob die Schmerzbehandlung effektiv ist, muss die ursprüngliche Schmerzintensität bekannt sein. Deshalb empfiehlt sich der Einsatz einer Skala zur Einschätzung der Schmerzintensität. Es stehen uns verschiedene Schmerzassessmentskalen zur Verfügung, etwa die «Skala zur Ermittlung der aktuellen Schmerzintensität» von McGill (*Present Pain Intensity Scale*) (**Tab. 7-2**), die in der klinischen Praxis am häufigsten eingesetzt wird (Melzack, 1975). Untersuchungen haben ergeben, dass die meisten älteren Menschen zumindest eine dieser Schmerzassessmentskalen verstehen – selbst Personen mit einer leichten bis mittelschweren Demenz – und mit einer beschreibenden Wortskala besser zurecht kommen als mit einer Zahlenskala (Ferrell/Ferrell/Rivera, 1995). Deshalb kommt es entscheidend darauf an, die individuell richtige Skala zu wählen, und nicht immer nur eine Form zu verwenden, die vermutlich nur für einige

Tabelle 7.2: Skala zur Ermittlung der aktuellen Schmerzintensität.

Instruktionen

Versuchen Sie mit Hilfe der Skala zur Einschätzung des der aktuellen Schmerzintensität (McGill Present Intensity Questionnaire, Melzack, 1975) Ausmaß und Intensität des Schmerzes zu erfassen. Diese Skala ist die klinisch am häufigsten eingesetzte Schmerzassessment-Methode. Fotokopieren Sie das Formblatt und führen Sie es mit sich, wenn Sie die Person befragen. Fragen Sie: «Fühlen Sie sich im Augenblick wohl?»
Wenn die Person Schmerzen hat und lesen kann, zeigen Sie ihr das Formblatt mit den Worten: «Zeigen Sie mir bitte, wie unwohl Sie sich im Augenblick fühlen.» Sie müssen vielleicht mehrere Anläufe nehmen und die Sache mehrmals erklären, bis die Person die Skala richtig benutzen kann. Menschen im späten Stadium einer Demenz können sie möglicherweise überhaupt nicht benutzen. In dem Fall müssen Sie sich vermutlich an den nonverbalen Schmerzsignalen (Tab. 7-3) und an den individuellen Schmerzäußerungen der Person (Tab. 7-4) orientieren. Wenn feststeht, dass die Person Schmerzen hat, müssen Sie dem Schmerzmanagementplan folgen, bis die individuellen Schmerzsignale verschwinden und/oder die Schmerzen die Aktivitäten des täglichen Lebens und die Pflege nicht mehr beeinträchtigen.

aktuelle Schmerzintensität:

0 = keine Schmerzen
1 = leichte Schmerzen
2 = starke Schmerzen
3 = schreckliche Schmerzen
4 = unerträgliche Schmerzen

Quellen: Mezlack, R. (1975). The McGill Pain Questionnaire: Major properties and scoring methods. Pain, 1, 277–299, mit freundlicher Genehmigung des Autors, Ronald Melzack (PhD)

Leute geeignet ist. Es ist gut möglich, dass Sie bei einer Person eine bestimmte Skala mehrmals einsetzen müssen, bevor sie korrekt benutzt wird. Arbeiten Sie bei dieser Person dann stets mit der gleichen Skala, um den Schmerzverlauf und die Reaktion auf den Behandlungsplan zu evaluieren. Ziel der Schmerzbehandlung ist es, die Schmerzintensität bei einer numerischen Skala, die von 0 bis 10 reicht, dauerhaft unter 4 zu halten, bei einer von 0 bis 5 reichenden Skala unter 3 (mittelstarke Schmerzen), oder unter dem entsprechenden Wert einer Wortskala. Es gelingt nicht immer, die chronischen Schmerzen demenzkranker Menschen, die eine Skala benutzen können, auf Null zu reduzieren.

Hin und wieder hat man auch versucht, die für Kinder entwickelte Gesichter/Smiley-Skala einzusetzen. Sie besteht aus einer Reihe von Cartoon-Gesichtern, die Schmerzen ausdrücken. Doch für Menschen mit Demenz ist sie wenig hilfreich, weil sie die Gesichter manchmal fälschlicherweise als wütend interpretieren. Demenzkranke verstehen möglicherweise nicht, dass die Gesichter Schmerz ausdrücken. Dazu kommt, dass vielen die kognitive Fähigkeit fehlt, im Gedächtnis zu speichern, dass ein bestimmtes Gesicht Schmerzen repräsentiert. Die korrekte Anwendung der Gesichter-Skala würde bedeuten, dass die Person die verschiedenen Gesichter mit dem eigenen Körper und ihren aktuellen Schmerzen in Verbindung setzen und eine verbale Antwort formulieren kann. Diese komplexe kognitive Aufgabe übersteigt die Leistungsfähigkeit vieler Menschen mit mittelschwerer und schwerer Demenz deutlich, ja selbst die mancher Menschen ohne Demenz.

In einer aktuellen Studie haben wir unsere erfolgversprechendsten Ansätze dokumentiert. Um von Menschen mit fortgeschrittener Demenz Informationen über ihren Schmerz zu bekommen, haben wir uns an ihren körperlichen Erkrankungen orientiert und direkte Fragen zu ihrem spezifischen Schmerzzustand gestellt. Dabei benutzten wir die gleichen Worte, mit denen die Person früher über Schmerzen gesprochen hat. Es war wichtig, ehrliche Anteilnahme zu vermitteln und der Person ausreichend Zeit für eine Antwort einzuräumen. Im Idealfall wurde dabei der Körperteil, von dem die Schmerzen ausgingen, berührt. Es stellte sich heraus, dass manche Menschen mit Demenz Schmerzen durchaus effektiv kommunizieren können, nachdem eine gute Beziehung zur Pflegeperson hergestellt war. Auch regelmäßiges Nachfragen während der Pflegeaktivitäten hat sich bewährt: «Fühlen Sie sich wohl?» oder «Tut Ihnen etwas weh?» Nur sehr wenige Personen mit fortgeschrittener Demenz konnten die Schmerzintensitätsskala benutzen. Deshalb haben wir uns überwiegend auf die nonverbalen Schmerzsignale verlassen (s. Tab. 7-3, Seite 140) um festzustellen, ob eine Schmerzlinderung erreicht wurde. Die verlässlichsten Schmerzinformationen haben wir bekommen, wenn die fragende Person eine stabile Beziehung zur befragten demenzkranken Person aufgebaut hatte. Dann gelang es dem Fragesteller oder der Fragestellerin, der Person individuelle Verhaltensweisen, die auf Schmerzen hindeuteten, zu interpretieren. Schmerzassessment ist ein Bereich der Demenzpflege, in dem es ganz besonders darauf ankommt, «die Person zu kennen», weil sie sonst nicht angemessen eingeschätzt und behandelt werden kann.

7.1.3 Aktuelle Schmerzen

Die Person mit Demenz ist aufgrund ihres Gedächtnisverlusts möglicherweise nicht in der Lage, sich an den Schmerz einer früheren Schmerzepisode zu erinnern, etwa an die gestern oder vor einer Stunde empfundenen Schmerzen. Man muss deshalb stets sowohl den aktuellen als auch den längerfristigen Schmerzlevel überwachen. Dieses Monitoring informiert Sie darüber, ob der Schmerz nachgelassen hat und die Behandlungen effektiv gewesen sind oder nicht. Schmerzassessment sollte eine Schmerzbeschreibung, die Beobachtung des nonverbvalen Schmerzverhaltens (**Tab. 7-3**), die schmerzlindernden und -verstärkenden Faktoren, und vor allem den Einfluss der Schmerzen auf den funktionellen Status der Person umfassen (z. B. wie viel sie umhergeht und ob sie allein zurecht kommt). Wir haben festgestellt, wozu eine erfolgreiche Schmerzbehandlung bei einigen Personen in unserer Studie führte: Sie konnten deutlich besser gehen und wurden wieder unabhängiger. Dies traf auch auf Personen zu, deren zunehmende Immobilität und Abhängigkeit man bislang ihrer fortschreitenden Demenz zugeschrieben hatte.

Tabelle 7.3: Nonverbale Schmerzsignale, Anzeichen für Missempfindungen.

• gerunzelte Stirn
• geschlossene Augen
• gerunzelte Nase
• Augenblinzeln
• nervöses Zappeln
• Weinerlichkeit
• geräuschvolles Atmen
• Weinen
• Grimassieren
• Zusammenzucken
• Stöhnen
• den Körper steif machen
• die Pflegende wegstoßen
• Schlagen
• Schreien
• Kneifen
• schrille Geräusche
• Abwehrbewegung(en)

7.1.4 Schmerzbeschreibung

Wir müssen unbedingt verschiedene schmerzbeschreibende Begriffe ausprobieren, damit wir auf einen stoßen, mit dem die Person einverstanden ist. Es gibt Erwachsene, die Schmerzen verneinen, dann aber ausführlich über ihr Unwohlsein berichten, von einem stechenden oder brennenden Gefühl reden, oder darüber, wie unbequem sie doch liegen oder sitzen. Fragen Sie nach dem Körperteil, der bereits in der Vergangenheit Schmerzen bereitet hat (Talerico et al., 2006). So ist es beispielsweise möglich, dass eine Person die Frage: «Haben Sie irgendwelche Schmerzen?» mit Nein antwortet, dann aber mit einem Ja reagiert, wenn sie gefragt wird: «Tut Ihnen der Rücken weh?» oder «Macht Ihnen der Fuß Beschwerden?», besonders dann, wenn Sie die Stelle behutsam mit der Hand berühren. Ferner darf man nicht vergessen, dass das Sprechvermögen mancher älterer Menschen nicht mehr intakt ist, weshalb sie den schmerzenden Körperteil nicht korrekt identifizieren können. In unserer Körperpflegestudie haben wir beispielsweise eine Frau beobachtet, die jedes Mal, wenn die Pflegehelferin ihre Beine bewegte, schrie: «Au! Bitte nicht den Arm berühren, das tut weh.» Daraufhin erwiderte die Pflegehelferin, sie berühre ihren Arm doch nicht, was auch tatsächlich so war. Wir besprachen den Fall eingehend mit der Pflegefachperson, wobei sich herausstellte, dass diese Frau einen Schlaganfall mit nachfolgender Aphasie (Störung des Sprechvermögens) erlitten hatte. Außerdem litt sie an einem schweren Diabetes, der möglicherweise zu einer peripheren Neuropathie (Nervenschmerzen) in den Beinen geführt hatte. Als die zuständige Pflegende über diese Dinge Bescheid wusste, behandelte sie die Patientin achtsamer und informierte sie, bevor sie ihre Beine bewegte. Ihr Bedürfnis, laut die Schonung ihrer «Arme» zu fordern oder die Pflegende wegzustoßen, ließ daraufhin nach. Die Körperpflege wurde insgesamt angenehmer. Manchmal bedarf es einer gewissen Geduld und Hartnäckigkeit, um für jede Person mit Demenz die richtige Schmerzbeschreibung zu finden. Ihr Schützling wird vermutlich zeitweise nicht in der Lage sein, sich verbal mitzuteilen; dann müssen Sie sich auf seine nonverbalen Schmerzsignale verlassen.

7.1.5 Nonverbale Schmerzsignale

Das Assessment nonverbaler Schmerzsignale kann eine Herausforderung sein, besonders wenn Sie mit der Person nicht sehr vertraut sind. Quer durch sämtliche Studien werden jedoch verlässliche Anzeichen genannt, die helfen, Beschwerden zu entdecken (s. Tab. 7-3). Die Einschätzung des Gesichtsausdrucks, etwa eine schmerzverzerrte Miene, kann bei älteren Menschen schwieriger sein, wegen der Falten, einer oralen tardiven Dyskinäsie (repetitive Mundbewegungen, die sich manchmal nach dem Einsatz von Psychopharmaka entwickeln), der Parkinson-Krankheit oder einer reduzierten Mimik im Endstadium einer Demenz (Asplund/

Norberg/Adolfsson/Waxman, 1991). Deshalb sollte man sich bei der Evaluation des Schmerzzustands nicht allein auf den Gesichtsausdruck verlassen. Dazu kommt die Tatsache, dass chronische Schmerzen die Vitalzeichen (Blutdruck, Puls, Atemfrequenz) oft gar nicht verändern, weshalb von den Vitalzeichen nicht auf vorhandene oder nicht vorhandene Schmerzen geschlossen werden darf. Haben Sie ein nonverbales Schmerzsignal identifiziert, das für eine bestimmte Person, die keine Schmerzskala benutzen kann, typisch ist, sollen ihre Schmerzen stets anhand dieses Signals ermittelt werden.

Achten Sie darauf, ob sich das Schmerzsignal durch die Schmerzbehandlung verändert. Das ist nicht immer leicht, funktioniert aber am besten, wenn mehrere Pflegende, die die Person gut kennen, zusammenarbeiten, und gemeinsam die Reaktion auf die Schmerzbehandlung beobachten.

7.1.6 Individuelle Schmerzäußerungen

Menschen mit Demenz (aber auch andere) können sich individuelle Schmerzäußerungen angewöhnt haben. Deshalb ist der hier empfohlene personenorientierte Ansatz besonders wichtig, wenn es um ein Schmerzassessment geht (s. Tab. 7-4). Eine Frau beispielsweise legte sich stets die Hand an die Stirn, wenn sie sich nicht wohl fühlte. Das war ihre individuelle Art, Schmerz zu äußern. Ihr Ehemann teilte dem Pflegepersonal diese lebenslange Gewohnheit mit. Daraufhin wussten die Pflegenden, dass sich die Frau nicht wohl fühlte, wenn sie die Hand an die Stirn legte. Sie unternahmen etwas dagegen, so dass die Körperpflege nicht zum Kampf wurde. Manche Menschen mit Demenz ziehen sich zurück, wenn sie Schmerzen haben. Es fällt ihnen schwer, aufzustehen. Andere schreien, rufen oder stöhnen. Manche gehen häufiger als sonst unruhig umher. Es gibt sogar Personen, die lachen. Vokalisierungen, die auf Beschwerden schließen lassen, wie «Au!», «Autsch!», oder Stöhnen, werden von Pflegenden, die unter Zeitdruck stehen, häufig nicht ernst genommen. Wenn eine Person einen Körperteil schont, reibt oder zusammenzuckt, sobald er berührt wird, haben wir es mit wichtigen individuellen Verhaltensweisen zu tun, die auf Schmerzen schließen lassen und auf die Notwendigkeit einer Schmerzbehandlung hinweisen. Pflegende müssen diese Symptome, sobald sie erstmals auftreten, unbedingt beachten und Abhilfe schaffen, damit sich ihr Schützling wieder wohler fühlt. Damit verringert sich auch für Pflegende die Gefahr, während der Körperpflege verletzt zu werden.

Tabelle 7-4 enthält einige Beispiele für individuelle Schmerzsignale, anhand derer die Pflegende einschätzen kann, wie eine Person, die sich nicht mehr mit Worten ausdrücken kann, auf Schmerzbehandlungsversuche reagiert. Es geht nicht so sehr darum, ein theoretisches Werkzeug zu finden, mit dem der Schmerzverlauf einer Person längerfristig beobachtet werden kann. Wichtig ist vor allem, dass Pflegende bei jeder Person konsistent ein bestimmtes Schmerzsignal beachten, um zu erfahren, ob der individuelle Behandlungsplan tatsächlich wirksam ist.

Tabelle 7.4: Beispiele für individuelle Schmerzsignale schwer demenzkranker alter Menschen.

Art des Signals	verbale Person	nonverbale Person
Reaktion auf Fragen nach Schmerzen oder Schmerzintensitätsskala	• bestätigt, dass sie Schmerzen hat, wenn die schmerzende Stelle berührt wird. • «Mir tut alles weh»	• keine oder unangemessene Reaktion • wenn die schmerzende Stelle berührt wird, schüttelt sie den Kopf oder macht ein Geräusch, etwa «oh, oh» und zieht den Körperteil zurück
spontane Verbalisationen des Schmerzes	• «Aua, autsch, das tut weh, aufhören»	• selten, schreit vielleicht manchmal auf oder sagt «Aua, ah» oder «Nein» wenn sie bewegt oder gepflegt wird
Gesichtsausdruck	• Grimasse, zusammengezogene Augenbrauen, erschrockene Miene, weint oder wimmert, sagt dabei, dass es weh tut	• Grimasse, schnelles Blinzeln, anhaltend geschlossene Augen, kein Lächeln, weint
Körpersprache	• gebückter langsamer Gang, Hinken, Ruhelosigkeit, mit dem Oberkörper schaukeln	• Schutzhaltung, reibt die schmerzende Stelle oder zieht den Körperteil zurück • macht sich steif, sträubt sich gegen jede Bewegung, will sich der Pflegehandlung entziehen • hält den Atem an oder atmet schneller bei einer Bewegung oder Pflegehandlung • schnelles Schreiten, ausfahrende Arm- und Beinbewegungen
andere nonverbale Signale	• gebückter langsamer Gang, Hinken, Ruhelosigkeit, mit dem Oberkörper schaukeln	• Vokalisierungen werden lauter und häufiger (aus «da, da, da» wird «**da, da, da**!»)

Quelle: Miller, L.L., Talerico, K.A., Rader, J., Swafford, K., Hiatt, S.O., Millar, S.B., et al. (2005), adaptiert. Development of an intervention to reduce pain in older adults with dementia: Successes and Challenges. Alzheimer's Care Quarterly, 6(2), 154–167

■ Der persönliche Pflegetipp

Ich kenne meine Schützlinge sehr gut und merke meist, wenn etwas nicht stimmt. Ich suche im Gesicht der Person nach Anzeichen von Schmerzen, etwa einem Stirnrunzeln. Vielleicht hält sie einen Körperteil fest. Dann setze ich mich zu ihr, frage, ob ihr etwas weh tut, und versuche sie dazu zu bringen, auf die schmerzende Stelle zu deuten. Manche Leute, die nicht sprechen können, brüllen oder schreien. Dann ziehe ich sofort eine Pflegefachperson hinzu.

Edith Durham (CNA, Brian Center of Clayton, NC)

7.2 Verhaltenssymptome

Viele der Verhaltenssymptome, die während der Körperpflege auftreten, etwa Schlagen, Kneifen und Wegstoßen der Pflegeperson, können als Versuche gelten, eine schmerzerregende Bewegung zu beenden. Dann sind Ihre Detektiveigenschaften gefragt. Sie müssen herausfinden, ob die Person früher schon Schmerzzustände hatte, ob sie aktuell an einer schmerzhaften Erkrankung leidet und welche nonverbalen Schmerzsignale darauf hinweisen könnten, dass Schmerzen für das herausfordernde Verhalten verantwortlich sind. Das allein mag genügen, um Ihre Vorgehensweise bei der Körperpflege dieser Person zu verändern. Unsere Studie ergab, dass eine der wichtigsten Strategien darin besteht, eine Berührung oder den Beginn der Körperpflegemaßnahme vorher anzukündigen. Wir nennen dies «frühzeitige Ankündigung» (Talerico et al., 2006). Das mag zwar wie eine Selbstverständlichkeit klingen, trotzdem stellten wir fest, dass der Zeitdruck und das hohe Arbeitspensum in vielen Einrichtungen dies oft nicht zulässt. Sind Pflegende stets in Eile, führt das zu «verspäteten Ankündigungen». Sie erfolgen erst, wenn mit der Pflegehandlung bereits begonnen wurde. Viele Pflegende bemühten sich, die Person zu informieren, was jedoch nicht zielführend war, weil die Ankündigung erst nach der ersten Berührung erfolgte. Das Timing der Ankündigung zu verändern, ist eine einfache Maßnahme, die viel bewirken kann.

In manchen Fällen besteht die einzige Möglichkeit, Schmerzen als Ursache der Verhaltenssymptome auszuschließen, darin, das Schmerzmanagement systematisch langsam zu intensivieren (s. **Tab. 7-5**) und die Reaktion der Person zu beobachten. Hierzu verwendet man eine Schmerzintensitätsskala oder achtet auf die bekannten individuellen Schmerzäußerungen (Kenefick/Schulman-Green/McCorkle, 2006; Miller et al., 2005).

Lassen die Verhaltenssymptome nach, weil der Schmerz mit Hilfe des Stufenplans zur Erprobung der Schmerzmedikation angemessen behandelt wurde, können Sie davon ausgehen, dass die Person Schmerzen hatte und dies ein wichtiger

Tabelle 7.5: Stufenplan zur Erprobung der Schmerzmedikation.

Medikationsvorschlag	Vorsichtsmaßnahme
Schritt 1 nicht-sedierendes Analgetikum, etwa Acetaminophen	• Zielschmerzverhalten überwachen. Leberwerte überwachen, nie mehr als 4,000 mg/d Acetaminophen verabreichen. Auf Nebenwirkungen achten
Schritt 2 dem nicht-sedierenden Analgetikum ein niedrig dosiertes Narkotikum hinzufügen, etwa Morphium 2,5–5.0 mg	• langsam beginnen, langsam weitermachen. Zielschmerzverhalten überwachen. Obstipation mit geeigneten Maßnahmen vorbeugen. Auf Nebenwirkungen achten
Schritt 3 Narkotikum weiter steigern	• Zielschmerzverhalten überwachen, Obstipation und Nebenwirkungen behandelt. Beharrlich bleiben: «Start low, go slow, but go!»
Schritt 4 wirken die Schritte 1–3 nicht wie gewünscht, ein anderes Narkotikum verabreichen. Die Schritte 2, 3 und 4 solange wiederholen, bis die Schmerzen effektiv behandelt sind	

Grund für ihre Verhaltenssymptome war (Miller et al., 2005). Eine angemessene Schmerzbehandlung erfordert die vorsichtige Erhöhung der Schmerzmedikation, je Reaktion der Person. Dies sollte in regelmäßigen Abständen geschehen, falls unklar ist, ob Schmerzen das Verhalten verursachen. Pflegende machen bei der Erprobung einer Schmerzmedikation häufig den Fehler, das Medikament nicht ausreichend hoch zu dosieren. Oder sie versäumen es, ein anderes Medikament auszuprobieren, wenn das eine nicht wirkt. Das ist der Grund, weshalb die Stufen 3 und 4 des Stufenplans zur Erprobung der Schmerzmedikation so entscheidend sind. Sehr wichtig ist auch, die Warnhinweise für jeden Schritt zu beachten. Nebenwirkungen sind beherrschbar; eine Obstipation beispielsweise sollte kein Grund sein, die Schmerzmedikation abzusetzen.

Viele Pflegepersonen in Langzeitpflegeeinrichtungen haben mehr Erfahrung mit der Verabreichung von Psychopharmaka als mit der Verabreichung von Schmerzmitteln. Sie sind möglicherweise der Ansicht, erstere wären sicherer. Dem ist entgegenzuhalten, dass die üblichen Schmerzmedikationen oft weit geringere Nebenwirkungen haben als viele Psychopharmaka, wie etwa Haloperidol. Diese Mittel werden demenzkranken Menschen mit Verhaltenssymptomen oft verabreicht, ungeachtet der sehr begrenzten Effektivitätsnachweise.

Unsere Körperpflegestudie ergab, dass Hospizpflegende andere Pflegepersonen, die wenig Erfahrung mit Schmerzmitteln haben, recht gut beraten können. Oft lässt sich nur schwer feststellen, ob eine Person mit Demenz moribund ist. Hospizpflegende können dann abschätzen, ob Hospizpflege angezeigt ist. Unabhängig davon sind Pflegepersonen jedoch immer aufgefordert, das Leiden demenzkranker Menschen zu lindern und für eine ausreichende Schmerzbehandlung zu sorgen.

7.3 Kulturelle und ethnische Faktoren beim Schmerzassessment

Verschiedene Kulturen und Ethnien haben unterschiedliche Schmerzkonzepte entwickelt. In manchen Kulturkreisen, etwa bei der mexikanisch-amerikanischen Bevölkerung, in Äthiopien und Japan, wird großen Wert auf *Stoizismus* gelegt, d. h. auf das klaglose Ertragen von Schmerzen (Lipson/Dipple/Minarik, 1996). Selbst innerhalb eines Landes kann es regionale Unterschiede oder Differenzen zwischen bestimmten Altersgruppen geben. So hat die ländliche Bevölkerung oft ein eigenes, festgefügtes Schmerzkonzept ebenso wie Menschen, die in der Zeit des Ersten Weltkriegs aufgewachsen sind. Für sie ist Eigenständigkeit ein sehr hohes Gut. Andere haben schlechte Erfahrungen gemacht mit Kameraden, die in den langen Monaten der Grabenkämpfe des Ersten Weltkriegs morphiumsüchtig geworden sind. In vielen Ethnien – etwa unter afro-amerikanischen und aus Eritrea oder Japan gebürtigen Personen – ist die Angst vor einer Schmerzmittelabhängigkeit recht verbreitet (Lipson et al., 1996). Andere Kulturen dagegen fördern das Sprechen über Körperempfindungen, etwa über Schmerzen. Kultur und Ethnie müssen beim Schmerzassessment stets berücksichtigt werden, obwohl individuelle Unterschiede oft entscheidender sind als allgemeine Aussagen über ethnische Besonderheiten.

Es liegen besorgniserregende Berichte vor, die beweisen, dass Nicht-Weiße ein unzureichendes Schmerzassessment und unzureichende Schmerztherapien erfahren (Ezanewa/Ameringer/Ward/Serlin, 2006). Obgleich sich nur wenige Studien speziell auf demenzkranke Menschen beziehen, hat sich herausgestellt, dass nichtweiße Patientinnen und Patienten in den verschiedenen Settings des Gesundheitswesens und bei der Therapie verschiedener Schmerzzustände tatsächlich benachteiligt sind. Die Unterschiede sind nachweislich nur zu einem sehr geringen Teil auf Einkommenssituation, Versicherungsstatus oder Schmerzäußerungen zurückzuführen (Ezenwa et al., 2006). Man muss wissen, inwiefern die Kultur oder Ethnie einer Person ihre Schmerzmitteilungen beeinflussen kann. Am allerwichtigsten ist es jedoch, Schmerzassessment und Behandlungsplan den individuellen Wertvorstellungen und Bedürfnissen entsprechend zu personalisieren und sich vor Vorurteilen zu hüten, die dem Assessment und der pflegerischen Betreuung schaden könnten, insbesondere was nicht-weiße Personen mit Demenz betrifft.

7.4 Schmerzminimierende Interaktionen bei der Körperpflege

Es gibt eine Vielzahl von Möglichkeiten, die Schmerzintensität von Menschen mit Demenz bei der Körperpflege möglichst gering zu halten. Dabei kommt es sehr darauf an, wie die Pflegende der Person begegnet und wie sie sie berührt. Auch Umgebungsfaktoren sowie eine Schmerzbehandlung mit oder ohne Medikamente sind wichtig. In den Kapiteln 3 und 4 finden Sie viele Vorschläge zur Schmerzreduzierung. Hier werden nun weitere spezifische Methoden zur Schmerzlinderung beschrieben.

7.4.1 Nicht-medikamentöse Behandlungsmöglichkeiten

Am besten ist es, die Schmerzursache auszuschalten. So ist es beispielsweise nicht ungewöhnlich, dass Menschen mit Demenz mehrere Abführmittel verschrieben bekommen. Diese Medikamente gelten meist als harmlos. Trotzdem hat unsere Studie ergeben, dass in einigen Fällen so viele Laxanzien verabreicht wurden, dass die Leute einige Male während der Nacht mit Bauchkrämpfen und Durchfall zur Toilette gehen mussten. Einem alten Herrn wurde sogar dreimal täglich Magnesiummilch gegeben, worauf er einen so hohen Magnesiumspiegel hatte, dass er ins Delir verfiel. Anstatt nun krampflösende Mittel einzusetzen, versuchten wir das Personal aufzuklären und soweit zu bringen, dass es die Laxanzien reduzierte, bis sich das Ausscheidungsmuster dieses Mannes normalisiert hatte und die Krämpfe verschwunden waren. Oft verbesserte sich daraufhin die Situation dieser Menschen bedeutend. Sie fühlten sich spürbar wohler und sträubten sich deutlicher weniger gegen Körperpflegemaßnahmen. Der Mann im Delir war deutlich besser orientiert, nachdem er sich von der Magnesiumvergiftung erholt hatte. Auch verbal konnte er sich wieder besser mitteilen und bei der Körperpflege wurde er kooperativer. Seine Lebensqualität besserte sich und er besuchte seine Familie. Auch in diesem Fall hatte man eine Verschlechterung des Zustandes vorschnell der Demenz zugeschrieben, die durchaus behandelbaren Faktoren dagegen übersehen.

Schmerzreduzierung lässt sich auch oft auf nicht-medikamentösen Wegen erreichen. Viele alte (aber auch junge) Menschen empfinden ein langes heißes Bad als schmerzlindernd, besonders bei Knochen- und Muskelschmerzen. Dies ist allgemein bekannt. Liegen nicht auch wir gerne lange in der Badewanne, wenn uns der Körper weh tut von der Gartenarbeit, vom Holzhacken oder auch einfach von einer endlosen Autofahrt? Manche Urologen empfehlen, dem Badwasser eine große Tasse Natron zuzusetzen, wenn ein Blaseninfekt oder eine andere Blasenerkrankung Schmerzen oder Spasmen verursachen. Wird einer älteren Person ein Bad empfohlen, weil es Schmerzen lindert, reagiert sie möglicherweise weniger abwehrend. Wichtig ist, ihr Zeit zu lassen und sie nicht unter Druck zu setzen, damit sie sich tatsächlich im warmen Badewasser entspannen kann, besonders dann, wenn ein Bad schmerzminimierend wirken soll. Wird das Bad auf den Abend verlegt, trägt das Timing möglicherweise dazu bei, dass die Person weniger Schlafmittel braucht oder mit einer geringeren Dosis Schmerzmittel auskommt.

Oft wirkt auch ein heißer oder kalter Umschlag schmerzlindernd. Manche Leute müssen, ihre Position häufig verändern, damit sie sich wohler fühlen, oder benötigen einen Rollstuhl, der mehr Halt bietet.

Komplementäre Behandlungsmethoden, wie Akupunktur und Massage können Menschen mit chronischen Schmerzuständen Erleichterung verschaffen. Diese Verfahren sind zwar nicht so gut erforscht wie Arzneimittel, bieten aber dennoch vielversprechende Möglichkeiten der Schmerzbehandlung. Wir kennen einen Herrn, der an einer sehr ausgeprägten Arthritis litt – so schlimm, dass seine Hände ganz verkrümmt waren. Seine Pflegenden hatten große Mühe, ihn zu waschen und anzukleiden, weil ihn das sehr irritierte. Er schlug zu und wollte nicht vom Bett aufstehen. Dann fing eine Physiotherapeutin behutsam an, ihn zu behandeln. Anfangs wurde er nur wenige Minuten lang vorsichtig berührt. Er lernte, die Berührung zu tolerieren und darauf zu vertrauen, dass man ihm nicht weh tat. Im Laufe der Zeit gelang das Schmerzmanagement viel besser, auch mit Hilfe sedierender Medikamente. Seine Hände öffneten sich und er hörte auf, sich gegen seine Betreuungspersonen zu wehren. Die Massagen brachten deutliche Verbesserungen. Er schlug immer seltener zu und vermittelte den Eindruck, dass er sich nach den Massagesitzungen wohler fühlte. Als er weniger Schmerzen hatte und seine Hände immer mehr öffnen konnte, verbesserte sich auch seine Rollstuhlmobilität.

In anderen Kulturen werden bei Schmerzen und Unwohlsein dem Bad pflanzliche Mittel zugesetzt, etwa Lavendel oder Minze. Diese Methode ist zwar nicht gründlich erforscht. Dass bestimmte Pflanzenextrakte den Badevorgang erfreulicher gestalten, ist jedoch unbestritten. Inzwischen sind viele solcher Heilkräuterprodukte auf dem Markt, insbesondere auf Säuglinge und Kinder abgestimmte Produkte, da man zunehmend erkennt, wie nützlich sie sind. Das Schöne an nichtmedikamentösen Strategien ist, dass sie kaum Nebenwirkungen, für Menschen mit Demenz dagegen echte Vorteile haben.

Sie werden vermutlich ausprobieren müssen, was der jeweiligen demenzkranken Person gegen Schmerzen hilft. Dabei ist Ihre Kreativität gefragt. Wenn Sie im Team arbeiten, sollten Sie stets dokumentieren, was Sie ausprobiert und wie Sie die Wirkung oder ausbleibende Wirkung dieser Strategie ermittelt haben. Dabei kommt Ihnen die Fähigkeit, individuelle Schmerzsignale zu bemerken, vermutlich sehr zugute, weil Sie anhand dieser Anzeichen beurteilen können, wie gut die Behandlungen gewirkt haben. Oft hilft es, die nonverbaler Schmerzsignale zu zählen und genau darauf zu achten, wie oft sie vor und wie oft sie nach einem neuen Behandlungsversuch aufgetreten sind.

Am allerwichtigsten ist es jedoch, sich vor Augen zu führen, welche Pflegehandlungen Schmerzen verursachen. Dies hilft, bestimmte Dinge oder Vorgehensweisen ganz zu vermeiden oder dabei sehr vorsichtig zu Werke zu gehen. Einer demenzkranken Person die Zehen, Füße, Haare, den Intimbereich und die Achselhöhlen zu waschen, ist besonders heikel. Auch die Bewegung eines arthritischen oder steifen Gelenks wird höchst wahrscheinlich Schmerzen verursachen. Deshalb meine Bitte an alle Pflegenden: Behutsam sein!

7.4.2 Medikamentenmanagement

Bis die richtige Dosierung und der richtige Zeitplan gefunden sind, muss man oft eine Experimentierphase durchlaufen. Schließlich sollen die Schmerzmittel so eingesetzt werden, dass sie bei möglichst wenig Nebenwirkungen die höchstmögliche Linderung verschaffen (Kenefick et al., 2006/Miller et al., 2005). Wir empfehlen, sich an die Richtlinien für die Behandlung von Schmerzen bei älteren Menschen der American Geriatric Society (AGS) zu halten (American Geriatrics Society Panel on Persistent Pain in Older Persons, 2002). Diese von Altenpflegeexpertinnen und Altenpflegeexperten erarbeiteten Richtlinien entsprechen dem neuesten Stand der Wissenschaft. Der «Stufenplan zur Erprobung der Schmerzmedikation» (Tab. 7-5) basiert auf den AGS-Richtlinien und kann ein hilfreiches Instrument sein, wenn es darum geht, systematisch den besten medikamentösen Therapieweg für eine Person mit Demenz zu finden. Die Richtlinien sehen vor, dass die Medikation individuell verordnet und je nach Reaktion und Nebenwirkungen erhöht wird. Wie bei anderen Arzneimitteln für ältere Menschen gilt auch hier der Grundsatz «start low and go slow, but go!». Dies bedeutet, das Schmerzmittel anfangs geringer zu dosieren als normal, es dann langsam aber stetig höher zu dosieren, bis das anvisierte Symptom schwächer wird oder ganz verschwindet. In jedem Fall muss man aber etwas gegen die Schmerzen unternehmen. Pflegende sollten dabei sichergehen, dass die Person mit Demenz stets so viele Schmerzmittel bekommt, dass sie sich möglichst schmerzfrei fühlt. Wir wissen, dass die Schmerzen alter Menschen mit und ohne Demenz selten angemessen behandelt werden. Die Gefahr, dass nicht genügend Arzneimittel verabreicht werden, ist deshalb größer als die Gefahr einer Überdosierung.

Die AGS-Richtlinien empfehlen, mit einem nicht-sedierenden Analgetikum zu beginnen, etwa mit Acetaminophen. Wirken diese nicht, sollte man zu einem sedierenden Analgetikum greifen und die Dosis oder Konzentration der Schmerzmittel so lange erhöhen, bis ihre schmerzlindernde Wirkung zufriedenstellend ist (Tab. 7-5). Arzneimittel wie Aspirin oder nichtsteriodale Antiphlogistika, etwa Ibuprofen, sind für multimorbide alte Menschen zu gefährlich und sollten nur in Ausnahmefällen eingesetzt werden (s. Tab. 7-6; Beers, 1997). Bei den meisten Menschen lässt die Schläfrigkeit, die durch Einnahme sedierender Analgetika ausgelöst wird, bereits nach kurzer Zeit nach. Oft fürchten medizinische und pflegerische Fachpersonen, sedierende Medikamente könnten die Atemtätigkeit beeinträchtigen. Diese Nebenwirkung tritt jedoch nur auf, wenn sie intravenös

Tabelle 7.6: Für alte Menschen nicht geeignete Schmerz- und Beruhigungsmittel (Beers, 1997).

Handelsname	Generischer Name	Ablehnungsgründe							
		ineffektiv	körperliche Abhängigkeit	Delir	Stürze	Obstipation	Urinretention	Magenbeschwerden	andere
Darvocet	Propoxyphen	×	×	×	×	×			Leberprobleme
Norvir	Meperidin	×	×	×	×	×			
Indoclir	Indometacin			×				×	
Ambene	Phenylbutazon			×	×			×	Knochenmarkdepression führt zu Blutproblemen
Saroten	Amitriptylin			×	×	×	×		Psychose
Aponal	Doxepin			×	×	×	×		Psychose
Librium	Chlordiazepoxid		×	×	×	×			
Valium	Diazepam		×	×	×	×			
Meprodil (CH)	Meprobamat	×	×	×	×	×			
alle Barbiturate	Phenobarbitol, Secobarbitol	×	×	×	×	×			schmale Spanne zwischen therapeutischer und toxischer Dosis

und in höheren Dosen verabreicht werden, etwa auf Intensivstationen. Co-Analgetika, d.h. unterstützende oder zusammen mit dem Analgetikum verabreichte Medikamente können ebenfalls zur Schmerzreduzierung beitragen und eine niedrigere Dosierung sedierender Mittel erlauben. Als adjuvante Medikamente zur Behandlung chronischer Schmerzen werden gerne Antidepressiva und Antikonvulsiva eingesetzt. Achten Sie jedoch unbedingt darauf, kein Medikament zu verabreichen, das für alte Menschen ungeeignet oder gar gefährlich ist (Tab. 7-6).

Weil sedierende Analgetika bei vielen Menschen eine Stuhlverstopfung auslösen, kann die Gabe von Laxanzien diese unangenehme Begleiterscheinung verhindern. Wichtig ist, dass Schritt 1 und Schritt 2 des Stufenplans zur Erprobung der Schmerzmedikation auch die Verhinderung und Behandlung von Obstipation enthalten. Erhöhte Flüssigkeitszufuhr ist ein wesentlicher Teil der Obstipationsprävention, kann aber eine Herausforderung sein. Bei vielen älteren Menschen mit eingeschränkter Mobilität verursachen blähende Mittel, wie etwa Metamucil, unangenehme Blähungen und Darmgase. Obstipation ist nur selten ein Grund, die Schmerzmedikation einzustellen. Arbeiten Sie mit dem Arzt oder der Ärztin zusammen, um eine Methode der Darmregulierung zu finden, die den individuellen Bedürfnissen entspricht, ohne zu übertreiben und Diarrhö oder Krämpfe zu verursachen. Gut möglich, dass Sie systematisch verschiedene Präparate ausprobieren müssen, bis ein geeignetes Abführmittel gefunden ist, das Obstipation zuverlässig verhindert. Wer dieses Thema vernachlässigt, setzt das Wohlbefinden und die Sicherheit der Person aufs Spiel. Denken wir nur an den Mann, der Durchfall bekam und ins Delir verfiel, weil er zu viel Abführmittel schlucken musste.

Bei manchen Menschen wirken Einreibungen mit Salben oder Ölen schmerzlindernd. Sie können Ihrem Schützling anbieten, zur Lockerung der Gelenke vor dem Bad eine Einreibung vorzunehmen, oder der Person erklären, dass sie hinterher besonders gründlich eingerieben wird. Sie kann sich dann auf etwas freuen und merkt, dass Sie um ihr Wohlbefinden bemüht sind. Demenzkranke sind allerdings manchmal irritiert, wenn eine durchblutungsfördernde, capsaicin-haltige Salbe verwendet wird, weil sie sich nicht erklären können, warum ihre Haut brennt. Eine weitere Möglichkeit sind nicht verschreibungspflichtige, benzocain-haltige Gelpräparate, weil sie schmerzlindernd wirken und kaum Nebenwirkungen haben. Welches Analgetikum Sie auch immer ausprobieren, finden Sie zuerst heraus, wie die Person Schmerzen mitteilt, und beobachten Sie die Wirkung des Präparats stets anhand der bereits erläuterten Schmerzintensitätsskala oder der nonverbalen Schmerzsignale. Versuchen Sie es mit einer Salbe oder einem Öl, achten Sie auf die Reaktion der Person und greifen Sie gegebenenfalls zu einer anderen Behandlung, bis sich Ihr Schützling bei minimalen Nebenwirkungen möglichst wohl fühlt.

Zeitpunkt der Medikation

Konstante Schmerzfreiheit wird am besten durch regelmäßige Gabe des Analgetikums erreicht, wobei die Intervalle auch nachts nicht länger sind als tagsüber. Regelmäßig verabreichte Medikation verhindert schwankende Blutspiegelwerte und wehrt Schmerzdurchbrüche ab. Der Zeitplan sollte sich selbstverständlich an den Bedürfnissen der betroffenen Person orientieren, nicht an den Bedürfnissen der Institution. Das Timing kann zum Problem werden, wenn beispielsweise eine Pflegeheimbewohnerin täglich um 6.00 Uhr morgens vom Nachtdienst für die Schmerzmedikation geweckt wird, weil der Tagdienst will, dass sie das Medikament vor dem Waschen und Ankleiden bekommt. Oft verweigerte die Frau die Einnahme, weil sie so schläfrig war und nicht verstand, was man von ihr wollte. Die Pflegeperson im Nachtdienst war die Auseinandersetzungen leid und bat, das Medikament abzusetzen. Daraufhin wurde das Timing verändert: Weil die Frau meist gegen 8.00 Uhr aufwachte, bekam sie zu diesem Zeitpunkt die Medikation, worauf es keine weiteren Probleme gab.

Hat die Person nur gelegentlich Schmerzen beim Bewegen, ist vermutlich eine Schmerzmedikation 30 bis 60 Minuten vor dem Waschen, Baden oder Duschen angezeigt. Dann sind all die mit der Körperpflege verbundenen Aktivitäten erträglicher – auskleiden, Transfer zum Bad, waschen und abtrocknen und schließlich für den Tag ankleiden. Unserer Erfahrung nach funktioniert die Bedarfsmedikation allerdings in der häuslichen Umgebung besser als in Krankenhäusern und Pflegeheimen, weil es dort oft schwierig ist, den Zeitpunkt der Medikation mit der Körperpflegezeit zu koordinieren. Schlechtes Timing kann jedoch dazu führen, dass die Person nicht genügend schmerzlindernde Mittel bekommt, um Körperpflege zu einem angenehmeren und erfreulicheren Erlebnis zu machen.

Für alte Menschen ungeeignete Medikamente

Von bestimmten Arzneimitteln wird abgeraten, weil sie erhebliche Risiken bergen und für ältere Menschen zu gefährlich sind. Tabelle 7-6 listet zu vermeidende Analgetika und einige Co-Analgetika auf, weil es zahlreiche sicherere und effektivere Alternativen gibt (Beers, 1997). Eine ärztliche Geriatriefachperson oder eine Geriatriepflegende kann Ihnen bei der Wahl der sichersten Arzneimittel für Ihren betagten Schützling behilflich sein. Wenn es Ihnen nicht gelingt, die Schmerzen zu lindern und die Nebenwirkungen in Grenzen zu halten, ist es ratsam, auf Schmerztherapie spezialisierte Fachleute zu konsultieren oder in einer Schmerzambulanz nachzufragen. Hospizpflegende sind ebenfalls meist exzellente Informationsquellen, wenn es um komplexes Schmerzmanagement geht, und in manchen Settings oder Gegenden leichter zu erreichen.

7.5 Zusammenarbeiten

Es gibt im Bereich der Gesundheitsdienstleistungen Leute, die man erst davon überzeugen muss, dass eine hochbetagte demenzkranke Person Schmerzen hat. Sie können für Ihre Überzeugungsarbeit aktuelle und aktualisierte Schmerzberichte heranziehen, die Frequenz bestimmter Verhaltensweisen anführen und berichten, wie Ihr Schützling auf Wärmebehandlung und rezeptfreie Medikamente, wie Azetaminophen reagiert hat. Um eine effektive Fürsprecherin oder ein effektiver Fürsprecher zu sein, müssen diese Informationen vertraulich mitgeteilt werden. Manche Pflegefachpersonen sprechen von einer «Schmerzkrise», wenn Sie sich an einen Gesundheitsdienstleister wenden und haben damit gute Erfahrungen gemacht. Diese reagieren dann prompt und sind eher bereit anzuerkennen, dass ein unbehandelter Schmerzzustand für den leidenden Menschen tatsächlich eine Krise ist.

Oft können die Angehörigen wichtige Informationen über die Schmerzgeschichte der Person beisteuern, über ihren bisherigen Coping-Stil und welche früheren Behandlungsversuche erfolgreich waren oder nicht. Gesundheitsfachleute können sich mit den Angehörigen verbünden, um sicherzustellen, dass Schmerzen bei Demenzkranken angemessen eingeschätzt und behandelt werden. Stellen Sie den Familienangehörigen folgende Fragen:

- Wie teilt die Person ihre Schmerzen mit?
- Haben in der Vergangenheit Medikamente die Schmerzen gelindert?
- Haben in der Vergangenheit Medikamente die Schmerzen nicht gelindert?
- Haben in der Vergangenheit heiße Wickel oder Einreibungen geholfen, den Schmerz zu lindern?
- Gibt es noch etwas, was wir über die Schmerzen der Person wissen sollten?

Wenn Sie als verwandte Person für einen demenzkranken Menschen sorgen und annehmen, dass er Schmerzen hat, sollten Sie eine Liste erstellen, bevor Sie einen Arzt, eine Ärztin oder eine Pflegefachperson zu Rate ziehen. Beantworten Sie die obigen Fragen schriftlich, damit Sie die Fachpersonen ausreichend informieren können. Nur dann sind diese in der Lage, nützliche Behandlungsvorschläge zu machen. Vielleicht besteht die Möglichkeit, es paar Tage lang mit einem Acetaminophen-Präparat zu versuchen und dessen Wirkung abzuwarten, bevor Sie einen Experten oder eine Expertin zu Rate ziehen. Halten Sie sich dabei an die Empfehlungen der Tabelle 7-5, um das Medikament nicht zu hoch zu dosieren. Wenn ein demenzkranker Mensch eine Gesundheitsfachperson konsultiert, muss er unbedingt von einer Person begleitet werden, die ihn sehr gut kennt und über seine aktuellen Probleme Bescheid weiß. Beantworten Sie die Fragen zum individuellen

Schmerzassessment schriftlich und halten Sie die Notizen beim Beratungstermin bereit. Das stellt sicher, dass der Praxisbesuch nicht umsonst war und die Person mit Demenz die optimale Betreuung erfährt. Gut möglich, dass Sie die Interessen Ihres Schützlings mit Nachdruck vertreten müssen; dann hilft es, gut informiert zu sein. Geben Sie sich keinesfalls mit einer abweisenden Antwort zufrieden, falls Sie glauben, dass Schmerzen für den Kampf bei der Körperpflege verantwortlich sind.

7.6 Fazit

Schmerzzustände sind behandelbar, ob nun die genaue Schmerzursache bekannt ist oder nicht. Es stehen uns viele Behandlungsoptionen zur Verfügung, um die Lebensqualität von Personen mit Demenz zu verbessern und das Verletzungsrisiko ihrer Pflegenden zu reduzieren. Körperpflege muss nicht zum Kampf entarten, wenn man über die richtigen Instrumente verfügt.

Literaturverzeichnis (engl.)

American Geriatrics Society Panel on Persistent Pain in Older Persons. (2002). The management of persistent pain in older persons: AGS panel on chronic pain in older persons. *Journal of the American Geriatrics Society, 50*(6 Suppl.), S205–S224.

Asplund, K., Norberg, A., Adolfsson, R., & Waxman, H. (1991). Facial expressions in severely demented patients— a stimulus response study of four patients with dementia

((84 Special Concerns P1: JYD SPBK003c07 SVNF038/Barrick January 30, 2008 15:31 of the Alzheimer type. *International Journal of Geriatric Psychiatry, 6*, 599–606.))

Beers, M. (1997). Explicit criteria for determining potentially inappropriate medication use by the elderly: An update. *Archives of Internal Medicine, 157*(14), 1531–1536.

Ezenwa, M. O., Ameringer, S., Ward, S. E., & Serlin, R. C. (2006). Racial and ethnic disparities in pain management in the United States. *Journal of Nursing Scholarship, 38*(3), 225–233.

Ferrell, B. A., Ferrell, B. R., & Osterweil, D. (1990). Pain in the nursing home. *Journal of the American Geriatrics Society, 38*(4), 409–414.

Ferrell, B. A., Ferrell, B. R., & Rivera, L. (1995). Pain in cognitively impaired nursing home patients. *Journal of Pain and Symptom Management, 10*(8), 591–598.

Herr, K., Coyne, P. J., Key, T., Manworren, R., McCaffery, M., Merkel, S., et al. (2006). Pain assessment in the nonverbal patient: Position statement with clinical practice recommendations. *Pain Management Nursing, 7*(2), 44–52.

Horgas, A. L., & Tsai, P. F. (1998). Analgesic drug prescription and use in cognitively impaired nursing home residents [see comments]. *Nursing Research, 47*(4), 235–242.

Kaasalainen, S., Middleton, J., Knezacek, S., Hartley, T., Stewart, N., Ife, C., et al. (1998). Pain and cognitive status. *Journal of Gerontological Nursing, 24*(8), 24–31.

Kenefick, A. L., Schulman-Green, D., & McCorkle, R. (2006). Decision making in pain management: Using the model of sequential trials. *Alzheimer's Care Quarterly, 7*(3), 175–184.

Kovach, C. R., Noonan, P. E., Schlidt, A. M., Reynolds, S., & Wells,T. (2006). The serial trial intervention:Aninnovative approach to meeting needs of individuals with dementia. *Journal of Gerontological Nursing, 32*(4), 18–27.

Lipson, J., Dibble, S.,&Minarik, P. (1996). *Culture and nursing care: A pocket guide.* San Francisco: UCSF Nursing Press.

Melzack, R. (1975). The McGill Pain Questionnaire: Major properties and scoring methods. *Pain, 1*, 277–299.

Miller, L. L., Talerico, K. A., Rader, J., Swafford, K., Hiatt, S. O., Millar, S. B., et al. (2005). Development of an intervention to reduce pain in older adults with dementia: Successes and challenges. *Alzheimer's Care Quarterly, 6*(2), 154–167.

Talerico, K. A., Miller, L. L., Swafford, K., Rader, J., Sloane, P. D.,&Hiatt, S. O. (2006). Approaches to reduce and minimize pain in older adults with dementia during morning care. *Alzheimer's Care Quarterly, 7*(3), 163–174.

8 Hautpflege

Johannah Uriri Glover, Kimberley Horton Hoffman, LouAnn Rondorf-Klym

Körperpflegemaßnahmen dienen der persönlichen Hygiene, sie halten die Haut gesund und intakt. Zu langer oder zu häufiger Kontakt mit Wasser, Seife und bestimmten Hygieneprodukten schädigen die Haut ebenso wie unangemessene Waschtechniken, die Rückstände, etwa Spuren von Urin und Stuhl, nicht ganz beseitigen. Hautdefekte erhöhen das Infektionsrisiko, insbesondere bei betagten Menschen, deren Immunsystem geschwächt ist. Körperpflegemaßnahmen lassen sich jedoch so modifizieren, dass die Hautintegrität erhalten bleibt und die Gefahr von Hautproblemen oder Infektionen sich verringert. In diesem Kapitel wird beschrieben, welche Hautprobleme bei älteren Menschen auftreten und welche Körperregionen dafür besonders anfällig sind. Ferner wird eine Methode zur Hautbeobachtung und Infektionskontrolle bei der Körperpflege beschrieben. Das Kapitel schliesst mit Empfehlungen zur präventiven Hautpflege.

8.1 Merkmale der Haut

Im Alter wird die Haut oft runzlig, trocken und brüchig. Exponierte Hautpartien, etwa Ellbogen, Knie und Fußsohlen können raue Stellen bekommen. Eine leichte Schuppenbildung und leichte Abschilferungen sind normal. Helle Haut kann mit zunehmendem Alter gelblich werden, dunkle Haut aschgrau. Behutsames Reinigen der Haut mit Wasser ist die primäre Methode zur Entfernung von Débris (Hautreste, Blutreste o. Ä.) und körperlichen Ausscheidungen, wie Urin, Stuhl und Schweiß. Deren Spuren verursachen Körpergeruch und reizen die Haut. Behutsames Waschen ist bei jeder Waschmethode gleich effektiv (Wannenbad, Dusche und Ganzkörperwaschung im Bett). Nicht immer ist die jeweilige Waschmethode dafür verantwortlich, dass Hautprobleme auftreten oder sich verstärken; manchmal liegt es an der Durchführung. Beispiele hierfür sind:

- Nicht gut abgetrocknete Haut wird leicht rissig und/oder anfällig für Pilzinfektionen.

- Werden gewisse Bereiche ausgelassen, können Hautirritationen auftreten.
- Seifenreste auf der Haut können die Haut austrocknen und reizen.

In Tabelle 8-1 werden die sechs häufigsten Hautprobleme genannt, die bei der Körperpflege auftreten und Präventivmaßnahmen aufgelistet.

8.2 Assessment der Haut

Menschen mit Demenz, deren Körperpflege schwierig ist, sind anfälliger für Hautprobleme als andere. Als Pflegeperson sind Sie aufgefordert, den Hautzustand dieser Menschen besonders sorgfältig in den Blick zu nehmen, damit keine Probleme entstehen oder bereits entstandene umgehend erkannt und behandelt werden.

Um Personen mit Demenz nicht zusätzlich zu belasten, sollten Sie deren Haut während des Auskleidens und Waschens aufmerksam betrachten. Kontrollieren Sie Brust, Oberarme, Bauchbereich, Achselhöhlen, Rücken, Oberschenkelinnenseiten, Leistengegend, Genital- und Analbereich, Ober- und Unterschenkel, Füße und Zehenzwischenräume auf Hautprobleme. Schauen Sie genau hin, wenn Sie Ihrem Schützling beim Waschen und Abtrocknen der einzelnen Körperteile behilflich sind. Machen Sie sich mit den Hauteigenschaften der Person vertraut, damit Sie Veränderungen wahrnehmen können, bevor ein ernstes Problem daraus entsteht. Wie oft Sie die Haut untersuchen sollen, ist vom Gesundheits- und Hautzustand der Person abhängig.

Man geht am besten so vor:

- Hände mit Seife und warmem Wasser waschen und abtrocknen
- Intimsphäre wahren und die Person die ganze Zeit über warm halten
- die Haut sorgfältig beobachten, während Sie die Person entkleiden
- beim Waschen jeden Hautbereich genau anschauen
- die Seife oder das Seifenersatzprodukt gründlich abspülen
- vor dem Abtrocknen Hautfalten auf Seifenreste hin inspizieren (Achseln, unter den Brüsten, am Bauch, Leisten, Genital- und Analregion, Zehenzwischenräume)
- auch beim Trockentupfen der Haut genau hinsehen
- jede Hautveränderung dokumentieren und der verantwortlichen ärztlichen oder pflegerischen Fachperson melden.

Tabelle 8.1: Möglicherweise durch Körperpflege verursachte Hautprobleme.

Hautproblem	Definition	mögliche Gründe	Prävention
Fremdkörper oder Débris	Schmutz, Getränke- oder Essensreste, Körpersubstanzen (getrocknetes Blut, Speichel, Stuhl, Urin) oder abgestorbene Hautzellen in den Hautfalten	unzureichende Hygiene	nach gründlicher Inspektion der Hautfalten und -vertiefungen die Körperbereiche gründlich reinigen
brüchige oder rissige Haut, Fissuren	die Haut sieht aus wie vertrockneter Erdboden, aus leicht rissigem Aussehen können sich Hautrisse entwickeln	Seife	fetthaltige Lotionen und feuchtigkeitsspendende Produkte verwenden. Hämorrhoidensalben eignen sich gut für raue Stellen an Fußsohlen, Ellbogen und Knöcheln
Rötung, Hyperpigmentierung (dunklere Farbe) oder Hyperpigmentierung (hellere Farbe)	leicht rötlich bis grellrote oder scharlachrote Färbung. Bei dunklerer Haut sieht die Stelle im Vergleich mit der Umgebung vielleicht lila oder aschgrau aus	Seife, Allergie oder Infektion	den Hautbereich gründlich mit Wasser abspülen und die zuständige ärztliche Fachperson kontaktieren, damit Allergien und Skabies behandelt werden
Ausschlag, Eruption oder primäre Hautläsionen	mit Flüssigkeit gefüllte Bläschen; intakt oder nässend und verkrustet	Infektion, Allergie, Skabies	die zuständige ärztliche Fachperson kontaktieren, damit Allergie und Skabies behandelt werden
feuchte Haut (Mazeration)	Haut sieht verdickt und weiß aus, wirkt matschig, zahlreiche Hautläsionen	Körperteile wurden nicht gut abgetrocknet oder starkes Schwitzen	darauf achten, dass Hautfalten gut gereinigt und völlig trocken sind, die Bereiche mit stärkehaltigem Puder trocken halten
schuppige oder abgeschilferte Haut	kleine trockene Hautpartikel, abgestorbene Haut	Seife	auf angemessene Luftfeuchtigkeit in der Umgebung achten. Fetthaltige Lotionen, feuchtigkeitsspendende Produkte oder wasserhaltige Pflanzenöle verwenden (z. B. Eucerin™)

Die Haut von Menschen zu untersuchen, die sehr scheu sind und sich an keiner Stelle ihres Körpers gerne berühren lassen oder unter einem Handtuch gewaschen werden, ist nicht immer ganz leicht. Versuchen Sie in solchen Fällen, sich die Haut anzusehen, während Sie der Person bei der Körperpflege zur Hand gehen. Um sicherzustellen, dass die Haut gründlich überprüft wird und potenzielle Probleme frühzeitig erkannt und behandelt werden, müssen Sie vermutlich erfinderisch sein und bestimmte Situationen geschickt zu nutzen wissen.

Manchmal empfiehlt sich, ein vorgedrucktes Körperschema zu benutzen, um die eigenen Beobachtungen und therapiebedingte Veränderungen zu dokumentieren. Ist die Person in der Lage, über ihren Hautzustand und sämtliche möglicherweise auftretenden Probleme Auskunft zu geben, kann sie die Hautbeobachtung vielleicht selbst übernehmen (z. B. mit The Skin Detective Questionnaire [Fragebogen zur Ermittlung von Hautveränderungen], Lob-Corzilius et al., 2004). Weil Selbstauskünfte nicht immer korrekt sind, ist ein Assessmentinstrument, das Pflegende zur Dokumentation des Hautzustands verwenden, vielleicht besser geeignet. Die meisten der gebräuchlichen Haut-Assessmentinstrumente sind geeignet, gefährliche Hautschädigungen zu evaluieren, etwa Dekubitus. Das «Formblatt zur Ermittlung des Hautzustands» (**Abb. 8-1**) ist ein einfaches Instrument, das Pflegende in allen Settings einsetzen können. Untersuchen Sie die Haut der Person vor dem Waschen, Duschen oder Baden auf folgende Anzeichen:

- Ausschlag oder Läsionen
- Fissuren oder Risse
- Hautabschürfung oder brüchige Haut
- Mazerationen
- Rötung, Hyperpigmentierung oder Hypopigmentierung
- Schuppung
- Ulzera.

Falls Sie eines dieser Hautprobleme entdecken, unternehmen Sie bitte folgende Schritte:

- den betroffenen Bereich auf dem Körperschema des Formblatts vermerken
- einen Pfeil vom betroffenen Bereich zum freien Platz neben dem Körperschema einzeichnen und mit dem entsprechenden Buchstaben kennzeichnen: A = Ausschlag oder primäre Läsionen, F = Fissuren oder Risse, H = Hautabschürfung, M = Mazerationen, R = Rötung, Hyperpygmentierung oder Hypopigmentierung, S = Schuppung, U = Ulkus, Druckgeschwür über hervorstehendem Knochen
- sind keine Hausläsionen vorhanden, dies rechts oben vermerken.

Formblatt zur Ermittlung des Hautzustandes und Definitionen

Name der Bewohnerin/des Bewohners:

Datum, Uhrzeit:

Name der Pflegeperson:

☐ keine Läsionen
☐ kein Débris

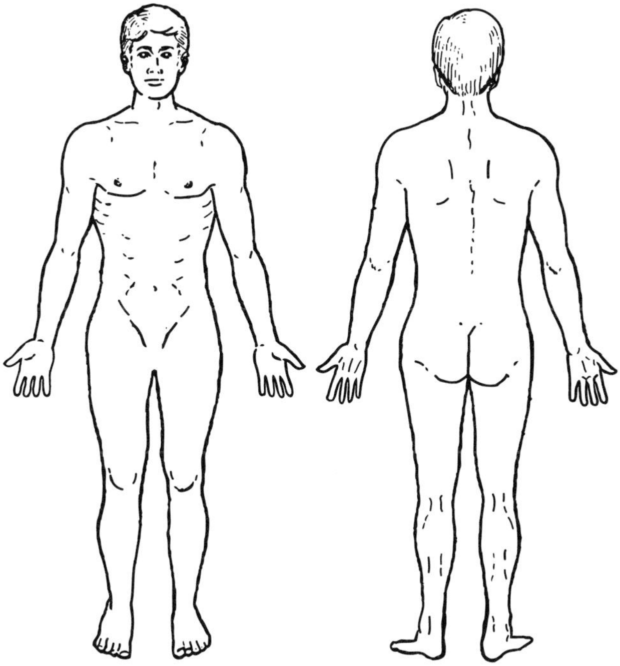

Anmerkungen:

Durchführung: Schätzen Sie die Haut auf acht Probleme ein und bezeichnen Sie jedes Problem mit dem entsprechenden Buchstaben. Zeichnen Sie den Umriss des betroffenen Hautareals auf die Figur. Zeichnen Sie einen Pfeil von diesem Umriss zum Blattrand und schreiben Sie den entsprechenden Buchstaben daneben (s. unten), bei einem Druckgeschwür den Grad. Finden Sie keine Läsionen und/oder keine Fremdkörper (Débris), setzen Sie oben ein Kreuz an die richtige Stelle.

Codierung:
D = Débris (Fremdkörper) – wird erst nach dem Waschen codiert!
F = Fissuren oder Risse
R = Rötung, Hyperpigmentierung oder Hypopigmentierung
G = gerissene oder abgeschürfte Haut
E = Eruptionen oder primäre Hautläsionen
M = Mazeration
S = Schilferung oder Schuppung
D = Druckgeschwür

Abbildung 8.1: Formblatt zur Ermittlung des Hautzustands und Definitionen.

Wenn Sie die Hautbebachtung vor der Körperpflege durchführen, können Sie feststellen, ob das bei der letzten Körperpflege verwendete Reinigungsmittel, etwa Seife oder Badezusätze, der Haut geschadet haben. Nach dem Waschvorgang ist darauf zu achten, dass die Person sauber und die Haut frei von Débris oder Seifenresten ist. Falls Débris vorhanden sind:

- den betroffenen Bereich auf dem Körperschema des Formblatts vermerken
- einen Pfeil vom betroffenen Bereich zu der Leerstelle neben dem Körperschema einzeichnen und ein «D» daneben schreiben.

Kreuzen Sie oben «kein Débris» an, wenn Sie keine Blut- oder Hautreste o. Ä. finden. Sie können dieses Assessment nach Bedarf immer wieder durchführen und Veränderungen verfolgen, wenn eine andere Körperpflegemethode oder andere Produkte eingesetzt wurden.

8.3 Hygienemaßnahmen und Infektionsprophylaxe

Um die Umgebung hochbetagter und vermutlich abwehrgeschwächter Menschen frei von potenziell pathogenen Mikroorganismen zu halten, etwa von Bakterien und Sporen, sind Hygienemaßnahmen unerlässlich. Umgebungsfaktoren, wie beispielsweise Kreuzinfektionen durch das gemeinsame Benutzen von Badewannen und Duschen, können Infektionen begünstigen. Medikamentengaben (z. B. Antibiotika, Immunsuppressiva), die die Hautflora verändern, tragen zur natürlichen Selektion pathogener Keime bei. Transitorische Mikroorganismen und eine übermäßig wachsende Mikroflora können unter diesen Bedingungen für den Körper alter Menschen zum Problem werden. Grundkenntnisse des hygienegerechten Verhaltens sind also nötig, um Infektionen zu verhindern und bereits vorhandene Infektionen zu behandeln.

■ Der persönliche Pflegetipp

Unsere Bewohnerinnen und Bewohnern dürfen nur ganz vorsichtig gewaschen werden. Weil ihre Haut so trocken ist, müssen sie jeden Tag eingecremt werden. Ich beobachte ihre Haut auf rote Flecken, wenn ich sie am Morgen zurechtmache und nach dem Waschen abtrockne.

Edith Durham (CNA, Brian Center of Clayton, NC)

Sie können sich und andere vor einer Infektion schützen, indem Sie folgende Hygieneregeln beherzigen:

- Halten Sie verschmutzte und saubere Gegenstände getrennt.
- Ersetzen Sie einen sauberen Gegenstand, der verschmutzt wurde, durch einen neuen sauberen.
- Waschen Sie den «saubersten» Körperbereich der Person möglichst zuerst, danach die «schmutzigeren», und benutzen Sie für die verschiedenen Bereiche verschiedene Waschlappen, damit Mikroorganismen nicht auf die saubereren Körperteile übertragen werden.
- Reinigen Sie Waschbecken, Bade- oder Duschbereich nach jeder Nutzung mit einem chlorhaltigen Desinfektionsmittel.
- Tragen Sie Handschuhe und einen wasserundurchlässigen Kittel, wenn Sie eine Person waschen oder pflegen, die offenkundig infiziert ist, eine offene Wunde oder ein Druckgeschwür hat.

Sie können das Wachstum von Mikroorganismen auf der Haut eindämmen, indem Sie folgende Hygieneregeln beherzigen:

- lauwarmes Wasser verwenden
- wenig Seife verwenden
- Haut behutsam waschen
- Seife oder Seifenersatzprodukt gründlich abspülen
- Hautfalten nach dem Waschen gründlich trocknen (unter den Brüsten, die Leisten und Achseln)
- die Haut stets eincremen und nicht austrocknen lassen.

Informieren Sie sich über die Medikation Ihres Schützlings und gehen Sie besonders vorsichtig vor, wenn er Arzneimittel bekommt, welche die Hautflora verändern, z. B. Antibiotika oder Immunsuppressiva.

Auch wenn Sie eine Ganzkörperwaschung im Bett vornehmen, eine Waschschüssel oder ein Waschbecken benutzen, sind infektionsverhütende Vorsichtsmaßnahmen nötig, etwa das Tragen von Handschuhen und Schutzkleidung. Waschen Sie, wenn möglich, in der richtigen Reihenfolge, d. h. vom weniger verschmutzten Bereich zum verschmutzteren (Kopf, Gesicht, Hals, Oberarme, Bauch, Oberschenkel, Unterschenkel, Füße). Dann werden Wasser und Waschlappen gewechselt und die am stärksten verschmutzen Bereiche gereinigt (erst die Genitalien, dann das Rektum). Empfindet die Person dieses Vorgehen als belastend, kann es ohne weiteres modifiziert werden, um persönliche Bedürfnisse zu befriedigen und Vorlieben zu berücksichtigen. Man braucht beispielsweise nicht immer den ganzen Körper in einem Arbeitsgang zu waschen, sondern an einem Tag den einen, am nächsten Tag einen anderen Körperbereich reinigen.

8.4 Angemessene Hautpflege zur Verhinderung von Hautproblemen

Da Seifenprodukte die Haut oft allzu stark austrocknen, wird dem Waschwasser eine kleine Menge Waschlotion beigegeben, um Brust, Oberarme, Beine und Bauch zu waschen (einige Spritzer in eine Schüssel mit warmem Wasser geben). Diese Körperteile sind meist nicht mit Urin, Stuhl oder Schweiß verschmutzt. Für Achselhöhlen, Leisten, Genitalien und Analbereich wird eine milde, rückfettende Seife verwendet, die keinen Alkohol enthält oder ein mildes Seifenersatzprodukt. Diese Bereiche brauchen eine besonders gründliche Waschung, weil sie eher mit Urin oder Stuhl verschmutzt sind oder Körpergeruch verursachende Feuchtigkeit und Bakterien speichern können.

Nach Abschluss des Waschvorgangs stehen folgende Dinge an:

- Seifenrückstände vollständig abspülen
- immer überprüfen, ob die Haut auf das Reinigungsmittel allergisch reagiert (z. B. mit Rötung, Schwellung, Exanthem)
- die Haut trocken tupfen, nicht trocken reiben und danach eincremen
- gleich nach dem Abtrocknen die Haut mit einer Lotion oder Emulsion eincremen, um ihr Feuchtigkeit zuzuführen
- sicherstellen, dass die Hautfalten trocken sind, um feuchtigkeitsbedingtes Wundwerden zu verhindern.

Auch Spezialprodukte können hilfreich sein, etwa für Hämorrhoidenleiden entwickelte Präparate, die Haifischleberöl enthalten, und daher für Falten und raue Stellen oder Risse an Fußsohlen, Ellbogen, Knie und Knöcheln gut geeignet sind. Stark wasserhaltige Lotionen sind zu vermeiden, ebenso sämtliche alkoholhaltigen Reinigungsmittel. Duftseifen sind mit Vorsicht zu verwenden, weil sie Allergien auslösen und die Haut austrocknen können.

■ Der persönliche Pflegetipp

Ich arbeite seit sieben Jahren als Pflegeassistentin. Dabei habe ich gelernt, dass Leute, die nicht gerne duschen, gut mit einem Schwamm im Bett gewaschen werden können. Wenn ich dem Wasser ein wenig Duftöl beigebe, riechen sie hinterher wirklich wunderbar, und ihrer Haut tut es auch gut. So ist die Körperpflege einfacher und man braucht nicht viel Wasser.

Teri Johnson (CNA, Hillcrest Convalescent Center, Durham, NC)

8.4.1 Pflege von dunkler Haut und dunklen Haaren

Die verschiedenen ethnischen Gruppen – schwarze, weiße, asiatische und lateinamerikanische Menschen – haben verschiedene Hauttypen. Auch ihre Hautmerkmale sind verschieden; die Hautfarben reichen von weiß über bronze bis sehr dunkel. Bei Menschen mit sehr dunkler Haut zeigen sich Rötungen möglicherweise als schwarze oder lilafarbene Stellen. Dunkle Haut wird aschgrau, wenn sie trocken und schuppig ist. Die Haut weißer oder sehr hellhäutiger Menschen verändert sich nicht auf diese Weise. Viele dunkelhäutige Menschen reiben ihre Haut mit einem Öl oder Vaseline ein, damit sie nicht mehr so grau aussieht.

Diese Öle können jedoch Akne verursachen. Um keine Akne auszulösen, sollen bestimmte Produkte für schwarze Haut nicht verwendet werden, etwa Lanolin, Vaseline, Pflanzenöle oder Wachspräparate. Geeignet sind kleine Mengen eines leichten Öls, wie Oliven- oder Fischöl, oder feuchtigkeitsspendende Ölprodukte, weil sie schwarze Haut feucht halten und keine Akne auslösen.

Das Haar von Menschen mit dunkler Haut ist oft kraus, trocken und spröde, weshalb Haarschäfte und Kopfhaut sehr empfindlich und verletzungsgefährdet sind. Für die tägliche Haarpflege werden ausschließlich milde Öl- und Kopfhautpflegeprodukte empfohlen. Verwenden Sie zudem ein speziell für farbige Menschen geeignetes Shampoo und eine spezielle Pflegespülung. Das Shampoo für krauses Haar sollte ein mildes Reinigungsmittel enthalten, ein Präparat, das die Kämmbarkeit erleichtert und einen ph-Wert zwischen 4,5 und 5,5 hat, um den Haarschaft beim Kämmen und durch Austrocknung nicht zu beschädigen. Weil solches Haar eher trocken ist, soll es nicht täglich gewaschen werden, nur einmal oder zweimal pro Woche, damit die Kopfhaut nicht austrocknet.

8.5 Fazit

Die Haut eines alten Menschen ist brüchig und braucht einen besonders sorgsamen Umgang bei der Körperpflege, um Hautverletzungen zu vermeiden und zu verhindern, dass die Umgebung mit Bakterien oder Sporen kontaminiert wird. Infektionsprävention ist vor allen Dingen bei Menschen mit altersbedingt eingeschränktem Immunsystem wichtig. Personen mit Demenz sind oft infektionsanfälliger als andere. Deshalb müssen Pflegende in allen Settings (Akutpflege, Langzeitpflege, häusliche Pflege), wenn sie betagte oder hochbetagte Menschen bei der Körperpflege unterstützen, besonderes vorsichtig und umsichtig sein. Folgende Grundregeln sind stets zu beachten:

- bei allen Körperpflegeaktivitäten und beim Entkleiden routinemäßig die Haut der Person untersuchen
- den Hautzustand mithilfe einer Checkliste dokumentieren und überwachen
- hautverträgliche Reinigungsmittel auswählen und verwenden
- sicherstellen, dass die Haut sauber und trocken ist, insbesondere die Hautfalten, wo sich Débris und Feuchtigkeit ansammeln können
- feuchtigkeitsspendende Produkte großzügig verwenden, um Hauttrockenheit und Hautdefekte zu verhindern
- Fachleute oder Vorgesetzte über Hautveränderungen informieren, damit sie helfend eingreifen können und die Hautprobleme tatsächlich behandelt werden.

Intakte Haut schützt vor Irritationen und Infektionen. Wenn Sie der Haut der Person, für deren Pflege und Betreuung Sie verantwortlich sind, während der Körperpflege ausreichend beachten, stellen Sie einen guten Hygienestandard sicher und sorgen dafür, dass diese schützende Schranke heil bleibt – was dem Wohlbefinden Ihres Schützlings zugute kommt.

Literaturverzeichnis (engl.)

Lob-Corzilius, S., Boer, S., Scheewe, K., Wilke, M., Schon, J., Schulte im Walde, T. L., et al. (2004). The Skin Detective Questionnaire: A survey tool for self-assessment of patients with atopic dermatitis. First results of its application. *Dermatology and Psychosomatics, 5*, 141–146.

Quellen (engl.)

Brown, D., & Sears, M. (1993). Perineal dermatitis: A conceptual framework. *Ostomy and Wound Management, 39*(7), 20–22.

Finch, M. (2003). Assessment of skin in older people. *Nursing Older People, 15*(2), 29–30.

Fordyce, M. (1999). *Geriatric PEARLS* (pp. 6, 14). Philadelphia: F. A. Davis.

Hardy, M. A. (1990). A pilot study of the diagnosis and treatment of impaired skin integrity: Dry skin in older persons. *Nursing Diagnosis, 1*(2), 57–63.

Hardy, M. A. (2001). Impaired skin integrity: Dry skin. In M. L. Mass, T. Tripp-Reimer, K. C. Buckwalter, M. Titler, M. D. Hardy, & J. P. Specht (Eds.), *Nursing care of older adults* (pp. 137–144). St. Louis, MO: Mosby.

Johnson, B. L., Moy, R. L., & White, G. M. (1998). *Ethnic skin, medical and surgical* (pp. 5, 32–40, 214–217).

St. Louis, MO: Mosby.

Kovach, T. (1988). Controlling infection as part of the bath process. *Provider, 14*(12), 43–44.

Leyden, J. J., McGinley, K. J., Norstrom, K. M., & Webster, G. F. (1987). Skin microflora. *The Journal of Investigative Dermatology, 88*(3), 65s–72s.

Lueckenotte, A. G. (1994). *Pocket guide to gerontologic assessment* (pp. 60–81). St. Louis, MO: Mosby.

Mairis, E. (1992). Four senses for a full skin assessment. Observation and assessment of the skin. *Professional Nurse, 7*(6), 376–380.

Montagna, W., Prota, G. P., & Kennedy, J. A. (1993). *Black skin structure and function* (pp. 132–133). San Diego, CA: Academic Press.

Patterson, J. A. K. (1989). *Aging and clinical practice: Skin disorders.* New York: Igaku-Shoin.

Roth, R. R., & James,W. D. (1989). Microbiology of the skin: Resident flora, ecology, infection. *Journal of the American Academy of Dermatology, 20*(3), 367–481.

Sloane, P. D., Hoeffer, B., Mitchell, M., McKenzie, D., Barrick, A. L., Rader, J., et al. (2004). Effect of person-centered showering and the towel bath on bathing-associated aggression, agitation, and discomfort in nursing home residents with dementia: A randomized, controlled trial. *Journal of American Geriatrics Society, 52*, 1795–1804.

Wysocki, A. B., & Bryant, R. A. (1992). Skin. In R. Bryant (Ed.), *Acute and chronic wounds nursing management* (pp. 1–30). St. Louis, MO: Mosby.

9 Transfertechniken

Adele Mattinat Spegman, Theresa H. Raudsepp, Jennifer R. Wood

Viele Menschen mit Demenz brauchen Unterstützung, um vom Bett zum Waschbecken, zur Badewanne oder in die Dusche zu gelangen. Manche können nur mit Hilfe einer Betreuungsperson aus dem Bett aufstehen und gehen. Bei sehr vielen ist jedoch die Körperpflege mit zahlreichen Transfers verbunden: zu Bett gehen und vom Bett aufstehen, zum Rollstuhl oder Duschhocker gelangen, sich auf die Toilette oder den Toilettenstuhl setzen und wieder aufstehen. Körperpflegeaktivitäten bieten einerseits die Chance, körperliche Beweglichkeit zu trainieren, bergen andererseits auch Verletzungsrisiken für die demenzkranke Person, sowie für alle, die ihr dabei behilflich sind.

In diesem Kapitel werden sichere und effektive Transfertechniken beschrieben. Therapeutische Transfertechniken orientieren sich am Wohlbefinden, an der Würde und den Bedürfnissen des Menschen mit Demenz. Gleichzeitig bewahren sie Pflegende vor Schäden. Voraussetzung für einen erfolgreichen Transfer sind gezielt eingesetzte Kommunikationstechniken, gute Bewegungstechnik und Körperhaltung und ein ausgeprägtes Sicherheitsbewusstsein. Diese Grundsätze gelten für die Unterstützung bei der Körperpflege, sowie für alle anderen Aspekte pflegerischer Tätigkeiten.

9.1 Transfertechniken – ihre Vorteile und Nachteile

Am effektivsten ist eine Transfertechnik, die sich ganz nach der Person richtet. Sie orientiert sich an ihren Möglichkeiten und fördert die größtmögliche Mobilität. Jeder personzentrierte Transfer sollte einige Bewegungen enthalten, die Krafteinsatz erfordern. Diese Art des Transfers bietet mehrere Vorteile: Muskelkraft und Gelenkbeweglichkeit werden gesteigert, der Kreislauf angeregt, die Knochendichte erhalten und die Aufmerksamkeit verbessert. Die Beanspruchung der langen Arm- und Beinknochen kann die Osteoporosebildung verzögern. Dazu kommt, dass die aktive Beteiligung an der eigenen Betreuung zum Wohlbefinden beiträgt das Selbstbewusstsein erhöht.

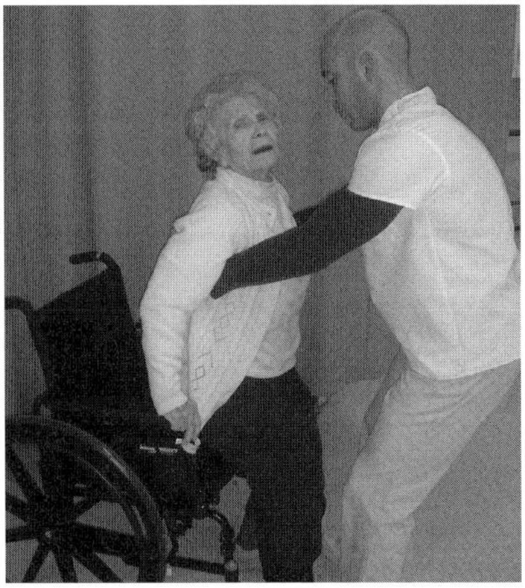

Abbildung 9.1: Falsche Methode – Unterarmtransfer durch eine Hilfsperson.

Das «Unterfassen» der Person zum Transfer ist zwar weit verbreitet, allerdings eine durchaus riskante Methode (Abb. 9-1 und Abb. 9-2) und eine schmerzhafte Art, einen Sturz zu verhindern. Sie erhöht die Gefahr, sich andere Verletzungen zuzuziehen, etwa eine Quetschung, Muskelzerrung, Nervenverletzung oder eine dislozierte Schulter. Pflegepersonen riskieren mit der Unterarmmethode, sich eine Rückenverletzung oder eine Muskelzerrung einzuhandeln. Trotz bekannter Risiken ist diese Methode nach wie vor üblich. Als professionell Pflegende sind wir verpflichtet, unsere Arbeitstechniken stets auf dem neuesten Stand zu halten, weil sonst die Qualität unserer Betreuungsarbeit leidet!

Mechanische Hebehilfen verringern die Verletzungsgefahr. Manche Langzeitpflegeeinrichtungen sind dazu übergegangen, Pflegenden das Tragen und Anheben von Personen ohne Hilfsmittel ganz zu verbieten. Aber auch mechanische Hebehilfen können Rückenschäden beim Pflegepersonal nicht ganz abwenden. Zudem verhindern die meisten Hilfsmittel, dass sich die Person aktiv am Transfer beteiligt. Dazu kommt, dass Patientenlifter einem Menschen mit Demenz Angst einjagen können. Gut möglich, dass die Person nach so einem Erlebnis noch verwirrter und ängstlicher wird, und dann jeden Transfer abwehrt. Leider widmen wir dem technischen Gerät oft mehr Aufmerksamkeit als der Person, die transferiert wird. Pflegende, die eine mechanische Hebehilfe einsetzen, kommunizieren erwiesenermaßen weniger als Pflegende, die ohne Hebehilfe arbeiten (Wood/Raudsepp/Miller/Dazey, 2000). Patientenlifter und andere mechanische Hebehilfen sind zwar wertvolle Instrumente für einen sicheren Transfer, Allheilmittel sind sie nicht. Für und Wider sind jedem einzelnen Fall sorgfältig abzuwägen.

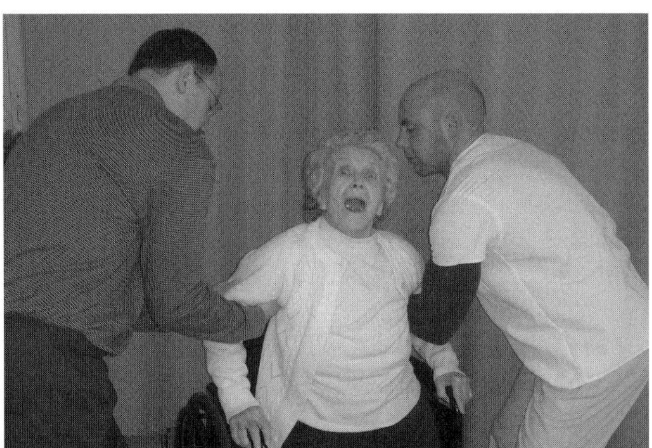

Abbildung 9.2: Falsche Methode – Unterarmtransfer durch zwei Hilfspersonen.

■ Der persönliche Pflegetipp

Ich habe in Einrichtungen gearbeitet, in denen das Tragen und Anheben von Personen ohne Hilfsmittel grundsätzlich verboten war. Unsere Techniken sind für das Personal sicher und fördern die Selbstständigkeit unserer Schützlinge, weil sie dabei möglichst viele ihrer verbliebenen Fertigkeiten einsetzen können.

Janine Nelson (CNA, CMA, Providence Benedictine Nursing Center, Mt. Angel, OR)

9.2 Die Grundlagen sicherer Transfers

Eine Transfertechnik ist nur erfolgreich, wenn folgende Grundvoraussetzung gegeben sind:

- gute Bewegungstechnik/Körperhaltung
- Sicherheitsbewusstsein
- die zu transferierende Person wird aufgefordert, sich zu beteiligen.

Gute Bewegungstechnik und Körperhaltung beziehen sich auf die Frage, wie Sie Ihren Körper positionieren und einsetzen, und wie der Körper der zu transferierenden Person positioniert ist. Sichere Techniken setzen voraus, dass Sie Ihre Ressourcen zu nutzen wissen: Geräte, andere Pflegende und eine Auswahl verschiedener Transfertechniken. Am allerwichtigsten ist es wohl, die zu transferierende Person über den bevorstehenden Transfer zu informieren und damit ihre Mitwirkungsbereitschaft zu erhöhen und ihre Ängste zu reduzieren.

9.3 Die Grundlagen der Bewegungstechnik

Achten Sie auf Ihre Gesundheit! Professionell Pflegende brauchen für ihre Tätigkeit Flexibilität, Kraft und Ausdauer. Der Pflegeberuf gilt als einer der gefährlichsten, weil er den Rücken so sehr belastet. Eine gute Bewegungstechnik ist der beste Schutz vor Rückenverletzungen (Tab. 9-1). Um den körperlichen Anforderungen unseres Berufs gewachsen zu sein, sind wir verpflichtet, uns entsprechend fit zu halten. Wir müssen beispielsweise...

- häufiges Beugen und Bücken aushalten
- eine 20 kg schwere Last auf rückenschonende Weise anheben

- in die Hocke gehen und
- in die Knie gehen und uns freihändig aufrichten können.

9.3.1 Rückenschonend pflegen

Unsere Pflegeaktivitäten gelten oft gebrechlichen und behinderten bettlägerigen Menschen. Wenn wir uns dabei anhaltend nach vorne beugen, wird der Rücken stark belastet. Die gute Nachricht: Es gibt maßgeschneiderte Bewegungstechniken für diese Aufgabe! Wenn Sie bei der Pflege bettlägeriger Personen folgende Ratschläge befolgen, hält sich die Rückenbelastung in Grenzen:

- Bettgitter, falls vorhanden, an der Seite, an der Sie arbeiten, herunterlassen
- ein Knie auf dem Bett abstützen, wenn Sie der Person helfen, sich im Bett zu drehen oder im Bett zu rutschen
- ein Tuch benutzen, wenn Sie die Person im Bett drehen müssen, das ist bequemer und erzielt eine Hebelwirkung
- die Betthöhe anpassen, wenn möglich, damit Sie sich nicht vorbeugen müssen

Tabelle 9.1: Beispiele für rückenschonende Bewegungstechniken.

• vorausplanen und alle beweglichen Utensilien sichern
• nahe an die zu transferierende Person herantreten
• mit der Hilfsperson und der hochzuhebenden Person kommunizieren
• das Gewicht der Person prüfen, dann erst den Transfer beginnen
• das Gewicht ausgleichen, indem das eigene Gewicht nach hinten verlagert wird, um den Rücken zu entlasten
• vor dem Hochheben den eigenen Schwerpunkt nach untern verlagern
• Knie beugen und das Gewicht mit den Beinen stemmen
• Rücken gerade halten, die Doppel-S-Form der Wirbelsäule beibehalten
• die Arme nicht zu weit vorstrecken, die Schulterblätter bleiben dabei stets zurückgenommen
• beim Heben die Bauschmuskulatur anspannen
• möglichst keine Rotationsbewegungen machen
• beim Umdrehen die Füße mit dem Körper zusammen drehen
• eine Hilfsperson hinzuziehen, wenn man sich unsicher fühlt
• ist die Sicherheit nicht gewährleistet, den Transfer nicht durchführen
• bei der Versorgung einer bettlägerigen Person das Bettgitter an einer Seite herunterlassen und sich aufs Bett knien.

- Muss die Person auf die Seite gerollt werden, sollte sie dabei möglichst viel mithelfen. Zuerst sollte sie die Knie anziehen und sich dann an der gewünschten Seite am Bettgitter festhalten.
- Zur Rückenwäsche wird die Person in Bauchlage gebracht und an Schultern und Hüften teilweise durch Kissen unterstützt. In dieser Position liegt die Person nämlich sicher und muss nicht mit einer Hand abgestützt werden, während Sie mit der anderen Hand versuchen, sie zu waschen.

9.3.2 Allgemeine Sicherheitsregeln

- **Vorausplanen**
  Gehen Sie die Einzelheiten des Transfervorgangs durch. Entscheiden Sie sich für eine Methode und überlegen Sie, ob eine Hilfsperson benötigt wird. Alle Gerätschaften in Reichweite bereit halten. Informieren Sie sich über die körperlichen und geistigen Einschränkungen der Person und auf welcher Seite Sie den Transfer am besten beginnen.
- **Gerätschaften** (Bett, Rollstuhl und Duschhocker)
  müssen in gutem Zustand sein und funktionieren: Bremsen und Arretierungen, abnehmbare Armlehnen und Fußstützen, variable Arbeitshöhe. Sorgen Sie möglichst dafür, dass Bett und Transferoberfläche gleich hoch sind oder letztere ein wenig tiefer, um nicht «bergauf» transferieren zu müssen.
- **Gerätschaften vor jedem Transfer stabilisieren**
  Verlassen Sie sich nicht auf die Bremshebel an Betten und Duschstühlen oder -hockern! Rücken Sie z. B. das Bett an eine Wand oder gegen einen schweren Gegenstand, damit es beim Transfervorgang nicht in Bewegung gerät.
- **Situation, die die Hilfe einer zweiten Pflegeperson erfordern, erkennen**
  Wenn die zu transferierende Person den Oberkörper nicht gut beherrschen und nicht frei an der Bettkante sitzen kann, wird eine zweite Pflegeperson benötigt, um sie während des Transfers von hinten zu stützen. Die Hilfsperson muss aufs Bett steigen und sich dicht hinter der pflegebedürftigen Person platzieren. Sie soll dann ein Handtuch unter das Gesäß der Person schieben, um sie und sich selbst zu schützen, und dann beim Anheben helfen. Für einen Transfer in die Dusche können Handschuhe erforderlich sein.
- **Mit einem Transfergurt arbeiten**
  Ein normaler Gürtel mit Schnalle ist auch geeignet. Der Gurt verhindert, dass man die Person instinktiv an den Armen packt oder zieht – womit ihr vielleicht

weh getan wird. Legen Sie den Gurt am unteren Hüftbereich im 45°-Winkel von der Sitzfläche an. Diese Position ist günstig, weil sie für die Person angenehmer ist, und weil die Zugrichtung vom Körperschwerpunkt ausgeht. Die Abbildungen 9-7a, b und c (s. Seite 183) zeigen, wie ein Transfergurt angelegt wird.

- **Das Knie der Person während des gesamten Transfervorgangs zwischen den eigenen Knien blockieren**
  Damit wird verhindert, dass sie nach vorn von der Sitzfläche rutscht, und dass ihr während des Transfers die Knie nachgeben. Platzieren Sie eines Ihrer Knie *vor* das Knie der Person, das andere seitlich. Bitte nicht das Knie der Person von beiden Seiten zusammendrücken – Ihre Knie unterstützen das Knie der Person von vorn und von der Seite (s. Abb. 9-3). Um den Transfer steuern zu können, ist es ratsam, nur ein Knie zu blockieren. Ein gefaltetes kleines Handtuch kann, falls erforderlich, als Polsterung verwendet werden.

- **Die Person beim Transfer niemals an den Armen ziehen oder festhalten**
  Ihr Schultergelenk kann bei so einem Manöver ernsthaft verletzt werden. Diese Methode ist unbequem, widerspricht den normalen Bewegungsabläufen und schränkt zudem die Mitwirkungsmöglichkeit der Person ein.

- **Die zu transferierende Person darf sich nicht am Hals, an den Schultern oder den Armen der Pflegenden festhalten**
  Die Pflegende könnte nämlich ernsthafte Hals- und Schulterverletzungen davontragen. Ist die Person nicht im Stande, sich mit den Armen von der Sitzfläche hoch zu drücken, soll sie sich notfalls an Ihrem Taillengurt oder Gürtel festhalten. Das gibt ihr während des Transfers oft ein sehr sicheres Gefühl und ist für Sie als Pflegende eine ungefährlichere Option.

- **Die Person während des Transfers nicht auskleiden**
  Tun Sie es bitte vorher oder nachher. Der Transfer allein ist schon schwierig genug.

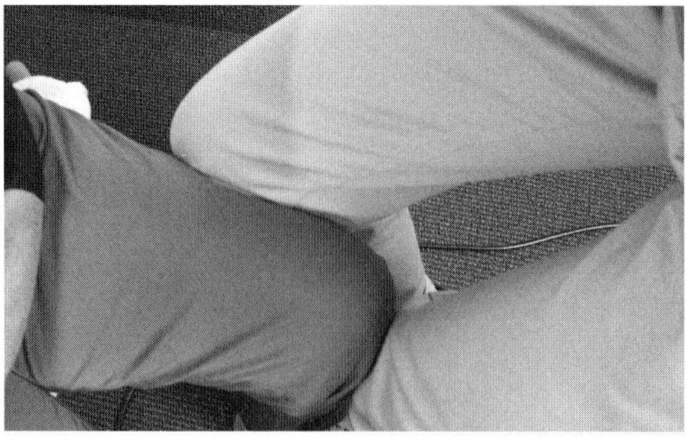

Abbildung 9.3: Korrekte Knieblockadetechnik.

- **Erwarten Sie das Unerwartete**
  Sie sollten immer auf Überraschungen gefasst sein und eine sichere Alternative parat haben, falls die Person während des Transfers plötzlich die Mithilfe verweigert, sich sträubt oder Angst bekommt. Bei einem Rutsch-Transfer («gehendes» Bewegen) kann sich die Person auch während des Transfervorgangs niedersetzen, was Ihnen die Möglichkeit gibt, eine andere Bewegungstechnik einzusetzen.

9.3.3 Allgemeine Kommunikationsregeln: den Ablauf erklären

Eine Person, die abhängig ist, kann einen Transfer als höchst traumatisch erleben. Viele Faktoren sind geeignet, Befürchtungen, Ängste und Schmerzen zu verstärken. Wie die Person den Transfer empfindet, wird von ihrer geistigen Verfassung bestimmt, aber auch beeinträchtigtes Seh- und Hörvermögen, gestörter Gleichgewichtssinn, Schwindel, Schmerzen und persönliche Probleme beeinflussen die Wahrnehmung. Bei einem Transfer ins Bad, können sich ihre Ängste mit einem gesteigerten Gefühl der Verletzbarkeit vermischen, wenn die Person entkleidet wird.

Wohl überlegte Worte und Hinweise können den Transfer insgesamt angenehmer gestalten. Stärken Sie das Vertrauen Ihres Schützlings, indem Sie ihm gut zusprechen, seine Empfindungen und Sorgen validieren und klare Anweisungen geben. Setzen Sie folgende Strategien ein:

- *Sprechen Sie mit der Person immer in Augenhöhe.* Gehen Sie in die Hocke, weil Blickkontakt wichtig ist.
- *Flexibel sein.* Erlauben Sie der Person, Zeit und Methode mitzubestimmen.
- *Einschränkungen möglichst kompensieren.* Fragen Sie die Person, ob sie während des Transfers ihre Brille oder das Hörgerät tragen möchte. Bei schwerhörigen und kognitiv eingeschränkten Menschen sind Gesten eine bewährte Methode. Bei tauben oder stummen Personen wird eine spezielle Schreibtafel verwendet.
- *Den Ablauf erklären.* Stellen Sie sich der Person vor und erklären Sie Ihr Sinn und Zweck des Transfers.
- *Tun Sie so, als hätten Sie alle Zeit der Welt.* Lassen Sie der Person genügend Zeit, auf Ihre Bitte zu reagieren, und fangen Sie erst an, die Person zu bewegen, wenn sie die Bewegung initiiert.
- *Bitten Sie die Person um ihre Mithilfe.* Die meisten Leute werden ihr Bestes tun. Sagen Sie: «Ich würde Ihnen gerne helfen …» und nicht: «Jetzt werde ich Sie …». Sie signalisieren damit, dass die Person aktiv an der Maßnahme beteiligt ist und sie nicht nur passiv erduldet.
- *Verwenden Sie Sicherheit vermittelnde Worte.* Sagen Sie z. B.: «Bitte hier festhalten» oder «So stehen Sie sicher.» Vermeiden Sie Formulierungen wie: «Bitte nach vorn beugen» und «Jetzt an den Rand rutschen», weil sie einer furchtsamen Person Angst einjagen können. Besser Sie sagen: «Legen Sie den Kopf an meine Schulter.» Loben Sie die Person für ihre Bemühungen, auch wenn sie noch so bescheiden sind.
- *Lächeln Sie.* Möglichst oft.

- *Versichern Sie der Person, dass Sie sie nicht fallen lassen werden.* Zeigen Sie Verständnis für die Ängstlichkeit der zu transferierenden Person. Achten Sie darauf, was Sie in ihrer Hörweite sagen. Um Ihren Schützling nicht zu ängstigen, sind Bemerkungen wie: «Ich mach' das zum ersten Mal» oder «Meine Rückenschmerzen sind heute mal wieder unerträglich» zu unterlassen.
- *Kurze und einfache Anweisungen geben.* Wenn zwei Pflegepersonen am Transfer beteiligt sind, wird vorher bestimmt, welche die Führung übernimmt, um die pflegebedürftige Person nicht zu verwirren und nicht abzulenken.
- *Den Transfer abbrechen.* Brechen Sie den Vorgang ab, wenn die Person trotz Ihrer Bemühungen, sie zu beruhigen und ihr Sicherheit zu vermitteln aggressiv oder völlig verängstigt wird.

9.3.4 Eine angemessene Transfermethode auswählen

Der «Transferverlaufsbogen» (Transfer Progression Continuum, Abb. 9-4) ist eine Visualisierung der verschiedenen Transfermethoden. Sie reichen von unabhängigen bis zu abhängigen Transfers. Zusammen mit dem sich verbessernden oder verschlechternden Zustand der Person sollte sich auch die Transfermethode verändern. Ziel ist der Erhalt des höchst möglichen Funktions- und Sicherheitsgrads.

Die auf dem Formblatt als absteigendes Kontinuum dargestellten Transferarten sind an den nachlassenden Fähigkeiten der Person und am steigenden Unterstützungsbedarf orientiert. Sie bieten die Möglichkeit, anhand der spezifischen Situation, der Fähigkeiten der Person und der Anzahl der benötigten Hilfspersonen zwischen mehreren Methoden zu wählen. Dazu ein Beispiel: Wenn sich der Zustand einer Person mit Demenz verschlechtert, wird die Transfermethode kontinuierlich problematischer. Sie können aufgrund körperlicher Schwierigkeiten, von Verhaltensproblemen oder ungünstigen räumlichen Bedingungen jetzt aber auch eine Methode wählen, die zwei Hilfspersonen erfordert. Wir empfehlen wärmstens, mechanische Hebevorrichtungen erst einzusetzen, nachdem der Versuch unternommen wurde, den Transfer mit zwei Hilfspersonen zu bewältigen.

Die Transfermethode richtet sich nach dem Ausmaß der von der Person benötigten Hilfe und nach der Zahl der für den Transfer benötigten Hilfspersonen. Die in der jeweiligen Situation beste Methode berücksichtigt die körperlichen Fähigkeiten der Person, ihr Verhalten, die Umgebungsbedingungen und die vorhandenen Ressourcen (Tab. 9-2, s. Seite 178). Das richtige Maß ist entscheidend: Man darf weder zu viel noch zu wenig Unterstützung anbieten. Inzwischen sind Standarddefinitionen entwickelt worden, die auch häufig eingesetzt werden:

- minimale Unterstützung = die Person ist zu 75 Prozent selbstständig, braucht 25 Prozent Unterstützung

Der Transferverlaufsbogen

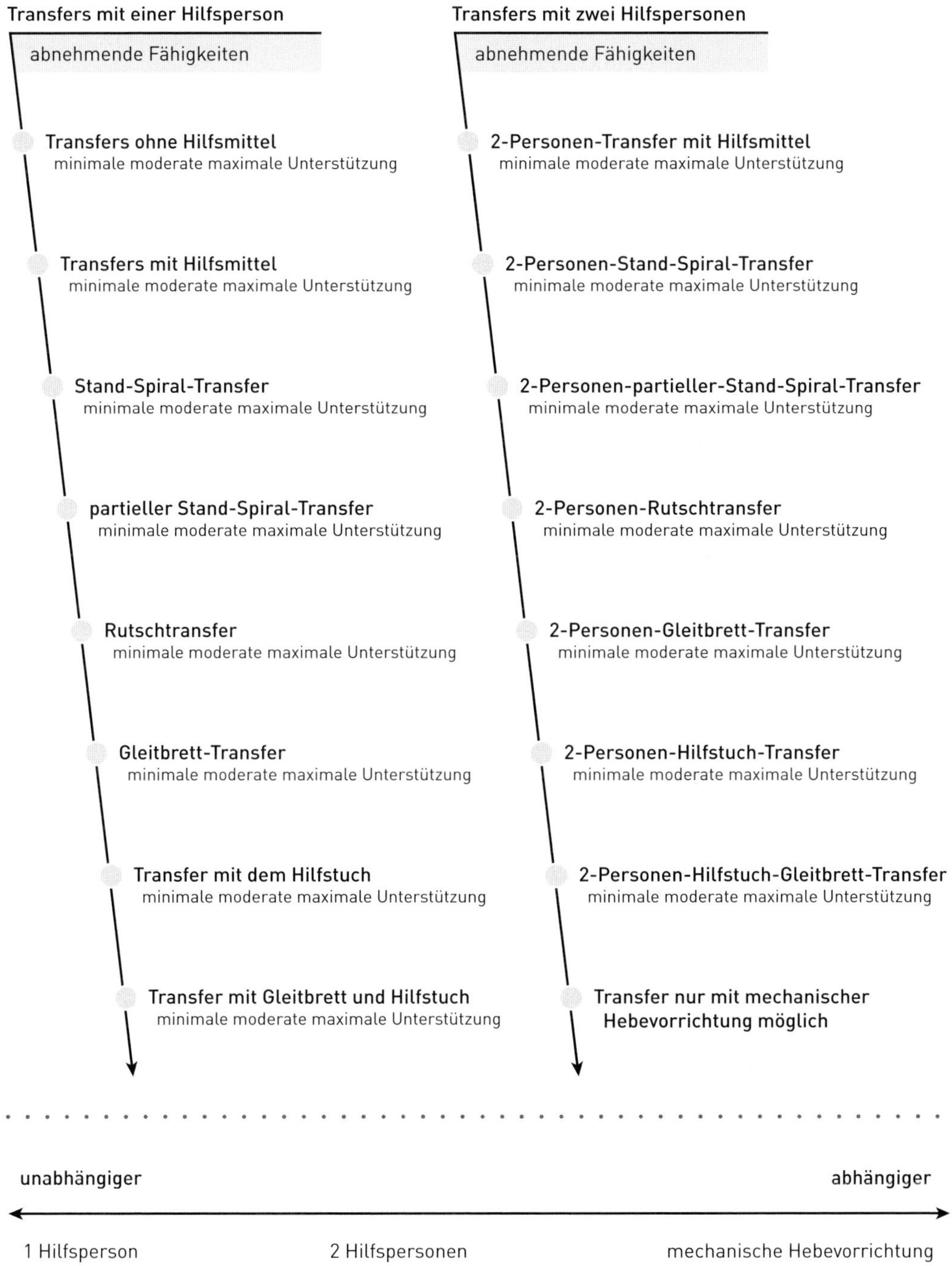

Abbildung 9.4: Der Transferverlaufsbogen.

- moderate Unterstützung = die Person ist zu 50 Prozent selbstständig, braucht 50 Prozent Unterstützung
- maximale Unterstützung = die Person ist zu 25 Prozent selbstständig, braucht 75 Prozent Unterstützung.

Das Assessment des Hilfebedarfs einer Person trägt dazu bei, ihre funktionellen Fertigkeiten zu erhalten und sie und die Pflegeperson vor Schaden zu bewahren.

Um die Stärken und die Beweglichkeit der Person und die sicherste Transfermethode zu ermitteln, soll gleich zu Beginn eine Evaluation durch die physiotherapeutische und ergotherapeutische Fachperson erfolgen. Angesichts der Tatsache, dass sich die Kraft und der Gesundheitszustand Ihres Schützlings verändern, sind seine Transferbedürfnisse fortlaufend zu überprüfen.

9.3.5 Die Person auf den Transfer vorbereiten

Jeder Transfer beginnt mit der Vorbereitung der Person. Zuerst wird sie in die richtige Ausgangsposition gebracht.

- Die Person soll an die Sitzkante rutschen, so weit, bis sie den Stuhl oder das Bett zwischen den Beinen nicht mehr sehen kann. Dies geschieht durch eine

Tabelle 9.2: Eine angemessene Transfermethode auswählen.

Folgende Fragen helfen bei der Wahl einer angemessenen Transfermethode:
1. **Kann die Person im Sitzen das Gleichgewicht halten? Wie viel Hilfe benötigt sie, um aufrecht sitzen zu können?** Für einen sicheren Transfer einer Person mit schlechtem Sitzgleichgewicht werden möglicherweise zwei Hilfspersonen benötigt.
2. **Wie lange kann die Person beschwerdefrei sitzen?** Dies zu ermitteln ist für die Planung wichtig. Eine kurze Sitztoleranzspanne erfordert einen effizienten, gut vorbereiteten Transfer.
3. **Können die Beine der Person ihr Gewicht tragen?** Angemessene Transfermethoden für Leute mit wenig Kraft in den Beinen sind der Rutschtransfer, der Transfer mit dem Gleitbrett oder mit dem Hilfstuch.
4. **Wie steht es um die Hautempfindlichkeit der Person?** Kann sie schadlos auf unterschiedlichen Oberflächen sitzen? Das Assessment der Hautempfindlichkeit ist der erste Schritt zur Minimierung von Hautabschürfungen und -rissen. Der zweite Schritt besteht darin, die Oberflächen aller für den Transfer benötigten Gerätschaften zu polstern.
5. **Welche Utensilien werden für den Transfer und die gewählte Körperpflegemethode benötigt?** Braucht die Person beispielsweise eine Rückenlehne, abnehmbare Armstützen oder ein Badetuch zum Abpolstern der Pflegehilfen (z. B. des Gleitbretts)?

Wiegebewegung, indem das Gewicht von einer Hüfte auf die andere verlagert wird. Sie können vor der Person in die Hocke gehen und ihre Hüfte mit einer Hand von hinten unterstützen. Dann wird eine Seite nach vorn geschoben, je nach Bedarf abwechselnd.

- Die Füße der Person werden zurückgestellt, bis die Zehen direkt unter den Knien stehen.
- Bitten Sie die nun die Person, sich aufzurichten und nach vorn zu beugen, bis sich die Schultern über den Zehen befinden.

Setzen Sie nun einen Bewegungsimpuls, damit sich die Person, falls möglich, mit beiden Händen von der Sitzfläche (von den Armlehnen) hochdrückt.

Verwenden Sie immer das gleiche Signal, damit die Person weiß, wann sie sich bewegen soll. Hilfreich sind drei wiegende Bewegungen und das verbale Signal «eins, zwei, drei», wobei auf «drei» die Bewegung stattfindet. Die Phase der Wiegebewegungen trägt zur Entspannung von Menschen bei, die steif und rigide sind, und erleichtert das Vorwärtsneigen. Sie müssen der Person aus dem Weg gehen, wenn sie sich nach vorne beugt, indem Sie Ihren Schwerpunkt nach unten verlagern, in die Hocke gehen und den Rücken gerade halten.

Wenn Sie sich die Zeit nehmen, den Transfer zu planen, können Sie unnötiges Heben der Person vermeiden. Auch wenn die Person möglicherweise nicht versteht, was Sie von ihr wollen, kann das Rutschen und Nach-vorn-Beugen dazu führen, dass sie instinktiv aufsteht. Kognitiv eingeschränkte Menschen verstehen besser, was von ihnen erwartet wird, wenn Sie ihnen helfen, die richtige Startposition einzunehmen. Diese Strategie ist auch ein kleines Krafttraining für Arme und Beine.

9.3.6 Spezifische Transfermethoden

Die Reihenfolge der hier vorgestellten Methoden orientiert sich an den Fähigkeiten der Person, die von «sehr unabhängig» bis «abhängig» reichen.

Transfer zum Rollator oder Gehbock

Ziel
Unterstützung einer Person, die einen Rollator oder Gehbock braucht, beim Stehen, Drehen und Sitzen.

Fertigkeiten
Für Menschen, die das Gleichgewicht einigermaßen halten können und ausreichend Kraft in den Armen und Beinen haben. Meist ist nur eine Pflegeperson erforderlich.

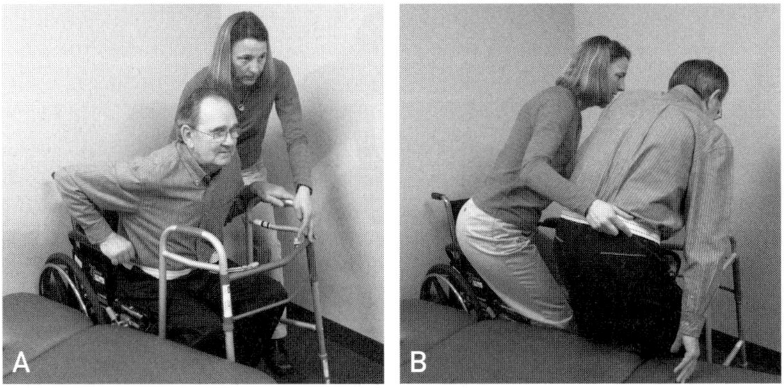

Abbildung 9.5: Transfer zum Gehwagen (a + b).

Durchführung

a. Die Person in die Ausgangsposition bringen: Bitten Sie die Person, nach vorne zu rutschen, ihre Zehen unter die Knie zu stellen und sich nach vorn zu beugen, bis die Nase über den Zehen ist.

b. Legen Sie der Person einen Transfergurt um die Taille.

c. Stellen Sie sich seitlich und leicht hinter die Person. Wenn eine Person mit einem Rollator das Gleichgewicht verliert, fällt sie fast immer nach hinten.

d. Bitten Sie die Person, sich von der Sitzfläche hoch zu drücken, mindestens mit einem Arm. Sie sollte sich nicht am Rollator hochziehen – er könnte kippen.

e. Wenn die Person steht, fasst sie mit beiden Händen den Rollator, um im Gleichgewicht zu bleiben.

f. Dann dreht sich die Person um, zur nächsten Sitzfläche, hält sich am Rollator fest und geht zurück, bis sie mit den Rückseiten beider Beine den Sitz berührt.

g. Bitten Sie die Person, sich zu setzen, indem sie die Hüften nach vorn neigt, mit beiden Händen nach hinten fasst und die Sitzfläche (oder die Armlehnen) berührt. Jetzt soll sie sich langsam setzen und dabei die Knie kontrolliert beugen.

Stand-Spiral-Transfer

Ziel

Unterstützung einer Person beim Aufstehen, sich ohne Rollator zu drehen und niederzusetzen.

Fertigkeiten

Für Menschen, die ein paar kleine Schritte machen und dabei ihr Gewicht tragen können.

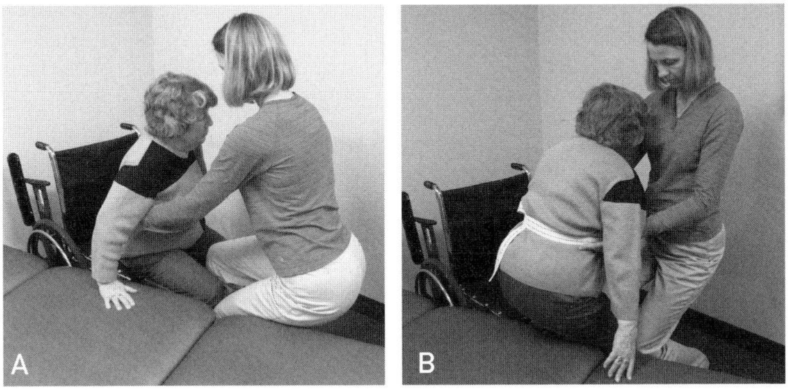

Abbildung 9.6: Stand-Spiral-Transfer (a + b).

Durchführung

a. Die Person in die Ausgangsposition bringen: Bitten Sie die Person, nach vorne zu rutschen, ihre Zehen unter die Knie zu stellen und sich nach vorn zu beugen, bis die Nase über den Zehen ist.

b. Legen Sie der Person als nächstes einen Transfergurt um die Hüften, wie in Abbildung 9.6 zu sehen ist.

c. Stellen Sie sich vor die Person und blockieren Sie ihr Knie, indem Sie ein Knie vor und eines seitlich davon platzieren (Abb. 9-3).

d. Fassen Sie den Transfergurt und bringen Sie die Person mit Hilfe von Schaukelbewegungen nach vorn. Zählen Sie dabei «eins, zwei, drei», auf drei erfolgt die Bewegung. Bei jeder Schaukelbewegung soll sich die Person weiter nach vorn beugen, bis sich die Schultern über den Zehen befinden. Erst dann kann sie «abheben». Während sich die Person nach vorn beugt, sollten Sie einen Schritt zurück gehen und den Rücken gerade halten (als würden Sie auf einem Stuhl sitzen).

e. Auf «drei» helfen Sie der Person aufzustehen, indem Sie ihre Hüften mit dem Gurt unterstützen und deren Knie mit Ihren Knien blockieren.

f. Wenn die Person steht, sollte sie sich an einem zweiten Gurt an *Ihrer* Hüfte festhalten können, während sie eine kleine Drehung macht und sich rückwärts der zweiten Oberfläche nähert.

g. Dann setzt sich die Person nieder, indem sie zuerst die Hüften nach vorn beugt, mit den Händen nach hinten die Armstützen ergreift oder die Hände auf die Sitzfläche legt, und sich anschließend langsam niederlässt.
Unterstützen Sie die Person während des gesamten Vorgangs, indem Sie ihren Transfergurt festhalten und gleichzeitig ihr Knie blockieren, damit es nicht einknickt.

Rutschtransfer mit Parallelbewegungen

Diese Methode ist rückenschonend, weil sie ohne Drehbewegung auskommt und den gesamten Transfer mit mehreren kleinen Bewegungen bewältigt, wobei sich die Pflegeperson und die zu transferierende Person bei Bedarf stets neu positionieren können. Die Bewegungen sind kleiner und langsamer, was die Angst der Person, beim Transfer zu stürzen, reduziert. Der Rutschtransfer stellt nur geringe Anforderungen an die Person und schließt Verletzungen der Hüften, Knie und Knöchel aus, die beim traditionellen Stand-Spiral-Transfer gefährdet sind.

Ziel
Unterstützung einer Person, durch zwei bis vier kleine Rutschbewegungen von einer Sitzfläche zur anderen zu gelangen, nicht wie beim Stand-Spiral-Transfer mit einer einzigen Bewegung. Ideal für Transfers zum Bett, Stuhl, Toiletten- oder Duschstuhl.

Fertigkeiten
Für Menschen, die den Oberkörper kontrollieren und im Sitzen das Gleichgewicht halten können. Braucht jemand Unterstützung beim Sitzen, werden für diesen Transfer zwei Pflegepersonen benötigt.

Durchführung mit einer Pflegeperson

a. Bringen Sie die Person in die Ausgangsposition: Bitten Sie die Person, nach vorne zu rutschen, ihre Zehen unter die Knie zu stellen und sich nach vorn zu beugen, bis die Nase über den Zehen ist. Entfernen Sie die Armstützen. Sie sind hinderlich, weil kleine Bewegungen durchgeführt werden und die Person sonst nicht sehr hoch kommt.

b. Legen Sie der Person den Transfergurt im unteren Hüftbereich an, im 45°-Winkel zur Sitzfläche (s. **Abb. 9-7**). Schätzen Sie vor der ersten Rutschbewegung die Entfernung ein und informieren Sie die Person, wie viele Rutschbewegungen dafür vermutlich erforderlich sind.

c. Schaukeln Sie die Person dreimal nach vorn, wobei auf «drei» das Gesäß leicht «abhebt» und einige Zentimeter seitwärts rutscht. Fassen Sie den Transfergurt und lenken Sie die Person damit. Die Oberfläche kann zum Schutz der Haut mit einem gefalteten Tuch oder einer gefalteten Decke gepolstert werden.

d. Bringen Sie Ihre Füße und die Füße der Person wieder in die richtige Position und wiederholen Sie den Vorgang zweimal oder mehrmals, bis die Person auf der zweiten Oberfläche Platz genommen hat.

Durchführung mit zwei Pflegepersonen
Die erste Pflegende steht vor der Person. Sie gibt die Anweisungen, um die Person nicht zu verwirren. Die zweite Pflegende stützt von hinten ihren Rücken.

Ihre Aufgabe besteht darin, den Oberkörper der Person zu stabilisieren und ihr beim Vorbeugen zu helfen.

a. Bringen Sie die Person in die Ausgangsposition: Bitten Sie die Person, nach vorne zu rutschen, ihre Zehen unter die Knie stellen und sich nach vorn zu beugen, bis die Nase über den Zehen ist. Entfernen Sie die Armstützen. Sie sind hinderlich, weil kleine Bewegungen durchgeführt werden und die Person sonst nicht sehr hoch kommt.
b. Die zweite Pflegende stellt sich hinter die Person im Rollstuhl oder steigt aufs Bett, um sie von hinten zu stützen und ihr beim Vorbeugen der Schultern zu helfen. Sie legt die Hände unter die Sitzhöcker der Person und benutzt bei Bedarf ein Schutztuch. Das stabilisiert den Oberkörper der Person und die Schultern bleiben in gerader Linie über den Füßen.
c. Der Transfergurt wird angelegt wie oben beschrieben.
d. Die Pflegende an der Vorderseite blockiert das Knie der Person.
e. Die Pflegende an der Rückseite verstärkt während der Schaukelphase mit ihren Schultern das Vorbeugen. Sie legt eine Hand unter den Sitzhöcker, um den Oberkörper gerade zu halten, während die Hilfsperson an der Vorderseite den Rutschvorgang mit dem Transfergurt lenkt.
f. Die beiden Pflegenden positionieren sich und die Person abwechselnd nach jedem Rutschvorgang neu, um eine gute Bewegungstechnik beizubehalten. Die Pflegende an der Vorderseite führt die ganze Zeit über die Knieblockade durch.

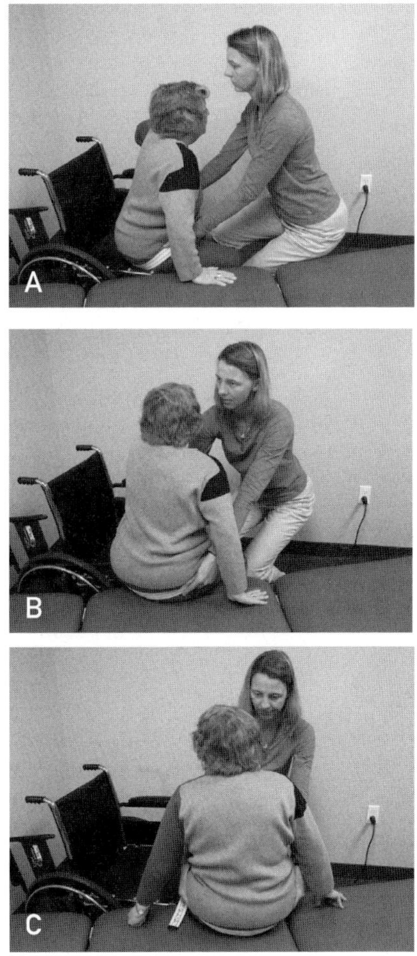

Abbildung 9.7: Rutschtransfer – mit einer Hilfsperson (a + b + c).

■ Der persönliche Pflegetipp

Solchen Transfers ist mein Körper erheblich besser gewachsen. Man spürt wirklich einen Unterschied. Der Lenkgurt beispielsweise wird bei einem Transfer sonst meist um die Taille der Person gelegt. In diesem Haus legen wir ihn um die Hüften, und das erleichtert die Sache erheblich, sowohl für das Personal als auch für die Person, die bewegt wird. Die Hebelwirkung ist einfach wesentlich besser.

Deanna Peacock (CNA, Providence Benedictine Nursing Center, Mt. Angel, OR)

Transfer mit dem Gleitbrett

Ziel

Unterstützung einer abhängigeren Person, von einer Sitzfläche zur anderen zu gleiten, aufrecht sitzend, wie bei der Rutschmethode. Geeignet für Transfers zum Bett oder zum Stuhl, zum Toiletten- oder Duschstuhl, sofern die Armstützen abnehmbar sind.

Fertigkeiten

Diese Methode ist für abhängigere Personen geeignet. Das Gleitbrett ist etwa 25 cm breit und 50 cm lang und hält das Gewicht der Person aus. Es dient der Überbrückung des Abstands zwischen zwei Oberflächen und bietet während des Transfervorgangs eine feste Unterstützung. Wie beim Rutschtransfer, können mit dem Gleitbrett eine oder zwei Pflegepersonen arbeiten. Der Transfer mit dem Gleitbrett funktioniert am besten, wenn die Person bekleidet ist oder ein Hilfstuch verwendet wird. Weniger gut funktioniert er, wenn die Person nackt und nass ist. Zusätzliche Vorsichtsmaßnahmen sind zu ergreifen, wenn diese Technik in Zusammenhang mit der Körperpflege eingesetzt wird. In Tabelle 9-3 finden Sie Tipps für den Hautschutz während eines Transfers.

Durchführung mit einer Pflegeperson

a. Bringen Sie die Person in die Ausgangsposition: Bitten Sie die Person, nach vorne zu rutschen, ihre Zehen unter die Knie stellen und sich nach vorn zu beugen, bis die Nase über den Zehen ist. Entfernen Sie die Armstützen. Sie sind hinderlich, weil kleine Bewegungen durchgeführt werden und die Person sonst nicht sehr hoch kommt. Legen Sie der Person den Gurt an den unteren Hüftbereich.

b. Gleitbrett platzieren: Bitten Sie die Person, sich auf die andere Seite zu lehnen. Heben Sie das Bein vorsichtig am Knie hoch. Schieben Sie das Brett unter in Richtung Sitzhöcker. Das Brett soll nichts einklemmen oder drücken. Fragen Sie die Person, ob ihr dabei etwas weh tut. Das Gleitbrett liegt unter der Gesäßhälfte und überbrückt den Abstand zum angestrebten Sitzplatz (s. Abb. 9-8).

Tabelle 9.3: Tipps für den Hautschutz während eines Transfers.

- Gleitbrett vor dem Einsatz mit einem Kopfkissenbezug oder einer Zellstoffunterlage polstern
- Oberfläche mit Talkumpuder gleitfähig machen. Puder absorbiert die Hautfeuchtigkeit und reduziert die Reibung.
- Genitalien des Mannes mit einem Suspensorium vor Quetschungen bei der Reinigung der Analregion schützen. Man kann die Genitalien während des Transfers auch mit einem Kopfkissenbezug sichern (zwischen seine Beine gelegt, wie ein Slip), der dann durch die Öffnung im Duschstuhl vorsichtig entfernt und wieder angelegt wird.

c. Blockieren Sie ein Knie der Person mit Ihren beiden Knien.

d. Schaukeln Sie die Person dreimal, damit sie sich leichter nach vorn beugen kann. Zählen Sie eins, zwei, drei, dann wird «abgehoben». Die Person rutscht unter Ihrer Führung über das Brett.

e. Nach erfolgtem Transfer wird das Gleitbrett entfernt, indem die Person ihr Gewicht auf die andere Seite verlagert und Sie ihr Bein vorsichtig anheben.

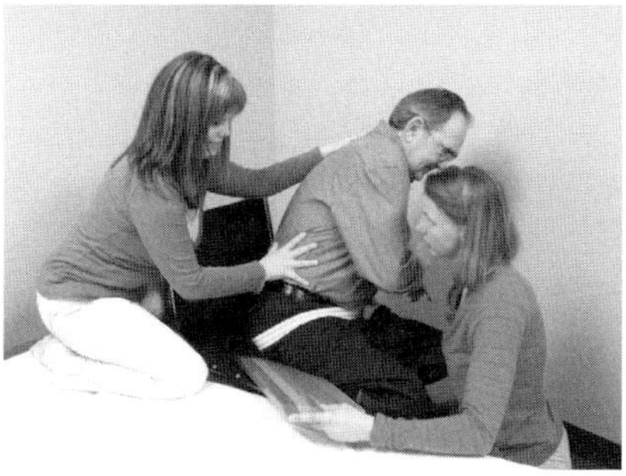

Abbildung 9.8: Platzierung des Gleitbretts – mit zwei Hilfspersonen.

Durchführung mit zwei Pflegepersonen

a. Die zweite Pflegende soll von der Rückseite her unterstützen, wie bereits bei der Rutschmethode beschrieben (s. **Abb. 9.9a** und **Abb.9.9b**, Seite 186).

b. Die zweite Pflegende legt eine Hand flach auf das Gleitbrett und stabilisiert es, damit es während des Transfers nicht verrutscht, was meist bei der ersten Bewegung passiert.

Transfer mit dem Hilfstuch

Ziel

Die Unterstützung durch einen Transfergurt kann der Person unangenehm oder aus medizinischen Gründen kontraindiziert sein (etwa bei einem Bauchschnitt, einer Magensonde oder einem Stomabeutel). Diese Methode eignet sich für abhängigere Personen, die im unbekleideten Zustand von einem Toiletten- oder Duschstuhl mit abnehmbaren Armstützen transferiert werden sollen.

Fertigkeiten

Bei abhängigeren Personen einsetzen. Die Führung erfolgt nicht mit einem Transfergurt, sondern mit einem Hilfstuch. Ein Tuch, etwa ein zusammengerolltes Bettlaken, ist angenehmer, weil es den Druck auf eine größere Fläche verteilt. Dieser Transfer kann mit einer oder zwei Pflegepersonen durchgeführt werden.

Durchführung mit einer Pflegeperson

a. Bringen Sie die Person in die Ausgangsposition: Bitten Sie die Person, nach vorne zu rutschen, ihre Zehen unter die Knie stellen und sich nach vorn zu beugen, bis die Nase über den Zehen ist. Entfernen Sie die Armstützen. Sie sind hinderlich, weil kleine Bewegungen durchgeführt werden und die Person sonst nicht sehr hoch kommt. Achtung – bei diesem Transfer wird kein Gurt benutzt.

b. Falten Sie ein Laken der Länge nach zu einem etwa 12 bis 15 cm breiten Band. Legen Sie das Band um das Becken der sitzenden Person. Knoten Sie das Laken an der Vorderseite zu einem Ring, auf dem die Person sitzen kann.

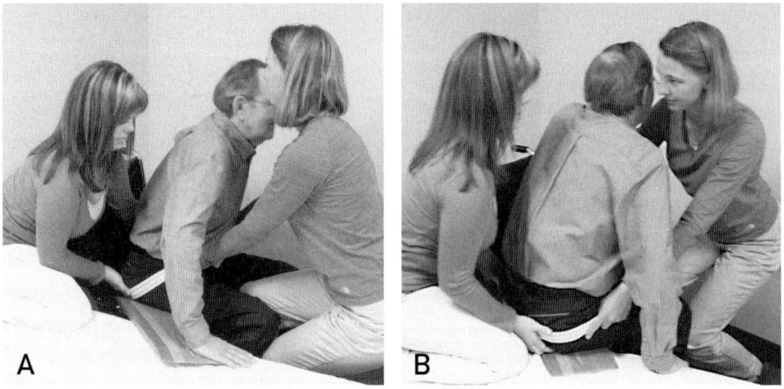

Abbildung 9.9: Transfer mit dem Gleitbrett – mit zwei Hilfspersonen (a + b).

c. Blockieren Sie die Knie der Person.

d. Ziehen Sie das Band fest um die Person, so dass es eng anliegt und gut sitzt. Eine Hand hält das Hilfstuch an einer Seite zusammen, auf Höhe der Hüftknochen der Person. Die andere Hand hält den Knoten an der anderen Hüfte fest. Die Hebelwirkung erfolgt durch die eng anliegende Seite.

e. Schaukeln Sie die Person nach vorn. Sie soll zwei-, dreimal oder öfter jeweils ein kleines Stück nach vorn rutschen, wie bei der Rutsch- und Gleitbrettmethode beschrieben. Nach erfolgtem Transfer lässt sich das Hilfstuch leicht abnehmen.

Durchführung mit zwei Pflegepersonen

a. Die zweite Pflegende unterstützt den Transfer genau wie bei der Rutsch- und Gleitbrettmethode. Sie befindet sich wieder hinter der Person und schiebt die Hände unter ihr Gesäß. Die zweite Hilfsperson fasst das Hilfstuch nicht an, weil es abrutschen könnte (**Abb. 9.10a** und **Abb. 9.10b**).

9.3.7 Therapeutische Transfers zur Gewohnheit machen

Ein gründliches Transfertrainingsprogramm ist die effektivste Strategie zur Einführung therapeutischer Transfers, die dann auch die Häufigkeit und Kosten von Rückenverletzungen beim Pflegepersonal reduzieren. Dies setzt voraus, dass Richtlinien ausgegeben und deren Umsetzung überwacht werden. Therapeutische Transfers erhalten die Pflegequalität und das Wohlbefinden der Pflegenden. Es folgen nun einige Tipps zur Durchführung eines Transfertrainings:

- Erklären Sie Transfertrainingskurse für alle Personen, die in irgend einer Weise mit der Betreuung hilfsbedürftiger Menschen zu tun haben, zur *Pflicht*, also für Pflegefachpersonen, PflegeassistentInnen, Fachpersonen im technischen

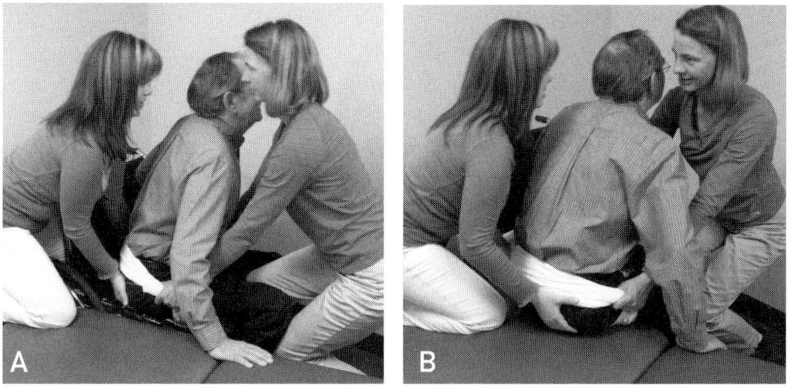

Abbildung 9.10: Transfer mit dem geknoteten Hilfstuch – mit zwei Hilfspersonen (a + b).

Dienst, sowie Pflegedienstleitung und Pflegeheimleitungen. Grundsätze, Wertvorstellungen und Erwartungen fallen bei einem inklusiven Ansatz auf fruchtbareren Boden.

- In den Unterrichtsstunden soll Zeit für Instruktionen und praktische Übungen sein. Die Teilnehmenden üben die Transfertechniken unter Anleitung der Lehrperson.
- Bieten Sie Grundkurse und Kurse für Fortgeschrittene an. In den Aufbaukursen sollen Fallbeispiele gegeben werden und Rollenspiele stattfinden. Die Gruppe soll Lösungen für schwierige Situationen erarbeiten, die in der Praxis mit «richtigen Leuten» auftreten. Dadurch werden die Aufbaukurse zu «Fallbesprechungen» und zu berufsbegleitenden Lerngelegenheiten.
- Grund- und Aufbaukurse sollen monatlich angeboten werden. Geben Sie allen Teilnehmenden eine schriftliche Zusammenfassung der Kursinhalte an die Hand und verlangen Sie die Einhaltung dieser Standards auf den Stationen.
- Arbeiten Sie mit unterschiedlichen Interventionen, damit die Kurse in Schwung bleiben, wie in Tabelle 9-4 genannt.

Der persönliche Pflegetipp

Was ich in anderen Einrichtungen beobachte, halte ich für unsicher. Es wirkt auf mich, als würden die Leute ohne Vorwarnung auf ihre Stühle geschubst. Ich habe diese neuen Techniken gelernt und fühle mich nun erheblich kompetenter. Ich setze bessere Bewegungstechniken ein, gehe öfter in die Hocke und verlagere das Gewicht auf die Beine, nicht auf den Rücken. Das tut meinem Rücken wirklich gut.

Kim McCollum (CNA, Providence Benedictine Nursing Center, Mt. Angel, OR)

Tabelle 9.4: Strategien zur Verbreitung sicherer Transfermethoden.

für die hausinternen Fortbildungen allgemein interessante Themen wählen	• **«Wir halten uns fit!»** Rückenübungen für das Pflegepersonal für bessere Haltung und zur Kräftigung der Rückenmuskulatur • «Die Vor- und Nachteile mechanischer Hebehilfen – wann und wie sie eingesetzt werden» Richtlinien zum sorgfältigen Assessment der Notwendigkeit festlegen und diskutieren • «Mit kognitiv eingeschränkten Menschen kommunizieren» Dafür eine Geriatrie- oder Psychiatriefachperson einladen
auf die Bedürfnisse der Pflegenden eingehen	• jeder einzelnen Pflegenden einen Transfergurt zur Verfügung stellen und dessen Einsatz **verpflichtend** machen • das Personal fragen, ob das Transfertraining effektiv gewesen ist
Aktivitäten unterstützen, die die stationsinterne Zusammenarbeit fördern	• den Stationen einen individuellen Fortbildungskurs für schwierig zu transferierende Personen anbieten, die leitenden Pflegenden ermuntern, Lösungen für Probleme zu finden und PflegeassistentInnen bei Transfers direkt unterstützen • das Personal durch Beschilderungen und griffbereite Informationsblätter detailliert über individuelle Transfermethoden instruieren • den Einsatz der richtigen Technik bei schwierigen Transfervorgängen mit der Videokamera aufzeichnen und das Video der Station überlassen, damit es das Personal noch einmal gemeinsam anschauen kann
die Wahl der richtigen Transfermethoden als Teil des Qualitätssicherungsprogramms evaluieren	• mit Hilfe des Transferverlaufsbogens feststellen, ob die Transfermethoden den individuellen Bedürfnissen der Bewohnerinnen und Bewohner entsprechen • Zwischenfällen beim Transfer von Personen und transferbedingten Verletzungen des Pflegepersonals nachgehen und bei Bedarf intervenieren • allen Beteiligten die Ergebnisse der Nachforschungen mitteilen

9.4 Fazit

Bei einem therapeutischen Transfer wird die Person so unterstützt, dass sie ihre verbliebenen Fertigkeiten einsetzen und erhalten kann. Dieser Ansatz setzt gute Bewegungstechniken, Sicherheitsbewusstsein und frühzeitige Information der zu transferierenden Person voraus. Ob eine spezifische Transfermethode geeignet ist oder nicht, hängt von der Kraft und dem Koordinationsvermögen der Person ab. Der Transferverlaufsbogen (*Transfer Progression Continuum*) stellt verschiedene Transfermethoden dar, die dem steigenden Hilfebedarf der Person bei sich verschlechterndem Zustand gerecht werden. Ob ein Transfertrainingsprogramm erfolgreich ist oder nicht, hängt von der Pflegedienstleitung und Verwaltung einer Einrichtung ab. Wenn therapeutische Techniken praktiziert und verbreitet werden, gewinnen alle.

Literaturverzeichnis (engl.)

Wood, J., Raudsepp, T., Miller, L., & Dazey, E. (2000). Improving resident transfers. *Nursing Homes: Long Term Care Management*, *49*(2), 68, 70, 72.

10 Die räumliche Umgebung gestalten

Margaret P. Calkins

Das Waschen, Duschen und Baden geschieht meist in einem Raum, der bestimmte visuelle, auditorische, olfaktorische, thermische und strukturelle Eigenschaften besitzt. Auch die Größe des Raums kann entweder Probleme verursachen, oder aber die Unabhängigkeit der Person unterstützen und die Arbeit der Pflegeperson erleichtern. Die Frage der angemessenen Raumgröße stellt sich in jedem Setting (zu Hause, in Einrichtungen des betreuten Wohnens und in Pflegeheimen). Unterschiede gibt es lediglich in den Details. Wenn nicht anders vermerkt, sind die Vorschläge in diesem Kapitel für alle Pflegesettings relevant. Die Anregungen beziehen sich auf die Anpassung bereits vorhandener Bäder, aber auch auf Sanitärräume, die neu eingerichtet werden. Weil die Ausstattung und das Zubehör von Badewannen und Duschen in einem eigenen Kapitel behandelt werden, befasse ich mich hier ausschließlich mit der räumlichen Umgebung, in der die Körperpflege stattfindet. Ich meine dabei stets den speziellen Raum, in dem man sich wäscht, duscht oder badet, nicht andere Räume, in denen Ganzkörperwaschungen oder andere Formen der Körperpflege durchgeführt werden.

Da wir die Umgebung primär durch unsere Sinne wahrnehmen, orientiert sich dieses Kapitel an den sensorischen Gegebenheiten. Dabei liegt der Schwerpunkt immer auf der Frage, wie die Person, die dort gewaschen, geduscht oder gebadet wird, das Setting empfindet. Der zweite Fokus richtet sich auf die Frage, inwiefern die Umgebung die Arbeit der Pflegeperson zu erleichtern vermag. Um sich in die Lage der hilfebedürftigen Person versetzen zu können, sollten Sie die in der **Darstellung 10-1**, s. Seite 192) vorgeschlagenen Übungen durchführen.

Wenn Sie sich einmal in die Situation einer Person mit Demenz hineinversetzt haben, wissen Sie vermutlich, welche Umgebungsveränderungen anstehen.

■ **Darstellung 10.1:** Körperpflege erfahren – ein Selbstversuch.

Versetzen Sie sich in die Lage einer Pflegeempfängerin/eines Pflegeempfängers und erleben Sie Körperpflege aus ihrer/seiner Sicht:

- Setzen Sie eine Sonnenbrille auf, deren Gläser mit etwas Vaseline verschmiert sind.
- Jemand soll Sie in einem weit vom Stationsbad entfernten Zimmer entkleiden, in ein Leintuch wickeln und im Rollstuhl oder Duschstuhl ins Bad schieben.
- Jemand soll Sie jetzt waschen, duschen oder baden.
- Denken Sie an Ihre visuellen Eindrücke – was sehen Sie beim Betreten des Raums, während Sie in der Wanne oder in der Dusche sind?
- Wie ist die Beleuchtung? Blendet das Licht?
- Wie steht es mit der akustischen Umgebung? Welche Geräusche herrschen vor?
- Wie riecht der Raum?
- Ist die Raumtemperatur angenehm?
- Stellen Sie sich nass und nackt auf die Bodenfließen. Wie angenehm ist das?

10.1 Die optische Umgebung

In den meisten Langzeitpflegeeinrichtungen sind die Bäder sterile, förmliche und furchterregende, mit eigenartigen Gerätschaften vollgestellte Orte – Wannen mit mechanischen Hebevorrichtungen oder einer Seitenwand, die sich öffnet wie ein gefährlicher Schlund, mit Stühlen auf Rädern und Liegen mit Hebeln, die an Baukräne erinnern. Manchmal stehen dort auch unaufgeräumte Putz- oder Verbandswägen, Personenwaagen, Reserverollstühle und Materialvorräte im Weg herum. In Privatwohnungen sind sperrige Gerätschaften vermutlich seltener, dafür sind Regale, Simse und andere Oberflächen oft mit Pflegeprodukten überladen – drei, vier Arten Shampoo, Haarspülungen, Seifen, mehrere Bürsten und Kämme, ein Fön, Schuhputzzeug, Haarfärbesets – eine endlose Liste. Kein Wunder, dass sich die unterstützungsbedürftige Person weigert, diesen Raum zu betreten! In Pflegeheimen und betreuten Wohneinrichtungen gibt es inzwischen den positiven Trend, jedem Bewohnerzimmer eine eigene Nasszelle mit den nötigen Sanitäranlagen anzugliedern. Wenn der Raum nur von ein oder zwei Leuten benutzt wird, und das Personal darauf achtet, dass sich die Anzahl der dort aufbewahrten Produkte und Geräte in Grenzen hält, kann er aufgeräumt und durchaus freundlich wirken. Wenn Sie in einer solchen Einrichtung leben oder arbeiten und Körperpflege unter den gegebenen Umständen schwierig ist, können verschiedene Strategien Abhilfe schaffen. Sorgen Sie für Übersichtlichkeit und Ordnung; das ist die erste Regel.

In Pflegeheimen mit Gemeinschaftsbädern bedeutet dies:

- nicht benötigte Gerätschaften aus dem Bereich, in dem die Körperpflege stattfindet, entfernen
- Ordnung schaffen oder Unordnung verstecken – hübsche Behälter für persönliche Toilettenartikel verwenden und dafür sorgen, dass auch das Aufbewahrungsschränkchen nett aussieht
- eine Trennwand einbauen oder einen hübschen Vorhang anbringen, um den Stauraum oder das Materiallager zu verdecken.

In Privatwohnungen bedeutet dies:

- Sachen im Schrank aufbewahren, nicht auf den Schrank oder das Regal stellen
- die Zahl der im Bad vorhandenen Pflegeprodukte möglichst gering halten
- einen zusätzlichen Schrank zur Aufbewahrung von Toilettenartikeln und Handtüchern einbauen lassen (**Abb. 10-1**)
- jeder Person einen Korb für die persönlichen Pflegeartikel zuteilen und den Korb im eigenen Schlafzimmer aufbewahren, falls nötig
- Spiegel verbergen – *aber nur, wenn sie Probleme verursachen*
  - eine bunte Plastikfolie mit Klettband oder Magnetstreifen anbringen
  - mit einer Tapete abdecken.

Wenn Sie das visuelle Durcheinander eliminiert, d. h. überflüssige Sachen und Vorräte beiseite geräumt haben, wird im zweiten Schritt der Raum visuell angenehmer gestaltet und dafür gesorgt, dass die Person möglichst selbstständig zurecht kommt. Das lässt sich mit verschiedenen Maßnahmen erreichen:

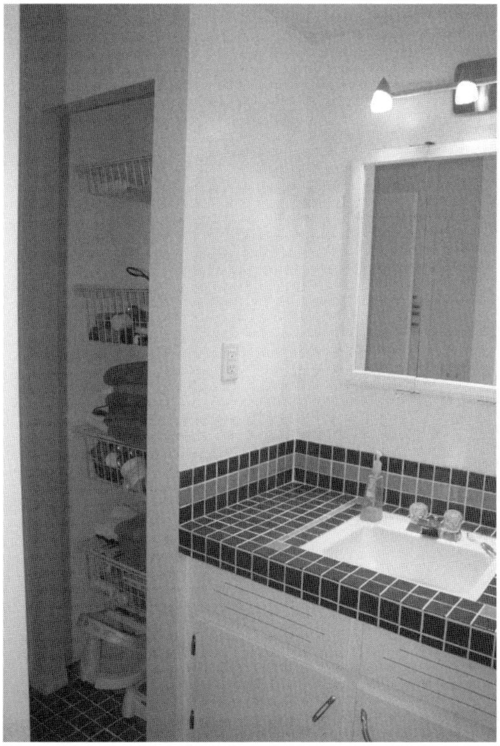

Abbildung 10.1: Beispiel für ein gutes Aufbewahrungssystem im Bad.

- Verändern Sie das Aussehen des Raums durch
  - ein Bild an der Wand, das von der Badewanne aus zu sehen ist
  - ein Regal mit Ziergegenständen
  - die Aufbewahrung persönlicher Toilettenartikel in einem Schrank mit einer hübsch bemalten Tür
  - Wände in hellen, freundlichen Farben (warme Farben reflektieren auf die Haut und lassen die Leute gesünder aussehen, während sie bei Grün- und Blautönen eher fahl wirken)
  - gemusterte Vorhänge (einfarbige sind nicht so günstig).
- Verdecken Sie alle benötigten, aber «offiziell» wirkenden Elemente:
  - Befestigen Sie das Blatt mit den Vorschriften/Hinweisen für das Personal an einer weniger auffälligen Stelle.
  - Bringen Sie das Steuergerät außer Sichtweite oder hängen Sie einen Vorhang davor.
- Bringen Sie Farbe und Muster in den Raum durch
  - dekorative Fließen – es gibt welche, die man über die vorhandenen Fließen kleben kann
  - Tapetenabschlussborten oder Schablonenmusterbänder auf Augenhöhe einer Person, die in der Wanne liegt oder in der Dusche steht. Beliebt sind Motive, die mit Wasser zu tun haben (Strand, Meer, Fische, Pinguine).
  - evtl. eine bemalte oder dekorierte Zimmerdecke.
- Sorgen Sie für visuelle Kontraste durch:
  - Verstärkung der Kontraste an den Rändern, damit sie der Person mit Demenz eher auffallen:
    - ein dunklerer Fußboden hebt die Wannenränder besser hervor
    - das obere Ende des Wannenrands mit einem Klebeband markieren
    - Fußboden und Wände der Dusche in verschiedenen Farben
    - Ziergegenstände in bunten, hellen Farben
- Visuelle Kontraste vermeiden bei Gegenständen, die die Person mit Demenz nicht sehen soll. Beschilderungen oder Instruktionen für das Personal beispielsweise sollten unauffällig mit dem Hintergrund harmonieren.
- Die Unabhängigkeit von Personen mit Demenz fördern:
  - der Person, die ein Bad nehmen will, ein laminiertes Blatt aushändigen, auf dem die einzelnen Schritte des Badevorgangs dargestellt sind, oder das Blatt an die Wand hängen
  - dafür sorgen, dass diese Blätter an einem leicht zugänglichen Platz in Wannen- oder Duschnähe aufbewahrt werden.

Schließlich ist die Beleuchtung des Badezimmers ein weiterer wichtiger Faktor. Der Raum muss hell sein – besonders im Wannen- oder Duschbereich – damit Sie sehen, ob die Person tatsächlich sauber wird. Lehnt sich die Person während der Körperpflege zurück oder liegt sie auf einem fahrbaren Duschwagen, darf sie nicht geblendet werden. Legen Sie sich selbst in die Wanne oder auf den Duschwagen, um festzustellen, was Ihr Schützling bei der Körperpflege vor Augen hat.

- Tipps für die Beleuchtung
  - hell genug, damit keine dunklen Schatten entstehen
  - das Licht darf einer Person im Liegen oder beim Zurücklehnen nicht in direkt in die Augen scheinen
  - evtl. mit Wandleuchtern oder indirekter Beleuchtung arbeiten
  - Dimmer oder Regler installieren, um die Lichtstärke den individuellen Bedürfnissen anpassen zu können
  - mehrere verschiedene Lichtquellen installieren, die sich einzeln an- und ausschalten lassen
  - Warmlichtlampen verwenden – dann sehen die Leute gesünder aus, nicht so blass oder fahl.

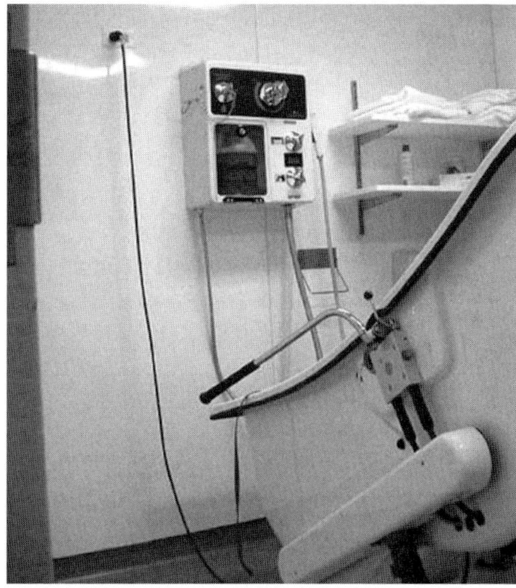

Abbildung 10.2: Sichtbares Steuergerät.

Werden alle diese Grundsätze beherzigt, sieht das Badezimmer einladend und freundlich aus, wird die Person, die es benutzt, nicht unnötig abgelenkt, und Pflegepersonen, die sie bei der Körperpflege unterstützen, die Arbeit erleichtert.

10.2 Die akustische Umgebung

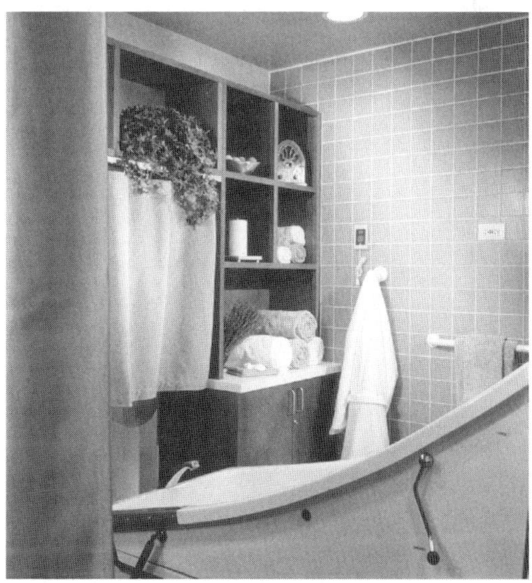

Abbildung 10.3: Verdecktes Steuergerät.

Geräusche lenken ab und können die Person, die gebadet wird, verwirren und beunruhigen. Es gibt grundsätzlich zwei Möglichkeiten, Badezimmergeräusche zu reduzieren. Erstens kann man den Lärm an der Quelle abstellen. Deshalb lautet die oberste und wichtigste Regel: Nie mehr als eine Person gleichzeitig baden, waschen oder duschen. Das betrifft besonders Menschen, die sich ungern waschen oder waschen lassen. Die Geräusche aus einer anderen Badewanne, der Dusche nebenan oder Gespräche (die oft recht laut geführt werden, um das Wasserrauschen zu übertönen), können äußerst verwirrend und verstörend sein. Dann kommt es entscheidend darauf an, die Intimsphäre zu wahren. Wenn Sie jemandem bei der Körperpflege behilflich sind, soll möglichst keiner den Raum betreten. Deshalb ist es so wichtig, dass Wagen für Schmutzwäsche, Materialvorräte und Reservegerätschaften möglichst nicht im Bad aufbewahrt werden. Oft genügt das Geräusch einer sich öffnenden Tür, und dass eine Person hereinkommt, um eine negative Reaktion auszulösen und die bereits eingeschränkte Intimsphäre der Person noch weiter zu gefährden.

Die zweite Möglichkeit besteht darin, den Nachhall der Geräusche zu dämpfen. Kacheln, andere harte Oberflächen und Fußböden erzeugen einen Widerhall. Deshalb wird empfohlen, schallschluckende Materialien zu verwenden, z. B. mit Stoff hinterlegte Fenster- und Duschvorhänge. Der Stoff soll, so die Faustregel, drei- oder viermal so breit sein wie die Öffnung, damit er genügend Falten wirft und maximal schalldämpfend wirkt. Man kann auch Wände und Decke mit wasser- und schimmelabweisenden Platten aus schallschluckendem Material verkleiden. Je mehr Wand- und Deckenflächen so präpariert sind, desto leiser der Raum.

Sind die negativen Geräusche und Echowirkungen unter Kontrolle gebracht, können Sie sich der therapeutischen Wirkung positiver Geräusche zuwenden und überlegen, ob etwa Musik einzusetzen ist.

Dazu einige Vorschläge:

- eine Musiksammlung verschiedener Stilrichtungen anlegen – New Age, Naturklänge, Kirchenlieder, Volksmusik, Klassik und bekannte Filmmelodien
- ein Radio oder einen CD-Player im Bad installieren
- herausfinden, wer welche Entspannungsmusik besonders mag und diese während der Körperpflege abspielen
- Melodien ausfindig machen, die Pflegeperson und Pflegeempfängerin oder Pflegeempfänger gemeinsam singen können.

Diese Tipps sind geeignet, eine für alle Beteiligten angenehme akustische Umgebung herzustellen. Bitte vergessen Sie jedoch nicht, dass jeder Mensch einen eigenen Musikgeschmack hat. Klassische Musik beispielsweise wirkt auf viele beruhigend, andere empfinden sie nur als Geräusch. Lassen Sie sich bei der Musikauswahl von den Vorlieben Ihrer Schützlinge leiten.

■ Der persönliche Pflegetipp

Ich sorge dafür, dass der Raum schön warm ist. Wenn ein Heizkörper oder ein Radiator zur Verfügung steht, stelle ich ihn an. Andernfalls lasse ich heißes Wasser laufen, bevor ich die Person ins Bad bringe, damit die Luft feuchtwarm ist, wenn wir reinkommen.

Mimi Leavenworth (Head CNA, Willametteview Convalescent Center, Portland, OR)

10.3 Die olfaktorische Umgebung

Wenn es um Körperpflege geht, denkt man meist nicht an die olfaktorische Umgebung, obwohl es im Sanitärbereich oft recht streng nach Exkrementen riecht. Wenn einem dieser Geruch entgegenschlägt, sobald man die Tür zum Bad öffnet, ist das sicher kein guter Start für eine Körperpflegemaßnahme. Dann geht es vor allen Dingen darum, die Ursache des schlechten Geruchs zu ermitteln und zu beseitigen.

Dazu einige Tipps:

- möglichst wenig verschmutzte Dinge im Bad aufbewahren (Bekleidung, Handtücher, Abfall)
- Wäschekorb und Fußboden reinigen und desinfizieren, falls es ein «Malheur» gegeben hat
- Risse und Fugen versiegeln (um die Toilette herum, an Fußleisten).

Sind negative Gerüche minimiert, können Sie über den Einsatz positiver Düfte nachdenken. Dazu einige Vorschläge:

- automatische Belüftungssysteme einsetzten, damit der Raum stets frisch riecht
- Aromatherapieöle oder reine Duftöle verwenden; Majoran, Lavendel, Ylang-Ylang und Salbei wirken beruhigend
- Duftöl ins Badewasser geben (bei Whirlpool oder Hydrotherapiewanne die Herstellerhinweise beachten)
- die Raumluft mit Duftspray verbessern
- Duftseife verwenden
- nach dem Waschen, Baden oder Duschen eine duftende Lotion oder ein wohlriechendes Öl auftragen.

Bitte bedenken Sie: Berücksichtigen Sie die individuellen Vorlieben, auch was die Düfte angeht. Das wird nicht nur die olfaktorische Umgebung verbessern, vielmehr auch die Person entspannen und ihr die Körperpflege versüßen.

10.4 Die taktile Umgebung

10.4.1 Fußboden und Wände

Wie bereits erwähnt, gibt es in Sanitärbereichen stets viele harte Oberflächen. Das ist auch sinnvoll, wegen der Feuchtigkeit und der Notwendigkeit, den Bereich nach jeder Benutzung zu reinigen. Doch harte, nasse Oberflächen sind eher kalt und wirken nicht eben anheimelnd. Wenn Sie an eine gemütliche Umgebung denken, kommen Ihnen vermutlich warme, weiche Materialien in den Sinn. Deshalb liegen bei den meisten Leuten zu Hause Teppiche oder flauschige Badematten im Waschraum und in der Toilette. Bodenfliesen sind kalt und unangenehm für die Füße – wer einmal nass und nackt auf einem Fliesenboden gestanden hat, weiß das sehr genau. Teppiche sind in Langzeitpflegeeinrichtungen wohl nicht so praktisch, aber irgend eine weiche Matte auf dem Boden kann schon sehr viel ausmachen.

Dazu einige Tipps:

- Matten mit gummierter Rückseite verwenden (waschbar und rutschfest)
- einen Kunststoffboden verlegen oder den Boden mit einem hochwirksamen Anti-Rutsch-Anstrich versehen.

Eine Möglichkeit, die taktile Umgebung während der Körperpflege zu verbessern, besteht darin, der Person einen mit warmem Wasser angefeuchteten Waschlappen oder einen Schwamm in die Hand zu geben. Das ermuntert sie vielleicht auch, selbst aktiv zu werden. Wenn Sie einen Duschstuhl oder einen Schemel verwenden, wird die Sitzfläche mit einem Handtuch bedeckt und gepolstert, damit die Person bequemer sitzt.

Sie können die taktile Umgebung auch verbessern, indem Sie die Person nach dem Baden oder Duschen in ein angewärmtes Badetuch hüllen. In vielen Einrichtungen werden handelsübliche Handtuchwärmer benutzt, von denen es zahlreiche Versionen gibt. Zuhause lässt sich der Wäschetrockner als Handtuchwärmer verwenden. Ihr Schützling wird sich verwöhnt und umsorgt fühlen!

Wenn die Person duscht, ist die Situation ein wenig anders. Wände und Boden der Dusche müssen selbstverständlich gefliest sein oder eine andere harte Oberfläche haben. Eine Gummimatte auf dem Boden der Duschwanne sorgt für eine weiche und rutschfeste Oberfläche.

10.4.2 Haltegriffe

Stabile Haltegriffe sind unabdingbar, damit die Person beim Aufrichten und Niedersitzen, sowie beim Transfer zum Duschhocker oder zur Duschbank das Gleichgewicht halten kann. Die Platzierung der Haltegriffe in Institutionen ist gesetzlich geregelt (Americans with Disability Act, ADA); allerdings hat sich herausgestellt, dass sie für ältere Menschen nicht immer an der besten Stelle angebracht sind. Das Gesetz schreibt einen Haltegriff neben der Toilette und einen oberhalb des Spülkastens vor, in einer Höhe von etwa 90 cm. Viele ältere Menschen finden, dass ein einziger Haltegriff im Winkel von etwa 45° angebracht, besser ist, weil sie dazu neigen, sich am Griff hochzuziehen, nicht so sehr dazu, ihr Gewicht auf den Griff zu verlagern. Es gibt auch schwenkbare und klappbare Haltegriffe, die es der Betreuungsperson erleichtern, bei Bedarf unterstützend einzugreifen. An der Badewanne und in der Dusche sollen horizontale Haltegriffe an der Wand befestigt sein, ebenfalls in etwa 90 cm Höhe. Bei vielen Badewannenmodellen für Pflegeeinrichtungen sind Haltegriffe bereits integriert. Ich empfehle zusätzlich einen 60 cm langen horizontal angebrachten Griff am Einstieg in die Wanne oder Dusche. Alle Haltegriffe sollen 4 cm Durchmesser und 4 cm Wandabstand haben. Weitere Überlegungen zum Anbringen von Haltegriffen:

- Weil Griffe aus Chromstahl kalt sind und kalt wirken, sind mit Schaumstoff gepolsterte vorzuziehen.
- Die Griffe sollen sich durch ihre Farbe deutlich vom Hintergrund abheben.
- Kaufen Sie 60 bis 80 cm lange Haltegriffe.
- Bringen Sie die Griffe vertikal am vorderen Rand der Wanne oder der Dusche an, damit die Person beim Einsteigen einen stabilen Halt hat.

10.4.3 Raumtemperatur

Die Temperatur des Raums, in dem die Körperpflege stattfindet, ist für das Wohlbefinden der Person entscheidend wichtig. Ältere Menschen können Zugluft schlecht vertragen und frösteln leicht. Beim Duschen wird die ganze Haut nass und kühlt schnell ab. In vielen der handelsüblichen Badenwannenmodelle sitzt die Person nur bis zur Taille im Wasser, der Oberkörper bleibt in nassem Zustand Zugluft und Kälte ausgesetzt. Deshalb soll das Bad mit einer zusätzlichen Wärmequelle ausgestattet sein. Wenn der Pflegenden fast zu warm ist und sie beinahe schwitzt, ist die Temperatur für die Person, die in diesem Raum gewaschen, geduscht oder gebadet werden soll, vermutlich genau richtig. Üblich sind Wärmelampen, Heizstrahler oder Radiatoren. Sorgen Sie dafür, dass die Wärmequelle nicht zur Gefahrenquelle wird (Verbrennung, Stromschlag). Heizgeräte mit ungeschützten Heizelementen sollen im Sanitärbereich möglichst nicht eingesetzt werden. Heizelemente oder –geräte sollen fest an der Wand oder Decke installiert sein, um auszuschließen, dass sie mit Wasser in Berührung kommen.

Schließlich ist mindestens ein Wasserabfluss im Fußboden des Sanitärbereichs extrem hilfreich, weniger für die Person, die in diesem Raum gewaschen wird, als für die Pflegende. Überschwemmungen lassen sich dann leichter beseitigen und der Raum ist leichter sauber zu halten. Im Internet gibt es hervorragende Seiten, die sich mit der Anpassung des heimischen Badezimmers befassen. Einige Internet-Adressen werden im Anhang genannt.

10.4.4 Raumgröße

Ob der Sanitärbereich geräumig sein soll (damit Pflegepersonen und Utensilien genug Platz haben) oder eher klein (damit er freundlicher und weniger «offiziell» wirkt), ist eine vieldiskutierte Frage. Im Idealfall ist er beides. Glücklicherweise schließen sich die Anforderungen nicht gegenseitig aus.

Weil tatsächlich viele Menschen auf Hilfsmittel angewiesen sind (Rollstuhl, Gehwagen, Lifter), soll im Bad ausreichend Platz für diese Gerätschaften sein. Der Standardradius von 1,80 m für einen Rollstuhl lässt die Bedürfnisse älterer und gebrechlicher Menschen außer Acht. Weil ihre Kraft im Oberkörper nicht ausreicht, brauchen sie fünf oder sechs Anläufe, bis sie den Rollstuhl gedreht haben. Deshalb ist ein Radius von 2,20 m besser. Die ideale Raumgröße ist von der Einrichtung abhängig (Dusche oder Badewanne, Lifter, Toilette, Waschbecken, Schminktisch etc.) und von deren Platzierung im Raum. Die beste Methode festzustellen, ob der Platz genügt (insbesondere wenn ein Neubau oder eine größere Renovierung geplant ist), besteht darin, den geplanten Raum auf dem Boden zu markieren und auszuprobieren, ob er ausreicht. Das ist gar nicht schwierig: Man kann die geplanten Wände und Badezimmerarmaturen mit einem Klebeband markieren oder die Wände mit Klapptischen simulieren. Ein typischer Benutzer oder eine typische Benutzerin soll dann ausprobieren, ob und wie die Sache funktioniert. Achten Sie darauf, dass sich auch eine Pflegende im «Raum» befindet, falls die Person bei der Körperpflege Hilfe braucht.

Vorschläge für benutzerfreundliche Räume:

- Das Bad soll so groß sein, dass sich ein Rollstuhl leicht manövrieren lässt.
- Gehen Sie von einem Radius von 2,20 m aus, damit sich auch ein älterer Mensch im Rollstuhl ohne fremde Hilfe bewegen kann.
- Wenn ein Neubau geplant ist, soll ein maßstabgerechtes Modell des Raums gebaut werden, das die künftigen Nutzer und Nutzerinnen ausprobieren können, bevor gebaut wird.

- Das Bad soll mit Vorrichtungen ausgestattet sein, die das Entkleiden und Ankleiden erleichtern:
  - mehrere Haken für die Kleider
  - Stuhl, um sich im Sitzen an- und ausziehen zu können
  - kleiner Toilettentisch, um sich kämmen und evt. schminken oder rasieren zu können.

10.5 Fazit

In Langzeitpflegeeinrichtungen ist der Sanitärbereich eines der auffallendsten Überbleibsel des alten Pflegemodells, bei dem Effizienz und praktische Erwägungen noch immer der Maßstab sind, das psychologische und emotionale Wohlbefinden der Nutzerinnen und Nutzer dagegen nachrangig. Doch dies kann, ja muss sich ändern, wenn wir zeigen wollen, dass sich die institutionalisierte Pflege gewandelt hat. Wenn Langzeitpflegeeinrichtungen neben den körperlichen Bedürfnissen, den individuellen kognitiven, emotionalen, psychologischen und spirituellen Bedürfnissen tatsächlich oberste Priorität einräumen, sie anerkennen und unterstützen, muss dies in allen Bereichen augenfällig sein. Ganz besonders jedoch in Räumen, in denen die persönlichste Pflege stattfindet – die Körperpflege. Der Umgang eines Hauses mit den alltäglichen Verrichtungen, etwa der Körperpflege, sowie mit der Gestaltung des Badezimmers, spricht oft genug Bände über die Pflegequalität dieses Settings.

Aber auch in der häuslichen Betreuung ist es entscheidend wichtig, dass die Körperpflege in einer freundlichen Umgebung stattfindet. Sorgen Sie deshalb bitte dafür, dass das Bad warm und aufgeräumt ist und achten Sie auf weiche Oberflächen. Reduzieren Sie unangenehme Geräusche und Gerüche und bringen Sie Haltegriffe an. Diese einfachen Veränderungen können die Körperpflege für beide Seiten zu einer angenehmen Sache machen.

Literaturverzeichnis (engl.)

Calkins, M. P. (2005). Designing bathing rooms that comfort. *Nursing Homes: Long Term Care Management, 54*, 54–56.

Kearney, D. (1992). *The new ADA: Compliance and costs.* Kingston, MA: Construction Publishers & Consultants.

Piner,T. (2003). Restoring dignity to bathing. *Nursing Homes: Long Term Care Management, 52*, 29–33.

Sabata, D. L. P., & Pynoos, J. (2005). Environmental coping strategies for caregivers: Designing and implementing online training for staff of family caregivers support programs. *Alzheimer's Care Quarterly* 6(4), 325–331.

Sloane, P., Honn, V., Dwyer, S., Wieselquist, J., Cain, C., & Meyers, S. (1995). Bathing the Alzheimer's patient in long-term care: Results and recommendations from three studies. *American Journal of Alzheimer's Disease, 10*(4), 3–12.
Warner, M. (1999). *Alzheimer's proofing your home.* West Lafayette, IN: Purdue University Press.

Hilfreiche Internetadressen

Statt bestimmte Hersteller oder Produkte zu nennen, deren Daten schnell veralten und hier nicht komplett aufgelistet werden können, folgen nun Empfehlungen für die Informationssuche im Internet.

Folgende Suchbegriffe können hilfreich sein:

- Haltegriffe
- schallschluckende, schimmelabweisende Wandverkleidungen
- rutschfester Bodenbelag, Gummimatten
- Handtuchwärmer.

11 Pflegeprodukte und Utensilien

Stacey Biddle, Philip D. Sloane

Sich in einem warmen Wannenbad oder unter dem sanft massierenden Wasserstahl einer Dusche entspannen – das gehört zu den einfachen Freuden des Lebens. Wenn es um die Körperpflege einer Person mit Demenz geht, wird dieser Aspekt jedoch oft vernachlässigt. Wir konzentrieren uns oft auf die Reinlichkeit, die Entfernung von Keimen, Schmutz, Schweiß und Débis von der Haut und die Verbesserung des Erscheinungsbilds. Die praktischen und vergnüglichen Aspekte der Körperpflege sind von geeigneten Utensilien und Produkten abhängig, aber auch von der Aufklärung oder Supervision der im stationären oder häuslichen Setting tätigen Pflegenden. Körperpflegeprodukte sind wichtige Bestandteile des Waschvorgangs – sie sorgen dafür, dass die Badezeit nicht nur der Hygiene dient, vielmehr auch Wohlbehagen verspricht und das Gefühl vermittelt, verwöhnt zu werden.

Für einen Menschen, der an Alzheimer oder einer anderen Demenz leidet, ist das Waschen, Baden, Duschen oft recht unangenehm. In diesem Buch werden verschiedene Pflegestrategien beschrieben, die den Grundstein legen für eine effektive Körperpflege dieses Personenkreises. Aber auch Utensilien, Raumausstattung und Pflegeprodukte spielen eine wichtige Rolle. Die Wahl der Utensilien und Produkte kann für Demenzkranke, genau wie für Gesunde, darüber entscheiden, ob die Badezeit angenehm und effektiv oder unangenehm und ineffektiv ist.

In diesem Kapitel geht es um die zahlreichen verschiedenen Gerätschaften, Produkte und Utensilien, die Pflegenden zur Verfügung stehen. Pflegeheime und ähnliche Settings stehen im Mittelpunkt. Viele Informationen sind jedoch auch für pflegende Angehörige relevant. Wir beschreiben Gegenstände, die zum Duschen, Baden in einer Wanne und zur Ganzkörperwaschung im Bett benötigt werden. Weil Produktangebote und Markennamen häufig wechseln, konzentrieren wir uns hier auf die allgemeinen Grundlagen und die wichtigsten Gerätetypen, nicht so sehr auf spezifische Produkte.

11.1 Allgemeine Körperpflegeprodukte

Allgemeine Körperpflegeprodukte sind solche, die in jeder Situation, je nach individuellem Wunsch und Bedarf verwendet werden können. **Tabelle 11-1** (s. Seite 206) listet die üblichen Produkte und Utensilien auf.

11.2 Duschen

Vorteile des Duschens

- geringerer Zeitaufwand und Wasserverbrauch
- Körper kann in Abschnitten gewaschen werden.

Nachteile des Duschens

- weniger sicher für Menschen mit Gleichgewichtsproblemen oder Sturzneigung
- weniger effektiv, wenn angetrocknetes, verkrustetes Material von der Haut entfernt werden soll.

Hier einige praktische Tipps, wie das Duschen für beide Seiten angenehmer wird.

In den Vereinigten Staaten ist das Duschen die übliche Körperpflegemethode Erwachsener und auch von Menschen, die in einer Einrichtung leben. Wichtig ist, dass die Dusche barrierefrei zugänglich ist. Im Idealfall soll die Person und ihre Betreuungsperson so leicht in die Dusche gelangen oder so leicht zur Dusche transferiert werden können, wie in ein Zimmer. Der Duschbereich selbst soll möglichst eben sein. In Pflegeheimen gibt es allerdings meist Duschwannen. Die Person muss also in der Lage sein, selbstständig in die Duschwanne zu steigen oder den Rand mit einem Hilfsmittel zu überwinden (s. Abschnitt Badewannen). Duschkabinen sollten möglichst nicht mit einer Schiebetür, vielmehr mit einem Duschvorhang oder einer Schwingtür ausgestattet sein, weil eine Schiebetür die Hälfte der Öffnung blockiert, was den Einstieg erschwert.

Der Duschbereich soll so ausgestattet sein, dass das Waschen möglichst leicht fällt. Die Produkte zum Waschen sollen in Reichweite sein, sofern nicht die Gefahr besteht, dass sie von der Person ergriffen oder falsch eingesetzt werden. In diesem Fall sollen sie nur für die Pflegende zugänglich sein. Der Duschschlauch mit dem Duschkopf sollte möglichst nicht mit dem Körper der Person in Berührung kommen. Handtücher und Waschlappen sollen bereitliegen, damit der Duschvorgang möglichst unkompliziert und schnell vonstatten geht.

Der eigentliche Duschbereich soll strategisch richtig im Raum platziert, also vom Eingang her nicht einsehbar sein. Dann ist (a) auch der Ausgang nicht zu sehen, und (b) die Privatsphäre nicht ganz verloren, falls jemand versehentlich die Tür zum Badezimmer öffnet.

Im Duschbereich sollte es eine Sitzgelegenheit geben. Das Waschen im Sitzen ist nicht so anstrengend, und die Person kann sich möglicherweise auch selbst daran beteiligen. Der Sitz kann an der Wand angebracht sein, aber auch ein beweglicher Duschhocker oder ein Duschwagen (wie unten beschrieben) ist möglich. Wenn eine Person nicht sitzen oder sicher aufrecht stehen kann, eignet sich ein Wannenbad oder eine Ganzkörperwaschung im Bett besser als eine Dusche.

Sicherheit beim Duschen

Die Sicherheitsvorkehrungen orientieren sich an den Gegebenheiten des Duschbereichs. Weil der Boden in einer Dusche nass ist und glitschig sein kann, ist ein rutschfester Bodenbelag unabdingbar. Auch ein Duschhocker stellt eine Gefahrenquelle dar, weil er sich drehen, kippen oder rutschen und dann umfallen kann. Deshalb gibt es Modelle die sich an der Wand befestigen lassen und mit blockierbaren Rädern oder einem Antirutschbelag an der Unterseite ausgestattet sind.

Beim Duschen sind Verbrennungen mit heißem Wasser möglich. Im Alter lässt die Fähigkeit, schnell auf eine ansteigende Wassertemperatur zu reagieren, nach. Umso grösser ist deshalb die Gefahr, eine Verbrennung zu erleiden. Eine Verbrennung ersten Grades kann bereits nach 20 Sekunden in 45 °C heißem Wasser eintreten (das ist die Temperatur vieler Heißwasserboiler). Für eine Verbrennung dritten Grades genügt es, dass die Haut eines alten Menschen fünf bis sechs Sekunden einem 50 °C heißen Wasser ausgesetzt ist. Um dieser Gefahr zu begegnen, werden Wassertemperaturregler dringend empfohlen. Es gibt in den Boiler eingebaute Regler und solche, die in die Armatur der Wanne oder der Dusche eingebaut sind oder später hinzugefügt werden können. Sie sorgen dafür, dass die Wassertemperatur nie zu hoch ist. Der Thermostat an einem Boiler soll auf etwa 35 °C eingestellt sein, an einer Wanne oder Dusche auf etwa 38 °C.

Die meisten Leute ziehen es vor, unter der Dusche zu stehen, weil sie das gewohnt sind und sie sich im Stehen selbstständiger fühlen. Manche werden gebeten aufzustehen, weil in dieser Position Genitalien und Analbereich besser zu säubern sind. Um Personen, die in der Dusche aufrecht stehen, vor Stürzen zu bewahren, müssen die Haltegriffe leicht zu finden, zu erreichen und zu fassen sein und zwar für große wie für kleinere Personen. Die Haltegriffe sollen an strategisch richtigen Stellen angebracht sein, d. h. dort, wo die Person transferiert wird oder selbst vom Sitzplatz aufsteht.

Reinigung und Instandhaltung des Duschbereichs

Teilen sich mehrere Personen eine Dusche, wie in stationären Einrichtungen üblich, muss der Duschbereich nach jeder Benutzung desinfiziert werden. Einige wenige Modelle sind mit einem Desinfektionssystem ausgestattet. Wände, Fußboden und Haltegriffe sind Bestandteile der Dusche und deshalb ebenfalls zu

Tabelle 11.1: Allgemeine Körperpflegeprodukte*.

Produkt	Zweck	Beschreibung	Varianten
Flüssigseife	reinigt die Haut, ohne auszutrocknen	Flüssigkeit, die auf die nasse Haut appliziert und dann abgespült wird, um Schmutz und Geruch zu entfernen	• mit Duftstoff • ohne Schaumbildung
Reinigungslotion	pflegt und reinigt zugleich	Flüssigprodukt, das die Haut reinigt und ihr Feuchtigkeit zuführt	–
Seife	reinigt die Haut	traditionelle Methode der Hautwäsche, wird mit Wasser verwendet und abgespült	• mit Duftstoff • feuchtigkeitsspendend • Beschaffenheit
Intimreinigungsprodukt	zur provisorischen Reinigung des Perineums	Produkt zur Reinigung und Desinfektion; erfordert kein Nachspülen	• als Gel • Schaum • Flüssigkeit • Spray • feuchtigkeitsspendend
Duschprodukt für Körper und Haar	für die Reinigung von Kopf bis Fuß	Kombinationsprodukt für Körper-, Gesicht- und Haarwäsche	• feuchtigkeitsspendend • mit Duftstoffen • als Gel
Shampoo	reinigt das Haar	traditionelle Haarwaschmethode, wird mit Wasser verwendet und ausgespült	• mit Duftstoffen • dem Haartyp entsprechend • gegen Schuppenbildung
Haarshampoo mit Spülung	reinigt und spendet zugleich Feuchtigkeit	ein Produkt, das das Haar reinigt und anfeuchtet	• zum Ausspülen • ohne Ausspülen • mit Duftstoff
Haarspülung	feuchtigkeitsspendend	traditionelle Methode, das Haar anzufeuchten	• zum Ausspülen • ohne Ausspülen • mit Duftstoff
Anti-Schuppen-Shampoo	reinigt das Haar, verhindert/vermindert die Schuppenbildung	ein Haarwaschmittel, wird mit Wasser ausgespült	• verschreibungspflichtig • nicht verschreibungspflichtig
Körperlotion	spendet der Haut Feuchtigkeit	traditionelle Methode der Feuchtigkeitszufuhr	• mit Duftstoffen • Konsistenz
Waschlappen	Schaumerzeugung, zum Verteilen und Verreiben des Reinigungsprodukts; entfernt abgestorbene Hautzellen	kleines Tuch zum Verteilen und Verreiben des Reinigungsprodukts	• Material • Farben

Tabelle 11.1: Allgemeine Körperpflegeprodukte*. (Fortsetzung)

Produkt	Zweck	Beschreibung	Varianten
Handtuch	zum Abtrocknen und Warmhalten der Person	großes saugfähiges Tuch	• Material • Farben
Einmalwaschlappen	verhindert die Verschleppung von Krankheitserregern	Waschlappen zur einmaligen Verwendung	• Einzelpackung mit Reinigungsprodukt • Größe
Untersuchungs-/Einmalhandschuhe	verhindern die Übertragung von Krankheiten	Schutzschranke zwischen pflegender und gepflegter Person	• Latex • Vinyl
Deodorant	verhindert Körpergeruch	Produkt wird in die Achselhöhle appliziert, um Gerüche zu verhindern	• als Stick • Roll-on
Zahnreiniger	Bürstchen für die Oralhygiene	Stäbchen mit weicher Spitze oder Bürstchen zur Zahnreinigung	• Schaumstoffspitze • Gummispitze • Faserspitze
Zahncreme	zur Zahnreinigung	Oralhygieneprodukt	• kariespräventiv • mit Fluor • Gel oder Paste
Zahnbürste	Schaumerzeugung, zum Verreiben des Zahnreinigungsprodukts	Utensil zur Mundpflege	• elektrisch • manuell
Rasiercreme	verhindert Schnittverletzungen beim Rasieren, feuchtigkeitsspendend	wird beim Rasieren auf die Haut aufgetragen	• als Gel • Schaum • Creme
Zehenreiniger	zum Reinigen der Zehenzwischenräume	ein Stäbchen mit Bürstenspitze	• Schaumstoffspitze • Gummispitze • Faserspitze
Toilettensitz mit Bidetfunktion	zur provisorischen Reinigung des Perineums mit Wasser und Seife, ohne Vollbad	ein Zusatz am Toilettensitz, mit dem man den verschmutzen Bereich reinigen kann	• regulierbarer Wasserdruck
Perineumreinigungsprodukt	reinigt und desinfiziert den Intimbereich, kann zwischendurch oder beim Baden/Duschen eingesetzt werden	Reinigungsprodukt für stark verschmutzte Bereiche	• als Gel • Feuchtschaum
desinfizierendes Reinigungmittel	reinigt und desinfiziert den Waschbereich	Putzmittel mit desinfizierendem Zusatz, Hygienemaßnahme nach jedem Körperpflegevorgang	• fettlösende Flüssigkeit • Schaum

* Allgemeine Körperpflegemittel sind Produkte für alle Körperpflegesituationen, sofern sie den individuellen Bedürfnissen der Person entsprechen.

reinigen. Bodenkacheln mit Rillen sind schwerer zu desinfizieren als glatte Kunststoffoberflächen.

Besondere Aufmerksamkeit muss dem Abfluss gelten. Er wird nach jedem Duschvorgang von allen Rückständen befreit. Ein spezieller Einsatz kann verhindern, dass größere Verunreinigungen ins Rohrsystem gelangen. Das beugt Rohrverstopfungen vor und verhindert, dass das Abwasser wieder nach oben gedrückt wird.

Handelsübliche Duschen

Wie **Tabelle 11-2** zu entnehmen ist, sind verschiedene Duschmodelle im Handel. In die Entscheidung für das am besten geeignete Modell sollen die Bedürfnisse sämtlicher potenzieller Benutzerinnen und Benutzer einfließen. Die Dusche soll für alle gleich gut zugänglich, praktisch und sicher sein.

Dusch- und Badausstattungen

Damit sind Produkte gemeint, die der Dusche oder Wanne hinzugefügt werden oder eingebaut sein können. Sie sind in der **Tabelle 11-3** (s. S. 210) aufgelistet und beschrieben.

Tabelle 11.2: Duschen – verschiedene Modelle.

normale Duschen • sind in Privatwohnungen üblich • haben meist drei Wände aus Plastik oder drei geflieste Wände, eine Tür und einen etwas erhöhten Boden mit Abfluss (wobei sich der Boden etwas zum zentralen Abfluss hin neigt) • man kann zusätzlich Haltegriffe, Sitzmöglichkeiten und eine Zugangsrampe anbringen • mit Schwing- oder Schiebetür, kann durch einen Vorgang ersetzt werden.	**barrierefreie Duschen** • sind hindernisfrei zugänglich • eine flache Rampe führt zum Eingang, der Boden der Dusche neigt sich zum zentralen Abfluss • meist ist der Eingang breit genug für einen Rollstuhl • mit Türe oder Vorhang.
Sitzduschen • sehen aus wie eine Wanne, halten aber kein Wasser • haben einen eingebauten Sitz, eine Handbrause und eine Tür • manche Modelle verfügen über einen schwenkbaren Sitz, um den Transfer in und aus der Duschwanne zu erleichtern.	**Duschwannen** • eine Kombination aus Wanne und Dusche • Einbau einer festen oder mobilen Sitzgelegenheit möglich, auch Modelle mit Transferbank, Haltegriffen und Handbrause • mit Schiebetür oder Duschvorhang.

11.3 Badewannen

Vorteile eines Wannenbads

- wird als verwöhnend und entspannend empfunden
- löst angetrocknetes und verkurstetes Material von der Haut
- erweicht Wunden.

Nachteile eines Wannenbads

- Personen mit einer körperlichen Behinderung fällt das Aus- und Einsteigen möglicherweise schwer
- unbequeme Arbeitsposition für die Pflegeperson, was Rückenverletzungen begünstigt
- evtl. höherer Zeitaufwand als beim Duschen oder bei einer Ganzkörperwaschung im Bett.

Ein Vollbad gilt traditionell als entspannendste und luxuriöseste Form der Körperreinigung. Besondere Badezusätze wie Öl, Schaumbadprodukte o. Ä. tragen zum Gefühl des Verwöhntwerdens bei. Ein Bad in der Wanne hat zudem den Vorteil, dass die Person längere Zeit genüsslich im Wasser liegen kann, wobei hartnäckiger Schmutz und Débris gelöst werden. Steife Muskulatur und Gelenke werden gelockert. Schließlich ist es für Menschen mit Mobilitätsproblemen angenehmer und sicherer, weil sie sich beim Baden nicht um eine aufrechte Haltung bemühen müssen. Allerdings können die Transfers gefährlich sein, weshalb sie mit großer Vorsicht durchzuführen sind (s. Kapitel 9, Transfertechniken). Badewannen sind üblicherweise niedrig und stehen in der Ecke des Waschraums. Das erschwert die Tätigkeit der Unterstützungsperson. Es gibt jedoch spezielle Wannenmodelle und Hilfsmittel, die die Sache erleichtern.

Praktische Erwägungen

Das Einsteigen in die Wanne und das Aussteigen soll möglichst leicht sein. Hat die Person Mobilitäts- oder Gleichgewichtsprobleme, gibt die Pflegende Hilfestellung oder ein Patientenlifter wird eingesetzt, eine in die Wannenwand eingebaute Tür geöffnet, ein Transferbrett oder ein Hocker benutzt.

Ein Lifter kann von einer einzigen Person bedient werden, ein manueller Transfer dagegen erfordert zwei Hilfspersonen, weshalb zum besseren Schutz der Intimsphäre ein Lifter vorzuziehen ist. Er ist auch für Pflegende die rückenschonendere Methode. Die Bedienung eines Patientenlifters muss allerdings geübt werden und sein Einsatz ist möglicherweise recht umständlich. Mechanische Lifter sind oft recht laut und können die Person, die Lärm und Bewegung ausgesetzt

Tabelle 11.3: Wannen- und Duschzubehör.

Zubehör	Beschreibung	Modelle	Bemerkung
Armaturansatz mit Thermostat 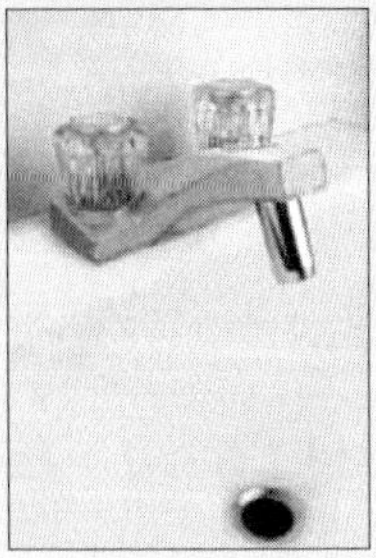	zum Anschrauben, leicht zu installieren; die Temperatur des Wasserstrahls bleibt konstant	verschiedene Modelle für Waschbecken und Duschen und Wannen	wird auf die gewünschte Temperatur eingestellt, etwa auf 38 °C
Handbrause 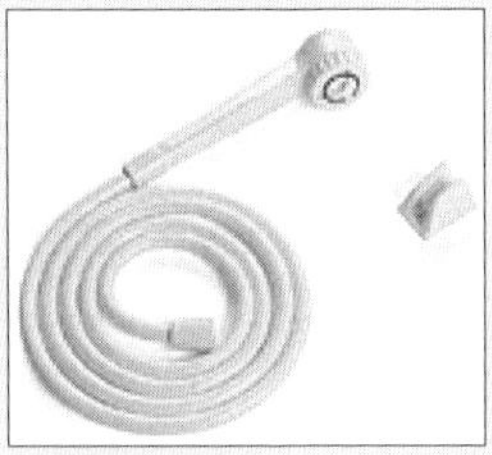	mobiler Schlauch mit Duschkopf und Druckregler	Aus- und Anschalten am Duschkopf möglich, Schlauch und Duschkopf aus Metall oder Plastik	zum kontrollierteren Abspülen, auch schwer erreichbare Körperstellen sind damit erreichbar
mobiler Haltegriff 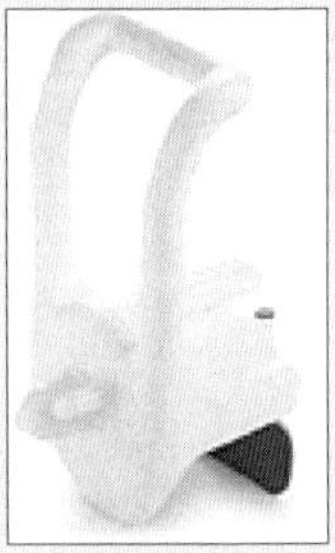	Haltegriff, der sich wieder entfernen lässt, wird an der Wannenwand angebracht	aus Plastik oder Metall	eine Alternative zu einem fest installierten Griff
Bade- oder Duschhocker, Standardausführung 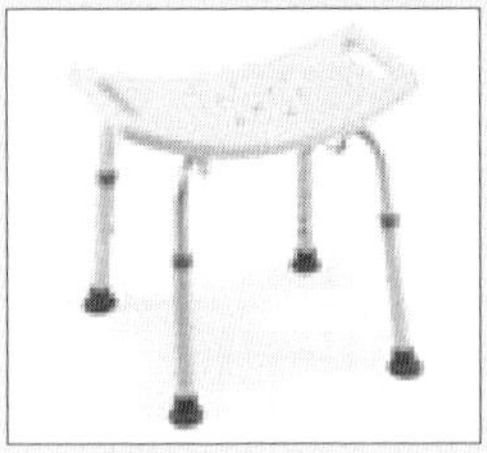	Hocker mit festem Sitz, wird in die Wanne oder Dusche gestellt	höhenverstellbare Beine, gelochter Sitz für den Ablauf des Wassers, mit seitlich ausgesparten Griffen	kostengünstige Lösung für Leute, die keine Rückenlehne benötigen

Tabelle 11.3: Wannen- und Duschzubehör. (Fortsetzung)

Zubehör	Beschreibung	Modelle	Bemerkung
Bade- oder Duschstuhl 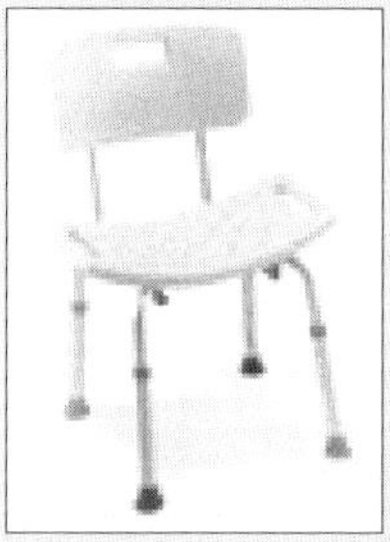	Stuhl mit festem Sitz und Rückenlehne, wird in die Wanne oder Dusche gestellt	Rohrgestell aus Plastik oder Metall, verschiedene Breiten, höhenverstellbare Beine	bietet eine Rückenstütze und mehr Stabilität
Hocker für Über-Eck-Transfer 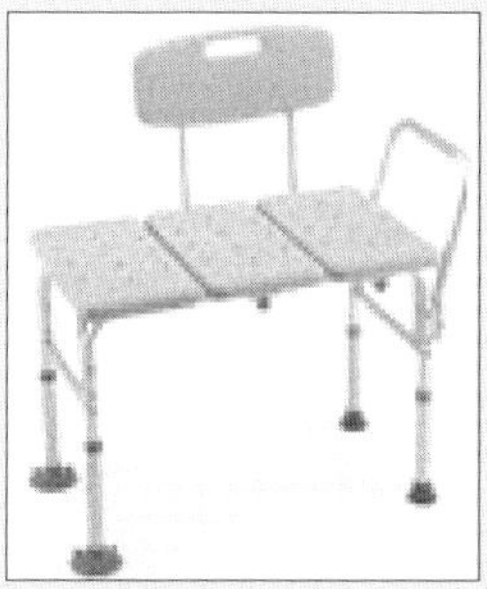	Hocker, der über die Wanne reicht, mit größerer Sitzfläche	Sitz aus Plastik oder gepolstert, höhenverstellbare Beine, gelochter Sitz	höhere Transfersicherheit; die Beine der Person lassen sich leichter über den Wannenrand heben, ohne selbst in die zu Wanne steigen
Duschrollstuhl 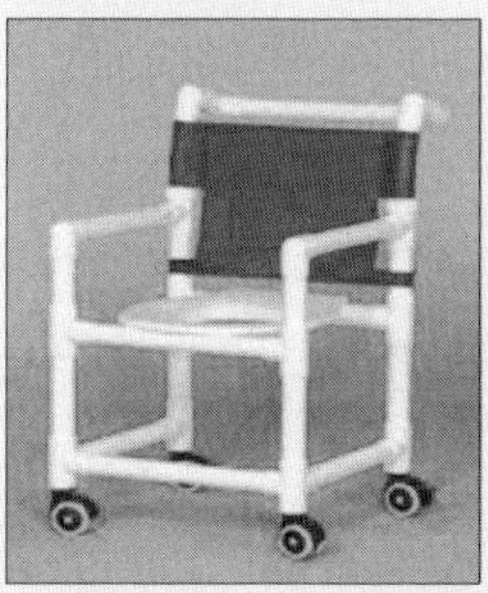	tragbarer Stuhl für die Dusche, auch als Toilettenstuhl zu verwenden	mit Fußstütze Lenkvorrichtung, Toilettenstuhl, geschwungenen Armstützen, mit abklappbaren Armstützen, Toiletteneimer, verschiedene Stofffarben, mit Sitzgurt	für den leichteren Transport zum Sanitärbereich
Duschwagen 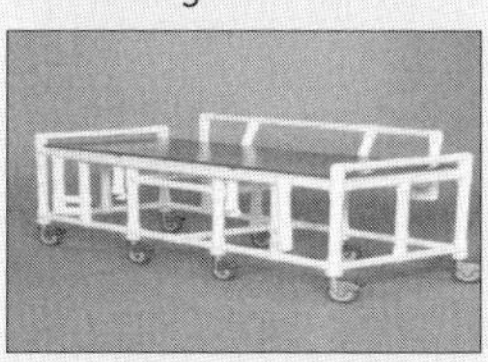	lässt sich in die Dusche fahren	abklappbare Seiten, Möglichkeit zum Schrägstellen	die Person kann im Liegen duschen

ist, verwirren oder ängstigen. In manchen Einrichtungen werden demenzkranke Bewohnerinnen und Bewohner überhaupt nicht gebadet, weil man die Erfahrung gemacht hat, dass sie Lifttransfers nicht gut verkraften. Es gibt aber auch Hebevorrichtungen, die die Person nicht hoch durch die Luft schwingen und dieses Problem reduzieren können.

Lifttransfers lassen sich vermeiden, wenn die Wanne eine eingebaute Tür hat. Dann kann die Person in die Wanne hineingehen oder in die Wanne begleitet werden. Sie sitzt in der Badewanne, während das Wasser einläuft, was manchen Leuten unangenehm ist, weil sie anfangen zu frieren und/oder unruhig zu werden. Neuere Modelle füllen sich in kaum zwei Minuten, was die Sache erleichtert, solange die Person nicht vor dem plötzlich einsetzenden Wasserschwall erschrickt.

Transferbretter und Transferhocker bieten eine weitere Möglichkeit, der Person ins Badewasser zu helfen und den eigenen Rücken dabei zu schonen. Die Person taucht gleich ganz ins Wasser ein, und die Wanne kann vorher gefüllt werden. Ein Transferbrett fördert die Unabhängigkeit der badewilligen Person, weil sie beim Ein- und Aussteigen mitwirken kann. Damit die Person nicht stürzt oder frustriert wird, soll sie das Transferbrett jedoch nie alleine benutzen. Bei Menschen mit schweren Mobilitätseinschränkungen oder Menschen, die Hilfe abwehren, kann der Einsatz eines Transferbretts den Rücken der Pflegenden stark belasten. Deshalb muss unbedingt auf rückenschonende Arbeitstechniken geachtet werden.

Die Arbeitshöhe ist ein weiterer wichtiger Punkt, der bei der Wahl einer Wanne eine Rolle spielt. Einige Modelle sind so hoch, dass sich die Pflegende nicht vorbeugen muss. Andere lassen sich mit einem eingebauten Elektromotor höher und tiefer stellen. Wenn die Wanne tief steht und die Pflegende gebückt arbeiten muss, kann die hilfsbedürftige Person in der Wanne auf einem Stuhl oder Schemel Platz nehmen, oder die Pflegende selbst benutzt einen niedrigen Stuhl oder Hocker, um ihren Rücken nicht zu sehr zu belasten.

Eine freistehende Wanne ist praktisch, weil sie von allen Seiten zugänglich ist. Sind an der richtigen Stelle Haltegriffe angebracht, kann sich die Person daran festhalten, aufrichten und von einer Seite auf die andere ziehen, was die Reinigung ihrer Körperunterseite ermöglicht. Es gibt auch Sitzgelegenheiten mit geflochtener Sitzfläche oder einer Aussparung in der Sitzfläche, die es erleichtern, Perineum und Rektum zu säubern. Manche Wannen verfügen zudem über eine Bidetfunktion. Dann löst der Wasserstrahl Verschmutzungen im Intimbereich. Ist der Intimbereich der Person in der Wanne nicht zugänglich, ist es angezeigt, die Intimwäsche vor oder nach dem Bad durchzuführen, vielleicht während die Person aufrecht steht oder im Bett liegt.

Sicherheit und Unfallverhütung

Das Baden in einer Wanne ist nicht gerade ungefährlich. Das Pflegepersonal ist der Gefahr von Rückenverletzungen ausgesetzt, weil es sich vorbeugen oder eine bewegungseingeschränkte Person transferieren muss. Dazu kommt, dass man sich an harten Oberflächen oder scharfen Kanten verletzen, plötzlich ausrutschen oder hinfallen kann. Diese Gefahren lassen sich durch geeignete Utensilien und geeignetes Training erheblich reduzieren. Hierfür gibt es spezielle ergonomische Wannen, Druckregler an Wasserhähnen und Thermostaten, Haltegriffe, die an den richtigen Stellen angebracht sind, Duschköpfe, an denen sich die Wasserzufuhr mit der Hand aus- und anschalten lässt, und rutschfeste Oberflächenbeläge.

Reinigung der Badwanne

Eine Wanne, die von mehreren Personen benutzt wird, muss nach jedem Bad desinfiziert werden; das ist gesetzliche Vorschrift und ein Gebot der Hygiene. Das Desinfektionssystem kann Teil der Wanne oder unabhängig sein. Manche (besonders solche mit integrierten Düsen) besitzen ein eingebautes Desinfektionssystem, andere müssen manuell desinfiziert werden. In einer jüngeren Studie wurde festgestellt, dass automatische Desinfektionssysteme gut funktionieren, jedoch der Bakterienbestand in Wannen, die mit einem Wasserdüsensystem ausgestattet sind, offenbar stärkere Schwankungen aufweist. Deshalb muss in Häusern, deren Badewannen mit einem Düsensystem ausgestattet sind, besonders sorgfältig darauf geachtet werden, dass die Reinigung den Herstellerhinweisen entsprechend erfolgt (Sloane et al., 2007). Die Mehrzahl der Desinfektionssysteme verfügt über Sicherheitsvorrichtungen, die verhindern, dass es zur Unzeit ausgelöst wird, oder in Funktion tritt, obwohl eine Störung vorliegt. Wie auch immer: Die Wanne muss leicht zu reinigen sein. Die meisten Modelle sind mit einer schmutzabweisenden glatten Oberfläche ausgestattet.

Verschiedene Wannenmodelle

Es gibt im Handel viele Badewannenmodelle und Zusatzgeräte. Weil das so ist und regelmäßig neue Produkte auf den Markt kommen, werden in diesem Abschnitt nur die wichtigsten Modelle vorgestellt. Tabelle 11-4 (s. Seite 214) enthält die vier Haupttypen: (a) Stationsbadewannen, (b) Sprudelbadewannen, (c) Badewannen mit Türe, (d) Bettbade- oder Bettduschsystem. Der erste Typ entspricht einer normalen Wanne, die anderen drei sind Spezialtypen, die alle bestimmte Vorteile haben.

Spezialwannen ermöglichen sehr spezifische Lösungen für einen ganz bestimmten Personenkreis. Sie sind beispielsweise mit einer Tür zum Hinein- und Hinausgehen versehen, haben einen integrierten Personenlifter, können ans Bett gefahren werden, verfügen über eine Whirlpoolfunktion, eine bewegliche oder fest installierte Sitzgelegenheit, eingebaute Griffe und Stangen oder ein in sich geschlossenes Desinfektionssystem. Nicht alle Personen benötigen eine Spezialwanne und nicht einmal die Hälfte aller Menschen mit Demenz sind auf ein spezielles Modell angewiesen. Sondermodelle werden nur für spezifische Untergruppen behinderter oder betagter Menschen benötigt. Wer eine gute körperliche Verfassung hat und relativ selbstständig ist, kann die weniger kostspielige normale Badwanne (oder Dusche) benutzen. Personen, die aufrecht sitzen und beim Transfer mithelfen können, kommen wohl am besten zurecht, wenn in der Wanne (oder, wenn ihnen das lieber ist, in der Dusche) eine Sitzgelegenheit vorhanden ist, während schwer beeinträchtigte Personen besser in der Wanne liegen (oder eine Ganzkörperwaschung im Bett benötigen). Weil jeder Mensch andere Bedürfnisse und Wünsche hat, gibt es kein ideales Allzweckmodell.

Tabelle 11.4: Vier verschiedene Wannentypen.

normale Wannen	**Wannen mit Wasserwirbler/Düsen**
• wie in Privatwohnungen üblich, sie wirken freundlicher • lassen sich den veränderten Anforderungen anpassen durch Haltegriffe, Sitzgelegenheit, Anti-Rutschbelag, Handbrause und Temperaturregler • sind den meisten Leuten vertraut • kosten weniger als Spezialwannen	• Wasserwirbel massieren die Haut, lockern steife Gelenke und Débris. • Whirlpoolsysteme zirkulieren das Wasser, sind oft mit Druckregler ausgestattet. Die Reinigung ist aufwändiger, manche Modelle reinigen sich aber automatisch. • Manchmal wird das Wasser nicht durch Druckstrahl sondern durch Ultraschallwellen bewegt; einfachere Reinigung. • Wannen in verschiedenen Längen und Formen • Es gibt Modelle mit Tür, angebautem Lifter, eingebautem Sitz, mobiler Sitzgelegenheit oder ohne Sitz.
Wannen mit Türe	**Duschwannen**
• eine Person, die sich nicht am Transfer beteiligen kann, braucht nicht hochgehoben zu werden • die Person gelangt ohne oder mit wenig Hilfe in die Wanne • die Türe schließt wasserdicht • Wasserwirbler und/oder Systeme zur Desinfektion oder Hautpflege können eingebaut werden • Wannen in verschiedenen Breiten und Längen im Handel	• wird meist bei schwer beeinträchtigte Personen eingesetzt • fahrbares Gestell mit flacher Liegefläche, mit integriertem Wasserabfluss und Seitengittern • wird meist im Sanitärbereich benutzt, kann aber auch ans Bett gefahren und dort eingesetzt werden, je nach Modell • die Person kann während des Bades in horizontaler Position bleiben • verschiedene Ausführungen – mit Netzeinsatz, geformtem Plastikmaterial oder wasserundurchlässigem Fiberglas.

11.4 Ganzkörperwaschung im Bett

Vorteile einer Ganzkörperwaschung im Bett

- Sie ist eine sanfte, diskrete Alternative für Leute, die sich vor einem Wannenbad oder einer Dusche fürchten.
- Sie erfordert wenig Bewegung und keinen Transfer, weshalb sie besonders für Menschen geeignet ist, die sich nur unter Schmerzen bewegen können.
- Sie lässt sich gut in Abschnitten durchführen, falls die Person schnell ermüdet oder schnell unruhig wird.

Nachteile einer Ganzkörperwaschung im Bett

- Manche Leute sind der (irrigen) Ansicht, dass sie durch ein Vollbad oder eine Dusche sauberer werden als durch eine Wäsche im Bett.
- Menschen, die auf ihre Unabhängigkeit bei der Körperpflege bedacht sind, mögen sie meist nicht.

Eine Ganzkörperwaschung im Bett ist eine effektive und praktische Methode der Reinigung für Menschen, die eine Abneigung gegen Badewannen und Duschen haben. Sie ist eine wertvolle Alternative für Personen, die bei einem herkömmlichen Bad verstört oder unruhig werden. Auch für erheblich bewegungseingeschränkte Menschen kann eine Ganzkörperwaschung im Bett die bessere Variante sein. Werden handelsübliche Seifen und Seifenersatzprodukte verwendet, kann diese Methode ein Vollbad oder eine Dusche ersetzen.

Ganzkörperwaschung im Bett – zwei Möglichkeiten

Es gibt zwei verschieden Arten einer Ganzkörperwaschung im Bett: das normale Waschen mit Hilfe einer Waschschüssel, bzw. die beruhigende Ganzkörperwaschung, und das Waschen mit Hilfe eines Bettduschsystems.

- Die Pflegende stellt eine Schüssel mit warmem Wasser und Seife bereit und wäscht die Person mit einem Schwamm oder einem Lappen. Der gewaschene Körperteil wird mit klarem Wasser abgespült und dann mit dem Handtuch getrocknet. Die beruhigende Ganzkörperwäsche ist eine Variante.
- Das Bettduschsystem besteht aus einem fahrbaren Dusch- und Abwasserwagen, einer Matratzenauflage, die sich zur Wanne umfunktionieren lässt, sowie einem Abflusssystem.

Spezielle Pflegehilfen

Für eine Ganzkörperwaschung im Bett sind meist keine besonderen Pflegehilfen erforderlich. Es gibt jedoch ein paar speziell für diesen Zweck hergestellte Geräte, z. B. ein Bettduschsystem, ein aufblasbares Haarwaschbecken, ein Kopfstützbecken und spezielle Badetücher. Das Bettduschsystem erleichtert die Ganzkörperwaschung einer schwer beeinträchtigten Person. Das Haarwaschbecken wird meist aufgeblasen und unter den Kopf der im Bett liegenden Person geschoben, wobei der Kopf eine Aussparung am Rand des Beckens gebettet wird. Das Wasser fließt durch einen Schlauch ab, der sich am Boden des Beckens befindet. Das Kopfstützbecken funktioniert ähnlich, nur dass das Wasser in einen seitlich angebrachten Schlauch abfließt. Die Badetücher und Decken schließlich sollen die Person warm und trocken halten und dafür sorgen, dass sie sich wohl fühlt. Es gibt unterschiedlich dicke und schwere Fabrikate.

11.5 Zusammenfassung

Wer eine Person mit Demenz bei der Körperpflege unterstützt, muss ihre Einschränkungen berücksichtigen und überlegen, wie sich einzelne Teile des Vorgangs verbessern lassen. Informationen über Körperpflegeprodukte sind im Internet zu finden. Die Unterstützung eines Menschen mit einer geistigen oder körperlichen Behinderung ist eine anspruchsvolle Aufgabe, die einige Kenntnisse und Fertigkeiten voraussetzt. Es gibt eine Reihe von Geräten, Produkten und Utensilien, die diese Pflegemaßnahme erleichtern. Sorgfältig ausgewählte und richtig eingesetzte Hilfsmittel können das Waschen, Baden oder Duschen für beide Seiten deutlich angenehmer gestalten.

Wir danken Leanne E. Carnes als Co-Autorin der ersten Version dieses Kapitels.

Literaturverzeichnis (engl.)

Sloane, P. D., Cohen, L. W., Williams, C. S., Munn, J., Zimmerman, S., Preisser, J. S., et al. (2007). Effect of specialized bathing systems on resident cleanliness and water 120 Special Concerns P1: JZP SPBK003c11 SVNF038/Barrick January 25, 2008 9:40 quality in nursing homes: A randomized controlled trial. *Journal of Water and Health*, *5*(2), 283–294.

Sloane, P. D., Hoeffer, B., Mitchell, C. M.,McKenzie, D., Barrick, A. L., Rader, J., et al. (2004). Effect of person-centered showering and the towel bath on bathing-associated aggression, agitation and discomfort in patients with dementia: A randomized clinical trial. *Journal of the American Geriatrics Society, 52*(11), 1795–1804.

Quellen (engl.)

Brawley, E. C. (1997). *Designing for Alzheimer's disease: Strategies for creating better care environments* (pp. 45, 97, 196–202). New York: Wiley.

Day, K., Carreon, D., & Stump, C. (2000). The therapeutic design of environments for people with dementia:Areview of the empirical research. *The Gerontologist, 40*(4), 397–416.

Mann, W. C., Hurren, D., Tomita, M., & Charvat, B. (1996). Use of assistive devices for bathing by elderly who are not institutionalized. *The Occupational Therapy Journal of Research, 16*(4), 261–284.

Sloane, P. D., Honn, V. J., Dwyer, S. A. R., Wieselquist, J., Cain, C., & Myers, S. (1995). Bathing the Alzheimer's patient in long term care: Results and recommendations from three studies. *The American Journal of Alzheimer's Disease, July/August*, 3–10.

Sloane, P. D., Rader, J., Barrick, A., Hoeffer, B., Dwyer, S., McKenzie, D., et al. (1995). Bathing persons with dementia. *The Gerontologist, 33*(5), 672–678.

Teresi, J. A., Holmes, D., & Ory,M. G. (2000). Commentary: The therapeutic design of environments for people with dementia: Further reflections and recent findings from the National Institute on Aging collaborative studies of dementia special care units. *The Gerontologist, 40*(4), 417–421.

Warner, M. L. (2000). *The complete guide to Alzheimer's proofing your home* (pp. 24, 165–171, 321–331, 387–399).

West Lafayette, IN: Purdue University Press. (Equipment and Supplies 121)

Teil III

Unterstützende Pflegeaktivitäten

12 Körperpflege als Weg zu einer anderen Pflegekultur

Joanne Rader, Ann Louise Barrick, Darlene McKenzie, Beverly Hoeffer

12.1 Einführung

Stellen Sie sich bitte folgende Szene vor: Sie leben einer Pflegeeinrichtung. Es ist 6.00 Uhr morgens und Sie sind soeben von einer fremden Person geweckt worden, die sagt, es sei Zeit, unter die Dusche zu gehen. Sie wollen nicht aufstehen und haben vor allen Dingen keine Lust, zu frieren und sich nass zu machen. Sie lehnen höflich ab: «Nein, danke. Ich mag nicht duschen.» Die Pflegende fühlt sich verpflichtet, Ihnen bei der Körperpflege behilflich zu sein. Sie stehen heute auf ihrem Arbeitsplan. Die Pflegeperson entschuldigt sich, wiederholt jedoch, dass sie Sie jetzt beim Aufstehen unterstützen und ins Bad führen wird. Sie nimmt Ihnen die Bettdecke weg und scheucht Sie in den kühlen Waschraum. Bei Ihrem Umzug ins Pflegeheim haben Sie nicht erwartet, dass Sie damit auch die Freiheit aufgegeben würden, über Ihren Tagesablauf zu entscheiden und unerwünschte Hilfestellungen zurückzuweisen! Doch genau das ist Ihnen passiert und passiert vielen anderen Menschen mit und ohne Demenz. Wären Sie zu Hause, könnten Sie die Form Ihrer Betreuung erheblich stärker beeinflussen. In einer Pflegeeinrichtung der herkömmlichen Art, wie soeben geschildert, haben Bewohnerinnen, Bewohner und Pflegende kaum Möglichkeiten, die Pflegesituation zu beeinflussen. Sollen künftig Pflegeerbringer und Pflegeempfänger eigene Entscheidungen treffen, setzt dies eine «kulturelle» Veränderung auf organisatorischer Ebene voraus. In diesem Kapitel geht es um Strategien zur Veränderung von Organisationsprozessen, damit die unmittelbar betroffenen Menschen größere Entscheidungsfreiheit bekommen. Viele der hier vorgestellten Ansätze sind für die häusliche Pflege ebenso relevant wie für institutionelle Settings. Schließlich sind sie für Menschen mit und ohne kognitive Einschränkungen und alle Betreuungspersonen von Bedeutung.

12.2 Werteorientierte Praktiken in Pflegeeinrichtungen fördern

Pflegeeinrichtungen sind traditionsgemäß hierarchisch strukturiert und in einzelne Abteilungen gegliedert. Entscheidungen werden «top down» getroffen und Aufgabenbewältigung steht im Fokus. Die Trägerorganisation oder die Heimleitung bestimmen die Grundzüge der Pflegeorganisation, legen aber auch weitgehend die praktische Umsetzung der Pflege- und Betreuungspläne fest. In so strukturierten Häusern ist die leitende Pflegefachperson dafür verantwortlich, dass die Arbeiten von der unmittelbar pflegerisch tätigen Person «unter» ihrer Supervision erledigt werden. Gebrechliche Menschen mit eingeschränktem Anpassungsvermögen sind gezwungen, sich den reglementierten zeitlichen Abläufen und Prozessen der Institution zu beugen. Sie müssen innerhalb eines von der Institution festgelegten Zeitrahmens aufstehen, essen und zu Bett gehen. Nicht selten wird ihnen ein Stück Kuchen oder ein Stück fettes Fleisch verweigert, weil eine Pflegende oder eine ärztliche Fachkraft meint, das schade ihrer Gesundheit. Würde der so reglementierte Mensch jedoch außerhalb der Institution leben, könnte er solche Entscheidungen weiterhin selbst treffen. Warum sollte ihm dieses Recht entzogen sein, nur weil er in einem Heim lebt? Eine Pflegeeinrichtung, die sich der Wertschätzung von Menschen verpflichtet fühlt und vorgibt, Menschen als Individuen zu behandeln, dabei aber ihren ängstlichen, widerstrebenden Bewohnerinnen und Bewohnern weiter die traditionellen Körperpflegemethoden aufzwingt, ohne sich zu bemühen, die Sache flexibler und angenehmer zu gestalten, bleibt die praktische Umsetzung ihrer Werte schuldig.

Körperpflege kann ein Katalysator sein und eine generelle Verbesserung des Pflegestandards bewirken. Weil Pflegeeinrichtungen zunehmend gefordert sind, ihre gesamte Pflegeorganisation zu überdenken, um den heutigen Ansprüchen des Marktes und des Klientels zu genügen, kann die gründliche Re-Evaluierung Ihrer bislang praktizierten Körperpflegemethoden und Ihrer Pflegephilosophie diesen Prozess befruchten.

Zum Glück wächst seit den 1990er Jahren das Bestreben, auch in Institutionen des betreuten Wohnens und Pflegeheimen eine werteorientierte und personenorientierte Pflege zu leisten. Pflegeempfänger und Pflegeempfängerinnen, Betreuungsvereine, Interessenvertretungen, Behörden und Anbieter von Pflegedienstleistungen haben erkannt, dass sich die Dinge verändern müssen. Die geburtenstarken Jahrgänge beobachten heute die Elterngeneration. Sie wissen, dass sie nachrücken werden und wünschen für sich und ihre alten Eltern andere Bedingungen.

Viele Verwaltungsfachleute und Pflegende arbeiten mit großem Einsatz daran, Einrichtungen zu schaffen, in denen die Bedürfnisse und Vorlieben der Bewohnerinnen und Bewohner bestimmen, wie Pflege erbracht wird, Einrichtungen, in denen nicht etwa die altgewohnte Routine und der Anspruch auf Sicherheit um jeden Preis jede Veränderung blockieren. So werden beispielsweise die Zeiten für das Aufstehen, zu Bett gehen, die Mahlzeiten und die Körperpflege den individuellen Wünschen und Erfordernissen angepasst. Die betreuungsbedürftigen Menschen haben ein Recht auf Respektierung ihrer Entscheidung und das Recht, ein Risiko einzugehen.

Diese tiefgreifende Veränderung der Pflegephilosophie wird oft als Kulturwandel bezeichnet. Er macht eine Neu-Einschätzung der Wertvorstellungen der Organisation und des Personals erforderlich, aber auch Arbeitsplatzbeschreibungen, Vorschriften und Verfahren müssen überprüft werden. Ergebnis dieses Paradigmenwechsels ist eine so tiefgreifende Transformation, dass sich die Grundhaltung der Organisation wandelt, wodurch sich auch die Erwartungen an das Personal verändern und oft ein anderer Führungsstil und eine andere Organisationsstruktur befördert werden (Baker, 2007; Fox, 2007; Shields/Norton, 2006; Thomas, 2004). Es kommt zu dramatischen Veränderungen der Pflegeorganisation, der Pflegeplanung und Pflegepraxis (s. **Tab. 12-1**).

Einige Persönlichkeiten und Organisationen haben sich verpflichtet, diesen Veränderungsprozesses zu fördern, um das, was in Pflegeheimen «falsch läuft» abzustellen und alle Orte, an denen betagte Menschen leben, so zu verändern, dass sie sich dort zuhause fühlen können. Es gibt vier herausragende Beispiele, nämlich das Pioneer Network, die Eden Alternative, das Live Oak Institute und das Household Modell.

Tabelle 12.1: Paradigmenwechsel – herkömmliche Heimpflege vs. transformierte Heimpflege.

traditionell/institutionell	transformiert/personenorientiert
• medizinisch/gewerblich	• sozial/ganzheitlich
• liefert «Behandlungen»	• Geist und Seele nährend
• aufgabenfokussiert	• Pflege passt zu den Bedürfnissen, Vorlieben
• Funktionspflegesystem	• Bezugspflege
• Pflegeentscheidungen werden von der Verwaltung/vom Personal getroffen	• Bewohnerinnen und Bewohner treffen Entscheidungen über ihre Pflege
• alle Aktivitäten strukturiert	• zu spontanen Aktivitäten anregende Umgebung, die strukturierte Aktivitäten ergänzen
• Zeitplan an den Bedürfnissen des Personals/der Verwaltung orientiert	• Zeitplan orientiert sich an den Bedürfnissen der Bewohnerinnen und Bewohner und denen des Personals
• Einrichtung «gehört» dem Personal	• Einrichtung ist das «Zuhause» der Bewohnerinnen und Bewohner
• Gefühl von Isolierung und Einsamkeit	• Zugehörigkeitsgefühl und Gemeinschaftsgefühl
• Entscheidungen werden von einer Person für die ganze Station getroffen	• Teamansatz, mit situationsbezogenen Entscheidungen
• Verwaltung trifft die Budgetentscheidungen	• dezentralisierte Budgetverwaltung

12.2.1 Das Pioneer Network

Das Pioneer Network ist eine 1997 gegründete Dachorganisation zur Veränderung der Pflegekultur. Ihre Vision ist eine lebensbejahende, befriedigende, humane und sinnstiftende Kultur des Alterns. Die Organisation unterstützt alte Menschen, die in offenen, unterschiedlichen Pflegegemeinschaften leben. Das Netzwerk will durch Verbreitung ihrer Grundhaltung einen tiefgreifenden Systemwechsel herbeiführen (Liste der Grundsätze in **Darstellung 12-1**). Das Pioneer Network arbeitet mit Gesetzgebung und Forschung, mit Betreuungsvereinen und Patientenfürsprechern, Empfängern von Pflegedienstleistungen sowie anderen Betroffenen zusammen, um ein System zu schaffen, das alten Menschen Entscheidungsfreiheit zugesteht und ihre Würde achtet. (www.PioneerNetwork.net)

Darstellung 12.1: Die Grundsätze des Pioneer Network.

- Wir kennen jede Person genau und schätzen ihre Einmaligkeit.
- Jeder Mensch zählt, jeder Mensch ist wichtig.
- Beziehung ist das Fundament für eine transformierte Pflegekultur.
- Wir sprechen Körper, Geist und Seele an.
- Risiken einzugehen ist ein normaler Teil des Lebens.
- Wir stellen die Person an oberste Stelle, nicht die Aufgabe.
- Alle alte Menschen haben das Recht auf Selbstbestimmung, wo immer sie leben.
- Gemeinschaft ist das Antidot für Institutionalisierung.
- Was du nicht willst, das man dir tu, das füg' auch keinem andern zu.
- Wir fördern das innere Wachstum und die Entwicklung aller Beteiligten.
- Das Potenzial der Umgebung wird erkundet und ausgeschöpft: alle räumlichen, organisatorischen, psychosozialen/spirituellen Möglichkeiten
- Wir sind selbstreflektiert, wir halten nach neuen kreativen Möglichkeiten Ausschau und nutzen jede Gelegenheiten, unsere Arbeit zu verbessern
- Wir wissen, dass ein Kulturwandel und Transformation keine Ziele sind, sondern eine Reise. Kulturwandel ist ein nie ganz abgeschlossenes Projekt.

Pioneer Network© 2001, Rochester, NY, mit freundlicher Genehmig

12.2.2
Die Eden Alternative und das Green House Betreuungsmodell

Im Jahr 1991 haben der Arzt Dr. William Thomas, Absolvent der Harvard Universität, und seine Frau Judy Thomas in einem kleinen Pflegeheim in New York State die Eden Alternative ins Leben gerufen. Dieses Modell will den drei pflegeheimspezifischen Plagen entgegenwirken, die Dr. Thomas identifiziert hat:

- Einsamkeit
- Hilflosigkeit
- Langeweile.

Grundlage der Eden Alternative ist die Auffassung, dass Institutionen für Menschen da sind, und nicht umgekehrt Orte für gebrechliche Alte sind. Die Eden Alternative unterstützt Pflegeheime, die sich für eine personenorientierte Pflege interessieren, durch Schulungen und Vernetzung. Sie stellt Literatur zur Verfügung, organisiert Tagungen, gibt einen Rundbrief heraus, verfügt über Videos, ein Beratungsteam und ein Unterstützungsnetzwerk. Über 15 000 Personen haben die Ausbildung der Eden Alternative durchlaufen und arbeiten in ihren Einrichtungen auf einen echten Wandel der Pflegekultur hin. Das bedeutet, dass sie großen Wert auf Gemeinschaft, Vertrauen und Begleitung legen, sich für das Empowerment der Bewohnerschaft und des Personals einsetzen, Entscheidungen dezentralisieren und die räumliche Umgebung und das soziale Umfeld anreichern, indem sie Pflanzen, Tiere und Kinder ins Haus bringen und in den Alltag integrieren. Inzwischen sind weltweit über 300 Pflegeheime als Eden Homes registriert (www.edenalt.org). Diese Heime verpflichten sich, die zehn Grundregeln der Eden Alternative praktisch umzusetzen (s. **Darstellung 12-2**, Seite 224).

Dr. Thomas hat darüber hinaus das Green House Betreuungsmodell für Langzeitpflegeeinrichtungen entwickelt. Dieses Modell sieht vor, dass betagte Menschen, die einer professionellen Pflege bedürfen, in kleinen freistehenden Häusern leben, die in Gruppen beisammen stehen und jeweils sechs bis zehn Personen beherbergen. Ressourcen und Unterstützungsangebote werden gemeinsam genutzt. Die Betreuung orientiert sich an den persönlichen Wünschen und am Wohlbefinden der Bewohnerinnen und Bewohner und ist in einen Beziehungskontext eingebettet. Diese vom jeweiligen Hausteam selbstverwalteten Wahlwohngemeinschaften sind 2003 erstmals in Tupelo, Mississipi eingerichtet worden. Derzeit gibt es Pläne für 50 weitere über ganz Nordamerika verstreute Projekte. (www.thegreenhouseproject.com)

■ **Darstellung 12.2**: Die zehn Grundregeln der Eden Alternative.

1. Einsamkeit, Hilflosigkeit und Langeweile sind die drei Plagen, die das Leid und das Leiden unserer alten Menschen im wesentlichen verursachen.
2. Eine altenfreundliche Gemeinschaft ist bemüht, ein Umfeld zu schaffen, in dem der Lebensalltag geprägt ist von einem engen und kontinuierlichen Kontakt zu Pflanzen, Tieren und Kindern. Diese Beziehungen sind es, die jungen und alten Menschen gleichermaßen den Weg zu einer befriedigenden Lebensführung bahnen.
3. Liebevolle Begleitung ist das wirksamste Antidot gegen Einsamkeit. Alte Menschen brauchen jederzeit Zugang zu Menschen und Tieren, die ihnen Gesellschaft leisten.
4. In einer altenfreundlichen Gemeinschaft ist es möglich, fürsorgliche Betreuung zu leisten und zu empfangen. Dies ist ein Antidot gegen Hilflosigkeit.
5. In einer altenfreundlichen Gemeinschaft ist dafür gesorgt, dass die Tage abwechslungsreich verlaufen und Raum ist für Spontaneität. Das soziale und räumliche Umfeld ist so gestaltet, dass ungeplante und überraschende Interaktionen und Ereignisse stattfinden können. Das ist ein Antidot gegen Langeweile.
6. Sinnlose Tätigkeiten untergraben die psychische Gesundheit des Menschen. Die Möglichkeit, Dinge zu tun, die wir für sinnvoll halten, ist für unsere Gesundheit entscheidend wichtig.
7. Die medizinische Behandlung soll im Dienste echter menschlicher Zuwendung und Fürsorge stehen, diese jedoch niemals beherrschen.
8. Eine altenfreundliche Gemeinschaft würdigt und ehrt alte Menschen, indem sie versucht, Hierarchien abzuflachen und nicht so wichtig zu nehmen, vielmehr versucht, möglichst viele Entscheidungsbefugnisse in die Hände der alten Menschen selbst und in die Hände derer zu legen, die ihnen am nächsten stehen.
9. Die Schaffung einer altenfreundlichen Gemeinschaft ist ein fortlaufender, nie ganz abgeschlossener Prozess. Menschliches inneres Wachstum darf vom menschlichen Leben niemals abgeschnitten werden.
10. Kluge Führung ist das entscheidende Element im Kampf gegen die drei Plagen. Sie ist durch nichts zu ersetzen.

Eden Alternatives, 2007, mit freundlicher Genehmigung

12.2.3 Das Live Oak Institute

Das Live Oak Institute ist eine weitere Organisation, die für einen Wandel eintritt. Das Gründerpaar, Barry und Debby Barkan, hat seit 1977 Einrichtungen ins Leben gerufen, deren Pflegepraxis geprägt ist von tiefem Respekt für alte Menschen und für diejenigen, die mit ihnen arbeiten. Markenzeichen ihrer Arbeit sind die täglichen Treffen, bei denen Bewohnerinnen und Bewohner, Angehörige und Personal zusammenkommen, um Verbundenheit herzustellen und einen Ort zu haben, an dem sie gemeinsam lernen, spielen und wachsen können. In diesen Runden werden Geburtstage, Geburten und Hochzeiten zusammen gefeiert und Todesfälle gemeinsam betrauert, was allen ein Gefühl der Zugehörigkeit und einer familiären Gemeinschaft vermittelt. (www.LiveOakInstitute.org)

12.2.4 Das Household Model

Steve Shields, Lavrene Norton und andere haben einen Bezugsrahmen für Veränderung entwickelt, der als Household Model bekannt ist. Sie selbst beschreiben ihr Modell als «nicht geeignet für Leute, die den Wandel langsam, Schritt für Schritt herbeiführen wollen, geeignet dagegen für Leute, die eine revolutionäre Transformation der Kultur von Pflegeheimen oder anderer Langzeitpflegesettings anstreben.» Sie liefern die für einen Wandel benötigten Grundlagen, um Pflegeeinrichtungen vom herkömmlichen Modell zum Household Model zu führen. Sie befassen sich mit persönlichen Veränderungen und Veränderungen des Führungsstils sowie mit organisatorischer Erneuerung und Umgebungsumgestaltung. Zudem stellen sie Ausbildungstools zur Verfügung, die «Household Matters». Das Paket enthält Lehrvideos, Vorschriften, Verfahren, Arbeitsplatzbeschreibungen, Qualitätssicherungsprogramme zum Herunterladen, sowie ein Handbuch zur Einrichtung selbstbestimmter Teams. All diese Hilfsmittel sollen Einrichtungen unterstützen, die den Wechsel von der alten zur neuen Pflegekultur vollziehen wollen, hin zu einer Kultur «persönlicher Beziehungen, in der kleine Gruppen alter Menschen – unterstützt von eigenständigen Teams professionell Pflegender – über ihr Leben selbst bestimmen und eine Gemeinschaft bilden» (Shields ed al., 2006).

Diese wenigen Beispiele zeigen, dass es Organisationen und Einrichtungen mit Pflegemodellen gibt, die von tiefem Respekt vor alten Menschen getragen sind und davon ausgehen, dass sie das Recht auf ein erfüllendes und sinnvolles Leben haben, sowie das Recht, über ihre Betreuung mitzuentscheiden. Das ist ein großer Schritt weg vom früheren Modell, bei dem Sicherheitsaspekte ganz oben rangierten und sich die Pflege vorwiegend den körperlichen Problemen alter Menschen widmete. Der neue Schwerpunkt liegt auf personzentrierter Pflege und einer umfassenden und ganzheitliche Förderung von Gesundheit und innerem Wachstum.

Als Teil der neuen Kultur müssen Verwaltung und Personalleitungen begreifen, dass die Art, wie das Management mit Pflegenden umgeht, bestimmt, wie diese mit ihren Schützlingen umgehen (Fox, 2007). Wenn alte Menschen das Gefühl haben sollen, dass sie geachtet, unterstützt und gesehen werden, müssen diejenigen, die für sie sorgen, das Gefühl haben, geachtet, unterstützt und gesehen zu werden. Diese Haltung kommt nicht nur den Bewohnerinnen und Bewohnern und dem Personal zugute, sie ist auch gut fürs Geschäft. Wir haben die Erfahrung gemacht, dass es Häusern, die sich um personzentrierte Pflege und fürsorgliche Beziehungen zwischen Pflegenden und den alten Menschen in ihrer Obhut bemühen, leichter fällt, gute und engagierte Pflegepersonen zu finden und zu halten. Deshalb wird eine Einrichtung, deren Organisationssystem sich nicht an diesen Zielen orientiert, viel Geld investieren müssen, um Pflegepersonal aufzutreiben, auszubilden, zu orientieren und einzuarbeiten, das dann wieder kündigt, und das Personalkarussell in Schwung zu halten. Die Kosten eines Personalwechsels werden pro Arbeitnehmerin oder Arbeitnehmer auf 2 500 US-Dollar geschätzt (Seavey, 2004).

Spezifische Pflegepraktiken, wie Unterstützung bei der Körperpflege, existieren nicht im leeren Raum. Sie spiegeln die gesamte Organisationskultur eines Hauses wider. Hat sich eine Pflegeeinrichtung dem Leitbild personenorientierter Betreuung verpflichtet, ist die Körperpflege ein Bereich, der sich hervorragend für erste Veränderungsbemühungen eignet. Im Laufe dieses Prozesses werden vermutlich organisatorische Hemmnisse sichtbar, die es, soll der Kulturwandel nachhaltig sein, zu überwinden gilt. Körperpflegepraktiken zu verändern ist nicht teuer; lediglich die Schulung des Personals löst Kosten aus. Was am meisten benötigt wird, ist Unterstützung seitens der Verwaltung und eine veränderte innere Einstellung des gesamten Personals.

Körperpflege kann als Katalysator wirken und das Pflegeniveau insgesamt positiv beeinflussen. Pflegeeinrichtungen, die am Markt bestehen und den Wünschen ihres Klientels entsprechen wollen, sind inzwischen zunehmend gefordert, ihre Pflegeorganisation grundsätzlich zu überdenken. Eine Re-Evaluierung der Körperpflegemethoden Ihres Hauses und des pflegerischen Leitbilds kann diesen Prozess befruchten. Dieses Kapitel widmet sich nun einigen der wichtigsten Aspekte der Arbeit für eine neue Pflegekultur in Institutionen und zwar anhand der Implementierung personenorientierter Praktiken bei der Körperpflege.

12.3 Körperpflege verändern: die Schlüsselkonzepte

12.3.1 Entscheidungen vor Ort treffen

Ein Wandel hin zu personenorientierter Pflege erfordert die Dezentralisierung von Entscheidungsprozessen. Gepflegte und pflegende Person brauchen einen größeren Entscheidungsspielraum. **Abbildung 12-1** illustriert diesen neuen Ansatz: Bewohnerinnen und Bewohnern sowie den Angehörigen wird der Platz im Innern des Kreises zugewiesen. Um diesen Kernbereich herum, im nächsten Kreis, sind die direkt Pflegenden, die Fachpflegepersonen und andere Unterstützungspersonen angesiedelt, die täglich mit der Bewohnerin oder dem Bewohner zu tun haben. Die Verwaltung und andere Spezialabteilungen im äußersten Kreis stehen den im innersten Kreis genannten Personen zu Diensten, sie fördern und unterstützen den Gedanken, dass Entscheidungen vor Ort, direkt am Krankenbett getroffen werden.

Der Weg hin zu einer personenorientierten Pflege ist oft lang und schwierig. Dieser komplexe Prozess braucht Unterstützung und ein Team, das den Beziehungsaspekt zwischen Gepflegten und Pflegenden stärker in den Fokus rückt. Leitende Pflegepersonen und das praktisch zuständige Pflegepersonal müssen in direktem Erfahrungsaustausch stehen. Flexibilität und Kreativität sind die neuen Leitbilder und die Rollen verändern sich.

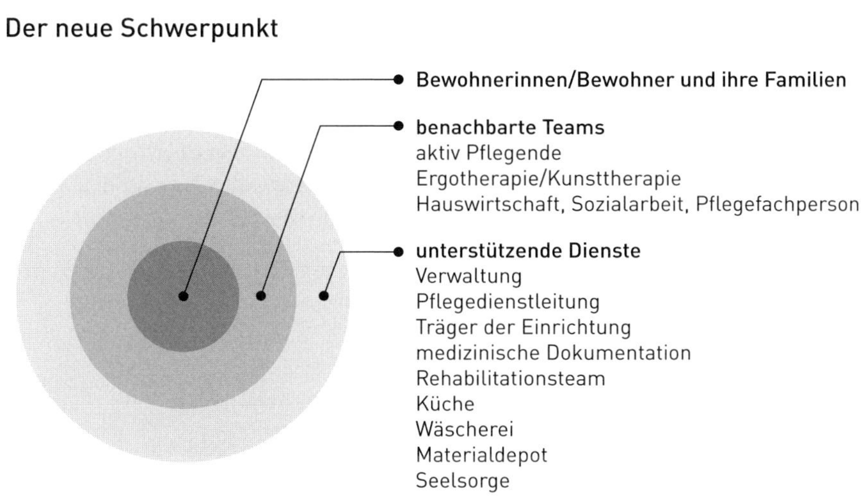

Abbildung 12.1: Gute Pflege: Bewohnerschaft und Familienangehörige stehen im Zentrum.

12.3.2
Die entscheidende Rolle der Betroffenen

In der neuen Pflegekultur behält der Bewohner oder die Bewohnern das Recht, Hilfe zurückzuweisen oder zwischen verschiedenen Betreuungsformen zu wählen. Diese Rechte fördern die größtmögliche Unabhängigkeit der Person und den größtmöglichen Einsatz ihrer verbliebenen Fähigkeiten. Aufgabe der Pflegepersonen ist es, herauszufinden, wie sie die Pflegeaktivität ihrem Schützling präsentieren und wie sie die Aktivität durchführen müssen, damit er einwilligt und sich dabei wohl fühlt. Leidet die Person in ihrer Obhut an einer Demenz, haben Pflegende einen Balanceakt zu vollführen. Einerseits respektieren sie die Autonomie und Unabhängigkeit der Person in ihrer Obhut, andererseits müssen sie sicherstellen, dass diese bei Entscheidungen unterstützt wird und die benötigte Betreuung tatsächlich erhält. Pflegende, die die Bewohnerinnen und Bewohner gut kennen, werden meist aufgrund ihrer früheren und aktuellen Verhaltensweisen Lösungen finden, die deren Vorlieben berücksichtigen.

12.3.3
Die entscheidende Rolle der Pflegenden

Soll personenorientierte Pflege gelingen, müssen Pflegende befugt sein, flexible Entscheidungen zu treffen und zu bestimmen, wann und wie ihr hilfsbedürftiger betagter Schützling gewaschen, geduscht oder gebadet wird. Sie sind für die Betreuung zuständig und verantwortlich. Weigert sich beispielsweise eine Bewohnerin oder ein Bewohner, ein Bad zu nehmen oder unter die Dusche zu gehen, werden sie mit verschiedenen Strategien versuchen, die Zustimmung der Person zu erwirken (ihr ein «Ja» zu entlocken). Lehnt sie dann immer noch ab, kann die einzelne Pflegeperson bestimmen, welche Körperregion aus gesundheitlichen Gründen unbedingt gewaschen werden muss. Sie verfügt über die Fähigkeit, die angenehmste und am wenigsten belastende Form der Körperpflege zu identifizieren und durchzuführen. Entscheidet sie sich, die Prozedur zu unterlassen, muss sie einen Alternativplan entwickeln. Bleibt die Person bei ihrer ablehnenden Haltung, spricht die Pflegende mit der Stationsleitung, um eine Lösung zu finden, die den Bedürfnissen der betreffenden Person entspricht. Es genügt nicht, zu sagen: «Ich habe sie gefragt und sie hat nein gesagt. Sie hat sich eben so entschieden. Da kann ich nichts machen.»

Wir, die Autorinnen, haben von Pflegenden häufig gehört, dass sie von ihren Kolleginnen und Kollegen oder Vorgesetzten schief angeschaut werden, wenn sie versuchen, den Körperpflegeprozess anzupassen, zu verschieben oder abzukürzen. In der alten Kultur gelten solche Individualisierungsbemühungen manchmal als Versuch, sich vor der Arbeit zu drücken. Diese Haltung muss sich ändern. Besteht die Aufgabe der Pflegenden schlicht darin, tagaus tagein eine Reihe von Arbeiten an einer Reihe von Leuten durchzuführen (waschen, ankleiden, Essen reichen, Toilette benutzen), wird ihr dann auch noch vorgeschrieben, was und wie sie dies zu tun hat, kommt wenig Freude auf: Pflege wird zum unattraktiven Arbeitsfeld. Gilt die Pflegetätigkeit jedoch als Gelegenheit, sinnstiftende und fürsorgliche Beziehungen einzugehen, und erfährt die Pflegeperson dabei Unterstützung, werden ihre Beiträge und Meinungen gewürdigt und bei Pflegeentscheidungen berücksichtigt. So wird Pflege zum echten Dienst am Nächsten und zu einem recht attraktiven Arbeitsfeld.

Die unmittelbar zuständige Pflegeperson verfügt über besondere Kenntnisse, sie hat einen besonderen Zugang zu ihrem Schützling und trägt besondere Verantwortung. Leider bleibt dieses Wissen bei der Planung des Pflegeprozesses oft unberücksichtigt oder wird nicht ausdrücklich erfragt. So bleibt es beispielsweise in manchen Häusern PflegeassistentInnen verwehrt, an Teamgesprächen teilzunehmen. Werden deren Beiträge nicht erwünscht und nutzbar gemacht, betrachten sie die Teilnahme an solchen Gesprächsrunden womöglich selbst als Zeitverschwendung. Oft ist es so, dass die üblichen Mitglieder der Stationskonferenz (aus den Bereichen Sozialarbeit, Ergotherapie, Pflegedienstleitung) die Bewohnerinnen und Bewohner gar nicht täglich zu Gesicht bekommen, weniger Zugang haben und über ihre Pflegebedürfnisse und Vorlieben nicht so gut Bescheid wissen. Dass heute Angehörige und Pflegeempfänger in die Pflegeplanung einbezogen werden, ist Folge eines 1987 erlassenen Gesetzes.

12.3.4 Die wichtige und sich verändernde Rolle leitender Pflegefachpersonen

Gut ausgebildete Pflegefachpersonen verfügen über das Wissen, die Erfahrung und die Fertigkeiten, um komplexe medizinische Sachverhalte, die bei gebrechlichen betagten Menschen vorkommen, beurteilen zu können. Viele haben Zusatzqualifikationen für den Umgang mit komplexen psychosozialen Themen erworben. Dennoch verbringen Pflegeexpertinnen und Pflegeexperten in traditionellen Settings einen Großteil ihrer Arbeitszeit mit Assessments, Pflegeplanung und Dokumentation. Für den direkten Kontakt mit den Pflegebedürftigen steht ihnen kaum Zeit zur Verfügung. Der Begriff «Pflegeassistent/Pflegeassistentin» spiegelt das Verhältnis zwischen einer praktisch zuständigen Pflegenden einerseits und einer hauptverantwortlichen, vorgesetzten Pflegenden andererseits. Er impliziert, dass die geringer qualifizierte der höher qualifizierten Pflegenden – deren Aufgabe es ist, die Betreuung einer Gruppe von Menschen sicherzustellen und zu überwachen – zuarbeitet. Doch inzwischen verändern sich die Rollen und Verantwortlichkeiten innerhalb dieses dynamischen Sachverhalts: die examinierte Fachpflegende wird zur unterstützenden Vorgesetzten, die der praktisch tätigen Pflegenden hilft. Sie steht ihr bei Problemen zur Seite und demonstriert als Vorbild gute Pflegepraxis. Sie ist also keine Vorgesetzte, die ihren Mitarbeiterinnen und Mitarbeitern genaue Anweisungen erteilt und sie (gezielt oder verdeckt) davon abhält, sich empathisch und patientenbezogen zu verhalten.

Ungeachtet dieser Veränderung sind viele Führungspersonen in der Pflege noch immer dem alten Model verhaftet und von ihrem Wissensvorsprung und ihrer Weisungsbefugnis überzeugt. Deshalb schätzen leitende Pflegende und PflegeassistentInnen das Ausmaß der gewährten Unterstützung oft unterschiedlich ein. Die Diskrepanz ist recht deutlich. Geringer qualifizierte Pflegende haben oft das Gefühl, von ihren Vorgesetzten misstrauisch beobachtet zu werden. Auch haben sie den Eindruck, dass sie für die Bedürfnisse und Wünsche der Bewohnerinnen und Bewohner wenig Verständnis aufbringen. Eine Pflegeassistentin beispielsweise berichtete der Stationsleitung, es sei ihr trotz mehrerer Versuche nicht gelungen, eine bestimmte Person zum Duschen zu bewegen. Sie kannte ihren Schützling so gut, dass sie wusste: Heute wird die Sache nicht kampflos verlaufen. Trotzdem bestand die Stationsleitung darauf, diese Person zu duschen, obwohl sie das nicht wollte. Dabei eskalierte die Situation und die Körperpflege wurde zum Kampf. Am Ende waren beide Beteiligten erschöpft und verstört. Als die vorgesetzte Pflegende Helferin und Bewohnerin aus der Dusche kommen sah, bemerkte sie: «Na bitte! Frisch gewaschen! Fühlen Sie sich jetzt nicht viel wohler?» Sie war sich nicht bewusst, welch hohen Preis dies gekostet hatte. Die Sache forderte nicht nur körperliche Kräfte, auch die gegenseitige Wertschätzung und die Beziehung hatten deutlich gelitten.

In der neuen Kultur ist die leitende Pflegende Teil eines Teams, das nicht etwa nur Anweisungen gibt, vielmehr konsultiert und unterstützt (s. **Darstellung 12-3**,

■ **Darstellung 12.3**: Unterstützende Supervision.

Ein unterstützender Supervisor, eine unterstützende Supervisorin…

- informiert und schult, bietet Modelle, Vorbilder und verbale Ermutigung
- fragt Pflegende nach ihren Kenntnissen und Erfahrungen und respektiert ihr Wissen
- unterstützt Flexibilität und Entscheidungsfreiheit bei der Erbringung von Pflege
- sorgt dafür, dass Pflegematerialien und Utensilien zur Verfügung stehen
- ist für Ratsuchende jederzeit ansprechbar und bereit, an der Lösung von Problemen mitzuwirken
- praktiziert «Management durch Herumgehen», unterhält sich mit Bewohnerinnen und Bewohnern, Angehörigen und Pflegenden
- legt die Verantwortung für Körperpflegeentscheidungen in die Hände der Pflegenden
- gibt bei Bedarf unter vier Augen konstruktives Feedback.

Unterstützende Supervision). Dazu ein Beispiel: Anfangs weigerte sich die für den Materialeinkauf zuständige Person einer Pflegeeinrichtung in Oregon, das von Pflegeassistentinnen empfohlene Seifenersatzprodukt zu kaufen und bestellte ein anderes Produkt. Daraufhin verhandelte die Pflegedienstleitung mit der Verwaltung, bis das gewünschte Produkt schließlich zur Verfügung gestellt wurde. Diese Seife gehört inzwischen zur Standardausstattung des Hauses. Die Pflegedienstleitung verhandelte zudem mit der Wäscherei, um die Arbeit der PflegeassistentInnen zu erleichtern. Auf ihren Vorschlag hin lieferte die Wäscherei fortan die für eine Ganzkörperwäsche im Bett erforderlichen großen Badetücher und Waschlappen bereits als Päckchen verpackt auf die Station, wo sie fertig zum Gebrauch im Wäscheschrank gelagert wurden. Diese Maßnahme vermittelte den AssistentInnen, dass ihre Arbeit respektiert wird und verhalf den Bewohnerinnen und Bewohnern zu einer gründlicheren Körperpflege.

Die leitende Pflegeperson dieses Hauses verwirklichte noch eine weitere Idee: Sie ernannte AssistentInnen, die sich auf dem Gebiet der personenorientierten Körperpflege von Menschen mit Demenz besonders bewährt hatten, zu «Badeexpertinnen und Badeexperten». Sie vermittelten anderen Pflegenden ihre Arbeitsweise und trugen zur Verbesserung der stationären Pflegequalität gebrechlicher Menschen bei, die in Sachen Körperpflege Flexibilität benötigen.

Doch nicht allen Pflegenden ist es gegeben, Menschen mit Demenz geschickt zu betreuen. Manche kommen mit «Pflegeverweigerungen» nicht ohne Unterstützung zurecht und können alternative Körperpflegepläne nicht selbstständig erstellen und umsetzen. In einem Haus mit transformierter Kultur ist es Teil der Aufgaben leitender Pflegepersonen, positives Betreuungsverhalten zu lehren, vorzuleben und zu fördern, damit die medizinischen und psychosozialen Bedürfnisse der Bewohnerinnen und Bewohner befriedigt werden. Sie sind zudem für die Erkennung von Schwachstellen zuständig, sie sollen Optimierungsspläne erstellen und allen Pflegenden Feedback geben, und zwar auf motivierende Weise.

■ Fallbeispiel

Körperpflege personzentrierter gestalten: eine «Bade-Expertin» einsetzen

Eine sehr erfahrene und geschickte Pflegeassistentin wurde von ihrer Vorgesetzen gebeten, den Kolleginnen und Kollegen auf der Demenzstation das Thema individualisierte Körperpflege nahe zu bringen. Gemeinsam versuchten sie, für alle Bewohnerinnen und Bewohner der Abteilung einen personzentrierten Ansatz zu finden. Diese Veränderung reduzierte die bei der Körperpflege herrschende Unruhe und Belastung erheblich. Diese Pflegeassistentin galt fortan als «Bade-Expertin». Ermuntert und unterstützt von Stationsleitung und Pflegedirektion unterwies sie bald auch pflegende Angehörige in schwierigen Körperpflegesituationen und stand ihnen mit Rat und Tat zur Seite, wenn es darum ging, die demenzkranke Person in ihrer Obhut zu waschen, zu duschen oder zu baden. Sie konnte ihr Spezialwissen weitergeben und neue Expertinnen und Experten heranziehen.

Bericht aus einer Einrichtung in Oregon

12.3.5 Ressourcen für eine Rollenveränderung

Personenorientierte Pflege geht auch mit einer Untersuchung und Neu-Definition traditioneller Pflegerollen und Rollenverteilungen einher. Dies ist ein wichtiger Aspekt der neuen Kultur. Um das Personal bei diesem Wandel zu begleiten und zu unterstützen, werden verschiedene Workshops und Programme angeboten. Ein Fortbildungsprogramm heißt LEAP (Lern, Empower, Achieve, Produce, www.matherlifeways.com/re_leap.asp), das von Anna Ortigara und anderen bei Mather LifeWays in Chicago, Illinois entwickelt wurde. Ein anderes heißt Coaching Supervision und wurde 2005 von Sara Joffe und anderen am Paraprofessional Health Institute in Philadelphia und New York City entwickelt (www.paraprofessional.org). Beide lehren bestimmte Fertigkeiten, die eine effektive Führungsperson unbedingt beherrschen muss, etwa aktives Zuhören, Problempräsentation und Selbstwahrnehmung.

12.4 Körperpflege verändern: Kontinuität herstellen

12.4.1 Bezugspflege oder Funktionspflege

Die Qualität der Körperpflegemaßnahme ist sehr stark vom jeweiligen Pflegeorganisationssystem abhängig. Wir haben bereits erwähnt, wie wichtig es ist, dass stets die gleiche Person mit dem Waschen, Duschen oder Baden des unterstützungsbedürftigen Menschen betraut wird. Dieses Ziel lässt sich auf verschiedenen Wegen erreichen und wird vermutlich organisatorische Veränderungen und neue Verfahrensweisen erfordern. Eine der Methoden wird in **Darstellung 12-4** beschrieben.

In vielen Häusern hat die sogenannte Bezugspflege Einzug gehalten. Dabei versorgt in jeder Schicht eine bestimmte Pflegende stets die gleiche Gruppe betreuungsbedürftiger Menschen. Diese Pflegeperson kennt die Bedürfnisse und Wünsche dieser Bewohnerinnen und Bewohner und ist in der Lage, ihre Gewohnheiten zu berücksichtigen. An ihren freien Tagen wird sie immer von der selben Pflegenden vertreten. Dahinter steht der Gedanke, dass der pflegebedürftige Mensch möglichst wenig Personalwechsel erleben soll. Auch andere Mitarbei-

Darstellung 12.4: Von Funktionspflege zu Bezugspflege – Schritt für Schritt.

1. Setzen Sie für jede Station zwei Konferenzen an, eine für alle praktisch Pflegenden im Tagdienst und eine für alle Pflegenden im Nachtdienst.
2. Leiten Sie die Besprechung ein mit der Aussage, dass es Pflegeheimen, die das Bezugspflegesystem eingeführt haben, nachweislich gelungen ist, die Pflegequalität, die Lebensqualität der Bewohnerschaft und die Arbeitszufriedenheit des Pflegepersonals deutlich zu verbessern. Schlagen Sie vor, Bezugspflege probeweise einzuführen und zu beobachten, wie die Sache funktioniert. Bilden Sie einen Lernkreis und bitten Sie alle Teilnehmenden, sich zu diesem Thema zu äußern. Wie stehen sie einer Veränderung innerlich gegenüber und welche Bedenken bestehen?
3. Wenn alle mit einem Versuch einverstanden sind, folgt der nächste Schritt. Wenn kein Konsens herrscht, setzen Sie ein weiteres Treffen in der darauffolgenden Woche an und diskutieren Sie das Thema erneut. Erläutern Sie den vorgeschlagenen Veränderungsprozess und dass vorgesehen ist, den Verlauf des Versuchs nach drei Monaten zu evaluieren.
4. Ist es Ihnen gelungen, die Mehrheit oder alle für einen Versuch zu gewinnen, folgt der nächste Schritt.
5. Schreiben Sie die Namen der Bewohnerinnen und Bewohner jeweils auf ein Kärtchen und stecken Sie die Namenskärtchen an die Tafel/Pinwand.
6. Fordern Sie nun die Gruppe auf, die Namen dem Schwierigkeitsgrad der Person nach zu ordnen, wobei die Zahl 1 einen relativ leichten, die Zahl 3 einen mittleren und die Zahl 5 einen hohen Schwierigkeitsgrad bezeichnet (im Hinblick auf Zeitaufwand, emotionale Belastung etc.). Geben Sie den Pflegenden Zeit, über jede Person zu diskutieren und sich über das Ranking zu einigen. Schreiben Sie die gefundene Zahl auf das entsprechende Namenskärtchen.
7. Jetzt sollen sich die Pflegenden aussuchen, welche Person sie betreuen möchte. Die Verteilung ist dann fair, wenn die Arbeitspläne aller am Ende gleich viele Schwierigkeitspunkte aufweisen. Mit anderen Worten: Wenn eine Pflegeperson sechs Menschen und eine andere acht Menschen pflegen soll, die Summe aller Schwierigkeitsgrade jedoch für beide die Zahl 27 ergibt, herrscht Verteilungsgerechtigkeit. Die Beziehungen zu einzelnen Bewohnerinnen und Bewohnern sind ebenfalls wichtig und sollen in den Entscheidungsprozess einfließen. Die räumliche Abfolge dagegen ist weniger wichtig.
8. Treffen Sie sich alle drei Monate zu einer Konferenz, um die Arbeitsverteilung anhand der Schwierigkeitsgrade zu überprüfen und festzustellen, ob sie noch fair und die Beziehungen zwischen gepflegter und pflegender Person für beide Seiten unverändert angenehm ist.

RI QIO Quality Partners, 2006, adaptierte Version

terinnen und Mitarbeiter des Hauses oder des Wohnbereichs müssen über die Person Bescheid wissen, damit sie bei Bedarf einspringen können. Die hauptzuständige Pflegeperson (*primary nurse*) informiert sie mündlich und verweist auf den aktuellen Pflegeplan.

■ Fallbeispiel

Hier ein Fallbeispiel aus einer Einrichtung, die Körperpflege individualisiert und die dafür notwendigen Veränderungen vorgenommen hat:

Helene ist die für Frau Jens zuständige Pflegeperson. Frau Jens wird regelmäßig am Samstag geduscht. Weil Helene an diesem Samstag krank ist, möchte Frau Jens mit der Dusche lieber warten, bis Helene wieder Dienst hat. Dieser Wunsch wird respektiert. Die einspringende Pflegeperson bietet einer anderen Bewohnerin an, sie zu duschen, damit Helene bei ihrer Rückkehr weniger Arbeit hat. Sobald sie wieder da ist, wird sie sich intensiv um Frau Jens kümmern und versuchen, sie zu duschen. Sie wird gegebenenfalls mit ihr verhandeln und sie vielleicht nur an den wichtigsten Stellen waschen, um Probleme zu vermeiden.

Diskussion: In diesem Haus werden personenorientierte Körperpflege und Teamarbeit wertgeschätzt. Frau Jens' Wünsche sind wichtiger als der Plan, sie an einem bestimmten Tag zu duschen. Die Pflegenden arbeiten zusammen, passen ihre Arbeitspläne den Umständen an und helfen einander. Helene weiß, dass Frau Jens ihre gemeinsam erarbeitete Duschmethode schätzt: Sie möchte mit einer Spezialseife gewaschen und keinesfalls mit dem Schlauch abgespritzt werden. Helene ist sich zudem der Unterstützung ihrer Vorgesetzten sicher; auch ihr sind Frau Jens' Wünsche wichtiger sind als die Einhaltung eines bestimmten Duschrhythmus. Weil sie eine vertrauensvolle Beziehung aufgebaut haben, weiß Frau Jens, dass Helene am Tag ihrer Arbeitsaufnahme alles tun wird, damit sie geduscht wird und die Dusche genießen kann.

Was mit Bezugspflege genau gemeint ist, darüber herrscht in vielen Einrichtungen offenbar Verwirrung. In manchen wechselt das Personal inzwischen nicht mehr die Stationen, ist aber immer noch abwechselnd für verschiedene Gruppen oder Zimmer innerhalb ihrer Station verantwortlich. In anderen wechselt die Zuständigkeit monatlich. Diese Methoden stellen gegenüber früher zwar eine Verbesserung dar, bieten jedoch nicht den höchsten Grad der erforderlichen Kontinuität und Konsistenz und veralten recht schnell. Konsens ist, dass Bezugspflege eine entscheidende organisatorische Voraussetzung für die Einführung einer personzentrierten Pflege darstellt und dem schnellen Personalwechsel entgegenwirkt. Auch die Fachliteratur unterstützt dieses Konzept (Bowers, 2003; Bowers/Esmond/Jacobson, 2000; Burgio/Fisher/Fairchild/Scilley/Hardin, 2004).

Manche Pflegende trauern anfangs dem alten Funktionspflegesystem nach, weil es erlaubte, sich mit schwierig zu betreuenden Menschen abzuwechseln und deshalb weniger belastend war. Wenn ein Wechsel hin zu mehr Betreuungskonsistenz diskutiert wird, sind abweisende Kommentare gar nicht selten: «Manche Leute könnte ich unmöglich länger als eine Woche ertragen.» Die Pflegedienstleitungen von Einrichtungen, die auf ein Bezugspflegesystem umstellen, wissen sehr wohl, dass Pflegende unterschiedliche Menschentypen bevorzugen. Sie gestatten ihnen, die Personen, für die sie zuständig sind, selbst auszusuchen und haben damit gute Erfahrungen gemacht. Ist es die zuständige Pflegende im Laufe der Zeit leid, eine bestimmte Person zu versorgen, soll es ein Verfahren geben, das einen Wechsel der Zuständigkeiten ermöglicht.

Bitte denken Sie darüber nach. Ziel ist die Schaffung einer vertrauensvollen, liebevollen und familiären Atmosphäre in institutionellen Pflegesettings. Haben nicht viele von uns schon einmal in der eigenen Familie den Wunsch verspürt, sich ablösen zu lassen und die Eltern- oder Pflegerolle einem anderen Menschen zu übertragen? Dennoch sind wir dem Wunsch nicht nachgekommen. Wir sind dageblieben und haben uns Mühe gegeben, die Familie ist zusammengestanden und hat alle Kräfte mobilisiert. Auch ein selbstbestimmtes Arbeitsteam in einem institutionellen Setting wird Lösungen finden, genau wie es in einer gut funktionierenden Familie geschieht. Menschen, die in einer Pflegeeinrichtung leben, ziehen es fast ausnahmslos vor, stets von der gleichen Pflegenden versorgt zu werden, die sie kennt und der sie etwas bedeuten. Ihre Angehörigen teilen diese Meinung.

Praktisch tätige Pflegende, die zur Bezugspflege wechseln, freunden sich meist gut mit dem neuen System an und erkennen die im **Darstellung 12-5** aufgelisteten Vorzüge.

Bezugspflege kann aber auch gewisse Probleme schaffen. Die zuständige Pflegeperson kann sich ihrem Schützling im Laufe der Zeit so sehr verbunden fühlen, dass sie wie um ein Familienmitglied trauert, wenn er erkrankt oder stirbt. Solche Situationen müssen einkalkuliert und angemessen bewältigt werden. So sollten beispielsweise Pflegende an Beerdigungen teilnehmen dürfen. Die Einrichtung

■ **Darstellung 12.5**: Die Vorteile von Bezugspflege aus Sicht der Pflegenden.

- Bezugspflege ermöglicht engere, sinnstiftendere zwischenmenschliche Beziehungen mit den Bewohnerinnen und Bewohnern
- sie erleichtert die Arbeitsverteilung
- fördert die Arbeitszufriedenheit
- reduziert den Personalwechsel.

kann eine bestimmte Form des würdigen Abschiednehmens etablieren. Alle Mitarbeiterinnen und Mitarbeiter müssen wissen, dass es normal ist, um einen verstorbenen Menschen zu trauern, und dabei Akzeptanz erfahren. Manchmal wird eine Pflegende zu besitzergreifend und betrachtet die Person, für die sie zuständig ist, als ihr Monopol. Dann ist es Aufgabe des selbstverwalteten Teams, der Stationsleitung oder einer anderen Führungsperson, zum Wohle aller einzugreifen. Vom Standpunkt der Bewohnerin oder des Bewohners aus betrachtet, kann der Abschied von einer Lieblingspflegeperson eine schmerzliche und schwierige Situation sein. Auch für diesen Fall muss vorgesorgt sein. Diese Probleme entstehen, weil die Person liebevoll betreut worden ist. Würden Sie nicht auch lieber von einer Pflegenden gewaschen, geduscht oder gebadet werden, der Ihr Wohlbefinden am Herzen liegt, als von einer, die lediglich ihre Pflicht tut?

12.4.2 Körperpflege als Spezialgebiet

Eine weitere, Kontinuität herstellende Methode besteht darin, eine Pflegeperson zu bestimmen, deren einzige Aufgabe es ist, Menschen bei der Körperpflege behilflich zu sein. Weil diese «Badehilfen» keine anderen Pflegetätigkeiten durchführen, sind sie zeitlich (innerhalb ihrer Schicht) oft recht flexibel und können die passende Tageszeit und den geeigneten Wochentag wählen. Oft sind dies sehr engagierte und geschickte Pflegende, die alles dafür tun, um das Waschen, Duschen oder Baden für ihren Schützling zu einem angenehmen Erlebnis zu machen. Werden die speziell für die Körperpflege zuständigen Pflegenden nicht für eine Teambesprechung, oder weil Personalmangel herrscht, von ihrer Aufgabe weggeholt, sorgt diese Methode meist für Kontinuität bei der Körperpflege.

Zusammenfassend ist zu sagen, dass es viele Wege gibt, Personal für die Körperpflege der Bewohnerschaft zu gewinnen. Ziel soll sein, eine konsistente Gruppe engagierter Pflegender zu haben, die zeitlich flexibel arbeiten kann und fähig ist, ihre Methode den Wünschen und sich verändernden Bedürfnissen der hilfsbedürftigen Person anzupassen.

12.4.3 Körperpflege verändern: Flexibilität ermöglichen

Die Pflegeperson muss befugt sein, die Körperpflegemethode und die Frequenz der Körperpflege den Umständen entsprechend anzupassen. Dieses Recht sollte durch Veränderungen der Pflegephilosophie des Hauses gestützt werden. Im Anhang, am Ende dieses Kapitels, finden Sie ein Beispiel für ein personenorientiertes Vorgehen. Diese Methode räumt ganz klar Wahlmöglichkeiten ein, wobei Vorlieben berücksichtigt und Körperpflege zu einem angenehmen Erlebnis gemacht wird. Wie eine Person gewaschen, geduscht oder gebadet wird, muss in jeder Situation neu entschieden werden, und darf deshalb nicht von unflexiblen, einmal festgelegten Badeplänen abhängig sein. Alle in den vorangegangenen Kapiteln beschriebenen Körperpflegemethoden sollten in Erwägung gezogen werden. Ganzkörperwäsche im Bett, das Waschen am Waschtisch im Zimmer, Waschen in der Dusche und das Waschen in kleineren Abschnitten sollten mögliche Optionen sein. Man kann aber auch Physiotherapie- und Ergotherapiefachleute hinzuziehen, um mit ihrer Hilfe herauszufinden, wie sich die Körperpflegemethode adaptieren und die Umgebung unterstützender gestalten lässt.

Auch Tageszeit und Frequenz der Körperpflege müssen flexibel gehandhabt werden. In manchen Häusern ist es heute noch üblich, die Bewohnerinnen und Bewohner zwischen 4.00 Uhr und 5.00 Uhr morgens zu wecken und zu waschen, um dem Tagdienst die Arbeit zu erleichtern. Sofern diese Praxis nicht dem Wunsch und der Gewohnheit der Bewohnerin oder des Bewohners entspricht, ist sie ein hervorragendes Beispiel für das aufgabenorientierte, am reibungslosen Betriebsablauf orientierte Pflegemodell. Menschen haben nun mal unterschiedliche Körperpflegegewohnheiten. Klar, dass Leute, die an Inkontinenz leiden, stark schwitzen oder beim Essen kleckern aus Hygienegründen und Gründen der Hautpflege häufig frisch gemacht werden müssen. Trotzdem ist es möglicherweise nicht erforderlich, der Person zweimal pro Woche den ganzen Körper und die Haare zu waschen. In mehreren Pflegeeinrichtungen in North Carolina und Oregon wurden die Bewohnerinnen und Bewohner über drei Monate hinweg nur einmal wöchentlich behutsam mit dem Lappen und einem Seifenersatzprodukt gewaschen und nicht mit fließendem Wasser abgespült. Diese Praxis wurde am Ende der Versuchsphase schließlich dauerhaft etabliert, ohne irgendwelche negativen Auswirkungen.

In vielen Häusern müssen alte Muster und Pflegerituale hinterfragt werden. Früher war eine bestimmte Wasch-, Dusch- oder Badefrequenz vorgeschrieben und die Bewohnerinnen und Bewohner wurden willkürlich einem bestimmten Wochentag oder einer bestimmten Tageszeit (Schicht) zugeteilt. In den meisten Pflegeeinrichtungen waren zwei Duschen oder Wannenbäder die Regel. Diese Zahl ist nicht evidenzbasiert, vielmehr allgemein akzeptierte Standardpraxis. Inzwischen haben sich einige Einrichtungen erlaubt, diese «heilige Kuh» zu schlachten, leider noch nicht alle. Auch die Häufigkeit der Körperpflege muss sich an den Wünschen der Person orientieren.

Ist es nicht wesentlich sinnvoller, sich nach den individuellen Vorlieben und Bedürfnissen einer Person zu richten? Manche Menschen wollen und brauchen sich nicht so oft zu waschen, andere legen Wert auf eine tägliche gründliche Reinigung. Größere Flexibilität ermöglicht es, individuelle Wünsche zu erfüllen. Pflegefachpersonen in Leitungspositionen müssen die aktuellen Körperpflegevorschriften ihres Hauses im Lichte neuer Evidenzen überprüfen und verantwortungsbewussten Pflegepersonen ein flexibles Arbeiten ermöglichen, sowie das Recht einräumen, personenorientierte Körperpflegemethoden zu kreieren.

12.5 Die Pflegekultur einer Einrichtung verändern

12.5.1 Veränderungsbereitschaft wecken

Pflegeeinrichtungen, die eine neue Pflegekultur einführen wollen, müssen zuerst lernende Organisationen werden, die versuchen, alle Bewohnerinnen und Bewohner und Pflegepersonen aller Ebenen in die anstehenden Entscheidungen einzubeziehen. Entscheidend für den Erfolg sind neben der Unterstützung und dem Engagement der Verwaltung auch Schulungen, Material, Supervision und Konsultation. Viele Häuser legen das «Change Management» in die Hände einer multidisziplinären Lenkungsgruppe, die den Veränderungsprozess lernend und leitend anführt. Verwaltungsspitze und Pflegedirektion müssen Mitglieder dieser Lenkungsgruppe sein und an den Treffen teilnehmen, gleiches gilt für Vertretungen der verschiedenen Abteilungen, der Bewohnerschaft, der Angehörigen und des Pflegepersonals. Eine Veränderung der Pflegekultur oder -praxis kann nicht von oben verordnet und übergestülpt werden. Neuerungen werden nur akzeptiert, wenn sie auf breiter Ebene geprüft und diskutiert werden.

Ein nützliches Lernwerkzeug und eine inklusionsfördernde Methode ist der Lernkreis. Der Lernkreis ist in vielen Settings und Kulturen Tradition, um Informationen zu sammeln und Gemeinschaftsgefühl zu erzeugen. Zahlreiche Pflegeeinrichtungen, die den Wechsel zu einer neuen Pflegekultur vollziehen wollten, haben sich bereits dieses Instruments bedient (Norton, 2003). In jedem Lernkreis geht es grundsätzlich darum, dass alle acht bis zwölf Teilnehmenden die Gelegenheit haben, sich zu einem Thema, einer Frage oder einem Problem, das der Gruppe präsentiert wird, zu äußern. Jeder und jede wird auf Wunsch gehört, bevor die allgemeine Diskussion einsetzt. Dies verschafft zurückhaltenden Menschen die Chance, das Wort zu ergreifen, und Menschen, die dazu neigen das Gespräch zu dominieren, die Chance, das Zuhören zu lernen.

Der Anlass für einen Lernkreis, die Zusammensetzung und die Ergebnisse werden variieren. Anfangs dient er möglicherweise dem Meinungsaustausch über bestimmte Themen, etwa über die derzeit praktizierten Körperpflegemethoden. Später können im Lernkreis gemeinsam Problemlösungen erarbeitet werden, etwa eine bessere Körperpflegemethode für eine bestimmte Person. Ein spontan zusammengerufener Lernkreis kann aber auch über die Arbeitsverteilung entscheiden, wenn eine Krankmeldung vorliegt. In einem Fall wurde die Bewohnerschaft einbezogen, um für eine Mitarbeiterin, deren Hochzeit bevorstand, ein Fest zu planen. Manchmal geht aus dem Lernkreis eine spezifische Entscheidung oder ein Plan hervor, manchmal bietet er Gelegenheit zum Gedankenaustausch oder fungiert als Kummerkasten.

Wenn es darum geht, andere Körperpflegepraktiken einzuführen, sollen für Pflegende und Bewohnerschaft getrennte Lernkreise organisiert werden, damit beide Seiten offen über ihre Erlebnisse sprechen können. Bewohnerinnen und

Bewohner kann man fragen, ob sie zufrieden sind mit der Art, wie sie gewaschen, geduscht oder gebadet werden, und um Verbesserungsvorschläge bitten. Pflegende können ihre Situation erläutern, Anregungen geben und eigene Ideen einbringen. Konstruieren Sie Ihre Veränderungspläne um die so gewonnenen Informationen herum.

12.5.2 Die Pflegepraxis verändern: Ideen in die Tat umsetzen

Im zweiten Schritt wird eine Arbeitsgruppe damit beauftragt, das neue System einzuführen und damit die Körperpflegemaßnahmen zu verbessern. Das Team sollte sich aus Pflegenden aller Qualifikationen zusammensetzen, aus einer mit der internen Koordinierung beauftragten und einer für die Materialbeschaffung zuständigen Person sowie aus mindestens einer Vertretung der Bewohnerschaft und einer Vertretung der Angehörigen. Auch die Wäscherei, der hauswirtschaftliche und vielleicht auch der haustechnische Dienst sollten vertreten sein. Sie alle werden von den geplanten Veränderungen betroffen sein.

- **Vorschriften, Verfahren und Dokumentationen überprüfen.** Unterziehen Sie die Vorschriften, Verfahren und Pflegestandards einer gründlichen Prüfung. Ist es vorgeschrieben, die Bewohnerinnen und Bewohner zweimal wöchentlich zu duschen oder zu baden? Gilt es als «Verweigerung», wenn die Person im Bett gewaschen und nicht in die Dusche gebracht wird? Am besten bewährt sich eine Vorschrift, die schlicht feststellt, dass die hygienischen Anforderungen zu erfüllen und dabei die Vorlieben und wechselnden Bedürfnisse der Person zu berücksichtigen sind. Die staatliche Heimaufsicht schreibt keine bestimmte Frequenz oder Methode der Körperpflege vor. Ist im Pflegeplan lediglich vermerkt, dass der Hygienestandard mit einer wöchentlichen Ganzkörperwaschung im Bett erfüllt ist, braucht niemand «Dusche verweigert» zu dokumentieren. Die Körperpflege gilt als durchgeführt, die Methode ist unerheblich. Alle drei Monate soll ein Erfahrungsbericht dokumentieren, welche Methode sich bewährt hat, oder welche Veränderungen vorgenommen wurden. Die Körperpflegemaßnahmen können spezifiziert werden, damit die Pflegeperson Schritt für Schritt vorgehen und dabei stets die Wünsche und Bedürfnisse der Person berücksichtigen kann. Ein Beispiel für einen Körperpflegeplan ist im Anhang dieses Kapitel zu finden.
- **Arbeitsplatzbeschreibungen überprüfen.** Achten Sie auf Formulierungen, die von Beziehungen und personenorientierter Pflege ausgehen (s. **Darstellung 12-6** «Arbeitsplatzbeschreibungen – personenorientierte Pflege auch sprachlich erfassen»).
- **Exploration und Erprobung verschiedener Körperpflegemethoden in den Mittelpunkt stellen.** Probieren Sie verschiedene Techniken aus, die in diesem

Buch erwähnt sind (z. B. das Abdecken der Person beim Duschen, Haarwäsche zum Schluss), um die unterschiedlichen Methoden zu beherrschen. Besprechen Sie diese Techniken im Lernkreis oder bei den Pflegeplanungskonferenzen. Sammeln Sie Daten über Verhalten, das auf Unbehagen bei der Körperpflege schließen lässt. Dokumentieren Sie, ob andere Körperpflegemethoden ein anderes Verhalten bewirken (s. **Anhang A**, Erfolgsmessung). Das Erproben einer neuen Körperpflegemethode ist ein recht konkreter und leichter Einstieg.

- **Die Umsetzung personenorientierter Körperpflege systematisch planen.** Steht Ihre Einrichtung erst am Anfang des Veränderungsprozesses oder handelt es sich um eine sehr große Einrichtung, beginnen Sie mit kleinen Schritten. **Darstellung 12-7** enthält einen Planungsvorschlag.

■ **Darstellung 12.6:** Arbeitsplatzbeschreibungen – personenorientierte Pflege auch sprachlich erfassen.

Pflegefachpersonal

Personenorientiert und qualitätsfokussiert: Sie ist ein Vorbild und stellt sicher, dass bei der medizinischen Behandlung die Vorlieben und individuellen Wünsche der Bewohnerin oder des Bewohners berücksichtig werden. Sie zeigt durch ihr Verhalten, dass sie sehr daran interessiert ist, beste klinische Ergebnisse zu erzielen.

Führungsqualitäten: Sie betrachtet die Supervision des ihr unterstellten Pflegepersonals als Dienstleistung, weniger als Autoritätsausübung. Sie möchte, dass alle Pflegenden ihr Potenzial entfalten können und übernimmt bereitwillig jede anfallende Arbeit, auch Aufgaben, die weniger angesehen oder unangenehm sind. Wenn sie mit der Ärzteschaft oder anderen Gesundheitsdienstleistenden verhandelt, verschafft sie den Wünschen der Bewohnerin oder des Bewohners Gehör. Sie manipuliert ihre Schutzbefohlenen nicht und drängt sie nicht, in eine bestimmte medizinische Behandlung einzuwilligen, in eine Behandlung die ausschließlich im Interesse des Pflegepersonals oder der Einrichtung liegt.

Pflegeassistentin

Personzenorientiert und qualitätsfokussiert: Sie beobachtet und kommuniziert mit der Bewohnerin oder dem Bewohner so, dass sie klar erkennt, was die Person wünscht und was ihr wichtig ist. Sie zeigt durch ihr Verhalten, dass sie höchste Ansprüche an die Effizienz ihrer Arbeit stellt und stets bestrebt ist, das Personsein ihres Schützlings zu achten und zu bewahren.

Household Matters Toolkit, Living & Working in Harmony, Integrated Human Ressource System, adaptierte Version, Action Pact, Inc., mit freundlicher Erlaubnis

■ **Darstellung 12.7:** Plan zur Umsetzung personenorientierter Körperpflege.

- Bestimmen Sie den Haushalt oder die Station mit der vermutlich größten Veränderungsbereitschaft. Dabei sind folgende Faktoren zu berücksichtigen: Qualität der Zusammenarbeit, Interesse an neuen Verfahren, Angemessenheit der vorhandenen Ressourcen. Hat der Haushalt oder die Station bereits das Bezugspflegesystem eingeführt, ist auch dies ein hilfreicher Faktor.
- Stellen Sie ein Team zusammen, das die Aufgabe hat, die Körperpflegemaßnahmen zu verbessern.
- Stellen Sie ein Budget zur Verfügung, falls erforderlich, und besorgen Sie Utensilien und Pflegematerialien.
- Starten Sie den Lernprozess mit dem «Bade-Team».
  - Zuerst wird mit den praktisch Pflegenden diskutiert und gefragt, was sie vom derzeitigen Verfahren halten,
  - dann wird die gleiche Diskussion mit den Bewohnerinnen und Bewohnern geführt.
  - Zeigen Sie das Video «Bathing without a Battle» und diskutieren Sie darüber (s. Kapitel 13, Quelle)
  - Sprechen Sie über die Körperpflege betreffenden Mythen (Kapitel: «Den Kampf verstehen»).
- Das Team soll nun das andere Pflegepersonal der Einrichtung mit den Plänen/Interventionen vertraut machen (s. Kapitel 13 «Mit innovativen Ansätzen personenorientierte Körperpflege lehren»).
- Suchen Sie nach Teammitgliedern, die bereit sind, neu erlernte Methoden oder Techniken an einer Person auszuprobieren, die sich freiwillig zur Verfügung stellt und Rückmeldung geben kann.
- Wählen Sie eine Bewohnerin oder einen Bewohner aus (man beginnt am besten mit dem einfachsten Fall).
- Entscheiden Sie sich für eine Sache, die es zu verändern gilt (spezifische Ziele entwickeln), fragen Sie sich, was als Erfolg gelten soll und legen Sie fest, wie Erfolg zu messen und zu dokumentieren ist. (Anhang A, B, C)
- Setzen Sie den Prozess von Versuch und Irrtum fort, bis die Ziele erreicht sind. (s. Kapitel 5: «Mit erprobten, personenorientierten Lösungen arbeiten»)
- Dokumentieren Sie den aktualisierten personenorientierten Körperpflegeplan.
- Wiederholen Sie diesen Vorgang mit einer anderen Bewohnerin oder einem anderen Bewohner.
- Lassen Sie andere durch Daten und Geschichten am Erfolg teilhaben.
- Das «Bade-Team» trifft sich regelmäßig, um über Forschritte zu sprechen und Problemlösungen zu erarbeiten.

- **Körperpflege als Teil des Gesamtsystems betrachten.** Bei der Einführung einer neuen Pflegekultur werden Sie auf Fragen und Hindernisse stoßen, die mit der Frequenz der Körperpflege zu tun haben, aber auch die Themen Personaleinteilung, Ausstattung des Sanitärbereichs und Pflegemittel berühren. Auch die Rollen der Pflegenden und der Führungspersonen sind nun auf dem Prüfstand. Verändern sich das Denken und die Einstellungen der Belegschaft bezüglich der Körperpflege, wird das natürlich auch zahlreiche andere Elemente des Pflegesystems beeinflussen. Sobald Probleme auftauchen sollte man sich das Gesamtbild vor Augen führen. Hier zwei entscheidende Handlungsfelder:

- **Aufsichtsbehörden, Ombudsleute, Selbsthilfeorganisationen und Interessenvertretungen und Heimbeiräte aktiv informieren.** Gesundheitsdienstleister äußern häufig die Sorge, dass die vorgeschlagenen Veränderungen im Bereich der Körperpflege von den Aufsichtsbehörden eher negativ gesehen werden. Deshalb ist ein pro-aktiver Ansatz der beste. Gehen Sie auf die Behörden zu und informieren Sie sie über die Bemühungen zur Verbesserung der Pflegepraxis in Ihrem Haus. Denken Sie daran, dass es keine bindenden Vorschriften gibt, die regeln, wann, wo und wie oft Menschen, die in einer Pflegeeinrichtung leben, gewaschen, geduscht oder gebadet werden müssen. Verweisen Sie auf Ihre Datensammlung über Körperpflegemethoden, die das Wohlbefinden Ihrer Schützlinge steigern. Sprechen Sie über spezifische Techniken, die bei Personen ausprobiert wurden, für die die herkömmliche Körperpflege zu anstrengend und belastend war. Bitten Sie die vorgesetzten Behörden, Fragen zu stellen und ihre Bedenken zu äußern. Achten Sie darauf, die hausinternen Vorschriften über Körperpflege der neuen, personenorientierten Kultur anzupassen, damit kein Konflikt entsteht. Viele Aufsichtsbehörden sind bereits mit den hier beschriebenen Erkenntnissen und Praktiken vertraut und werden Ihre offensichtlichen Bemühungen, Körperpflege für die Menschen in Ihrer Obhut so angenehm wie möglich zu machen, begrüßen.

- **Angehörige aktiv informieren.** Viele fragen sich besorgt, ob die Angehörigen die neuen Körperpflegemethoden akzeptieren. Gehen Sie auf die Angehörigen zu und erzählen Sie ihnen, dass Sie um eine angenehme Körperpflege bemüht und bereit sind, individuelle Wünsche zu berücksichtigen. Versichern Sie den Angehörigen, dass Ihnen hohe Pflegequalität und gute Hygiene am Herzen liegen. Fragen Sie die Angehörigen nach den früheren Körperpflegegewohnheiten ihres Familienmitglieds und bitten Sie um entsprechende Anregungen. Bitten Sie Ihre neu ernannten «Badeexperten» und «Badexpertinnen» ein Programm auszuarbeiten, um Familienangehörige über Erfolgsgeschichten und probate Lösungen zu informieren. Vielleicht ist es möglich, die über Körperpflege verbreiteten Mythen anzusprechen und Angehörigen die entsprechende Liste zu zeigen (s. Kapitel 1: Den Kampf verstehen) und ihnen Ausschnitte aus dem

Videofilm «Körperpflege ohne Kampf» zu zeigen: http://bathingwithoutabattle.unc.edu/ (nur auf Englisch).

Der Wechsel zur personenorientierten Körperpflege ist ein Prozess. Vielleicht müssen Vorschriften, Verfahren und Rollen verändert werden. Vielleicht halten neue Praktiken Einzug. Wichtig ist, während des gesamten Prozesses Daten zu sammeln und Erfolge zu feiern. Alle Beteiligten können dabei nur gewinnen.

12.6 Körperpflege zu Hause

Menschen, die ein Familienmitglied mit Demenz zu Hause betreuen, stehen vor anderen organisatorischen Fragen als professionell Pflegende in Pflegeheimen. In den meisten Fällen teilen sich nur wenige Personen die häusliche Betreuung, weshalb bereits eine enge Beziehungen besteht und die Pflegekontinuität gesichert ist. Die häusliche Betreuung ganz alleine zu schultern, kann anstrengend sein, eine Überforderung darstellen und Stress, Wut und Frustration auslösen. Körperpflege kann wie ein Kampf empfunden werden, insbesondere dann, wenn die Person alle Unterstützungsangebote zurückweist. Sorgen Sie gut für sich selbst – das ist nicht weniger wichtig, als gut für Ihren Schützling mit Demenz zu sorgen! (s. Kapitel 14: «Für sich selbst sorgen: Strategien für Pflegende»).

Manchmal kommen von Familienmitgliedern, Freundinnen oder Freunden, die sich der Komplexität der Pflegesituation nicht bewusst sind, gute Ratschläge oder Kritik. Was Sie von anderen Familienmitgliedern und vom Freundeskreis vermutlich tatsächlich brauchen, ist Folgendes:

- einen Menschen, bei dem Sie sich aussprechen können, der gut zuhören kann und sich mit Ratschlägen zurückhält
- einen Menschen, der bei bestimmten Aufgaben und Aktivitäten konkrete Hilfe leistet
- einen Menschen, der Sie gelegentlich ablöst und Ihre Pflegeaufgaben übernimmt.

Eine befreundete Person oder ein anderes Familienmitglied könnte beispielsweise Einkäufe erledigen, Medikamente besorgen, bestimmte Hausarbeiten übernehmen oder bei persönlichen Pflegeaktivitäten behilflich sein, etwa bei der Körperpflege. Um Ihrer eigenen Gesundheit willen müssen Sie in der Lage sein, andere um Unterstützung zu bitten und sich für bestimmte Aufgaben Hilfe zu holen. Wenn Sie selbst krank werden oder sich überlastet fühlen, sind sie der häuslichen Pflegetätigkeit bald nicht mehr gewachsen.

12.6.1 Kreativ sein

Auch Angehörige müssen ihre Einstellungen überprüfen und sich fragen, ob sie nicht, was die Hygiene betrifft, bestimmten Mythen anhängen. Wer fest davon überzeugt ist, dass man nur unter der Dusche oder in der Badewanne wirklich sauber wird, ist nicht flexibel und schafft unnötig belastende Situationen. Körperpflege kann aus mancherlei Gründen für Ihren Schützling anstrengend und beängstigend sein. Viele der in den Kapiteln 3, 4 und 5 erläuterten Ideen lassen sich sehr gut auch auf die häusliche Pflege übertragen. Hier einige weitere Vorschläge:

12.6.2 Alternativen in Erwägung ziehen

Wie bereits an früherer Stelle erwähnt, sind zahlreiche Spezialseifenprodukte im Handel, die nur wenig Wasser benötigen, und sich auch in der häuslichen Krankenpflege bewähren. Wir wissen von einer Familie, die die Körperpflege in einzelne Abschnitte unterteilte und jeden Tag einen anderen Körperteil ihres Schützlings gründlich wusch. Auf diese Art blieb die Person sauber, ohne von einer täglichen Dusche oder einer kompletten Ganzkörperwaschung überfordert zu werden.

Gemeinsam duschen oder baden
Für manche Frauen und Männer liegt es nahe, mit ihrem Partner oder ihrer Partnerin gemeinsam zu duschen oder zu baden. Falls das für Sie eine akzeptable Option ist, kann das eine Gelegenheit sein, Nähe zu spüren und eine Zeit, die beide Seiten genießen.

Erwachsene Kinder als Pflegende
Übernimmt eine erwachsene Tochter oder ein erwachsener Sohn die Aufgabe, ihrem Vater oder ihrer Mutter bei der Körperpflege zu helfen, kann dies emotional schwierig sein. Anfangs fühlen sie sich bei diesem Rollentausch vielleicht nicht ganz wohl. Oft erleichtert es die Situation, wenn sie mit Humor genommen wird. Beide Seiten können aber auch von diesem Arrangement profitieren. Wer Vater oder Mutter beim Waschen, Duschen oder Baden unterstützt, hat die Möglichkeit, ihm oder ihr «etwas zurückzugeben», während sich der gebrechliche Mensch bei dieser intimen Verrichtung möglicherweise lieber von einer nahestehenden und bekannten Person helfen lässt als von einer fremden.

Wenn eine Person mit Demenz ihre Tochter oder ihren Sohn nicht mehr erkennt und meint, seine Frau oder ihren Mann vor sich zu sehen, macht sie vielleicht eine anzügliche Bemerkung oder sexuelle Avancen, die unangemessen sind und den pflegenden Sohn oder die pflegende Tochter verstören. Es gibt Angehörige, die es aufgegeben haben, bei Körperpflegeaktivitäten behilflich zu sein, weil sie dergleichen Verhaltensweisen als zu peinlich und bedrückend empfinden.

Man muss dieses Verhalten im Kontext der Demenzerkrankung betrachten, die für Desorientierung und sexuelle Enthemmung verantwortlich ist. Eine demenzkranke Person sagt und tut womöglich Dinge, die ihrem Charakter überhaupt nicht entsprechen, weil ihre «innere Zensurbehörde» nicht mehr funktioniert. In manchen Fällen hilft es, klarzustellen, wer man ist und deutliche Grenzen zu setzen. Sie könnten beispielsweise sagen: «Papa, ich bin deine Tochter. Bitte hör auf damit.»

12.6.3 Sich Hilfe von außen holen

Die Hilfe bei der Körperpflege einem ambulanten Pflegedienst zu überlassen, der Ihnen zudem auch andere Pflegetätigkeiten abnimmt, kann sehr zuträglich sein. Wenn Sie den Eindruck haben, dass sich Ihr Schützling nicht gern von einer anderen Person bei der Körperpflege helfen lassen wird, soll die professionell Pflegende, die Sie engagiert haben, erst einmal unverbindlich ins Haus kommen und Bekanntschaft schließen. Was Sie brauchen, ist eine Pflegeperson, die in der Lage ist, dem demenzkranken Menschen ein «Ja» abzugewinnen und die Körperpflege den Bedürfnissen Ihres Familienmitglieds anzupassen. Ambulant tätige Pflegende haben uns beispielsweise berichtet, dass sie hin und wieder eine demenzkranke Person recht erfolgreich waschen, während sie im Lehnstuhl sitzt.

Private Badezimmer sind oft klein und den sich verändernden körperlichen und emotionalen Bedürfnissen nicht angepasst. Kapitel 10: «Die räumliche Umgebung gestalten» informiert über Möglichkeiten, das Bad freundlicher und sicherer zu machen.

12.7 Fazit

Verhaltens- und Einstellungsveränderungen zu bewirken, ist nicht so einfach und kann besonders in institutionellen Settings eine Herausforderung sein. Auch zu Hause pflegende Angehörige haben meist bestimmte Körperpflegemethoden, die schwer zu verändern sind. In diesem Kapitel wurden die für einen Wechsel der Körperpflegekultur notwendigen Schlüsselkonzepte und Schritte erläutert. Der Wechsel zu personenorientierter Körperpflege kann der Auftakt sein für eine umfassende Veränderung des gesamten Pflegesystems einer Einrichtung. Er kann Organisationen schaffen, die ihren Bewohnerinnen und Bewohnern Wahlmöglichkeiten bieten, die Beziehungen fördern und sich dem Erhalt der persönlichen Würde verpflichtet fühlen, alles Dinge, die der Pflegequalität und Arbeitszufriedenheit zugute kommen.

Entscheidend ist, dass alle Mitarbeiterinnen und Mitarbeiter des Hauses in den Veränderungsprozess einbezogen werden und ihn unterstützen. Viele Einrichtungen sind dazu übergegangen, das Change Management einem Team zu übertragen, das den Wandel in der Pflegekultur plant und begleitet. Aber auch kleinere Teams mit dem Arbeitsschwerpunkt Körperpflege können hilfreich sein, wenn bestimmte Praktiken verändert werden sollen. Erfahrene und engagierte Pflegepersonen können eine Lotsenfunktion übernehmen, im eigenen Haus zu Expertinnen und Experten «heranwachsen» und für andere Pflegende ein Rollenmodell sein. Eine lückenlose Datensammlung soll den Veränderungsprozess begleiten und spezifische Informationen zur Qualitätsverbesserung liefern.

Angehörige, die eine demenzkranke Person zu Hause betreuen, können sich viele Anregungen zunutze machen, um die Körperpflege ihres Schützlings zu individualisieren. Sie müssen sich befreien von dem Mythos, der besagt, dass man zum Waschen reichlich Wasser benötigt. Sie müssen aber auch im Stande sein, Hilfe zu holen, wenn sie sich überlastet fühlen und ratlos vor der Frage stehen, wie sie den Körperpflegebedürfnisse der Person gerecht werden können.

Personenorientierte Pflege wirkt vertrauensbildend und Vertrauen ist die sehr reale Grundlage einer jeden Pflegebeziehung. Sieht sich die Pflegende gezwungen, eine Person gegen ihren Willen zu waschen, zu duschen oder zu baden, zerstört sie das mit viel Zeit und Kraft aufgebaute Vertrauensverhältnis. Manche Pflegenden verschanzen sich hinter einem emotionalen Schutzschild und betrachten Körperpflege als eine Arbeit, die eben getan werden muss. Schließlich ist es zu schmerzhaft, einem abwehrenden Menschen ständig etwas aufzwingen zu müssen, oder etwas zu tun, was er als Übergriff empfindet. Solche Erlebnisse führen schließlich dazu, dass Pflegende frustriert und ausgebrannt sind, was wiederum eine hohe Personalfluktuation auslöst. Aus diesem und anderen bereits diskutierten Gründen dürfen Menschen nicht gegen ihren Willen gewaschen, geduscht oder gebadet werden, sofern nicht stichhaltige gesundheitliche Argumente vorliegen. Wer einen Menschen zur Körperpflege zwingt, missbraucht ihn. Es mag nicht in allen Fällen leicht sein, Körperpflegepraktiken zu verändern, doch ein besseres zwischenmenschliches Verhältnis ist der Lohn!

Literaturverzeichnis (engl.)

Baker, B. (2007). *Old age in a new age: The promise of transformative nursing homes.* Nashville, TN: Vanderbilt University Press.

Bowers, B. J. (2003). Turnover reinterpreted:CNAs talk about why they leave. *Journal of Gerontological Nursing, 29*(3), 36–44.

Bowers, B. J., Esmond, S., & Jacobson, N. (2000). The relationship between staffing and quality in long-term care facilities: Exploring the views of nurse aides. *Journal of Nursing Care Quality, 14*(4), 55–64.

Burgio, L. D., Fisher, S. E., Fairchild, J. K., Scilley, K., & Hardin, M. (2004). Quality of care in the nursing home: Effects of staff assignment and work shift. *The Gerontologist, 44*(3), 368–377.

Fox, N. (2007). *The journey of a lifetime: Leadership pathways to culture change in long-term care.* Milwaukee, WI: Action Pact Inc.

Norton, L. (2003). The power of circles: Using a familiar technique to promote culture change. *Journal of Social*

Work in Long-Term Care, 2(3/4), 285–292.

Paraprofessional Health Institute. (2005). *Coaching supervision: Introductory skills for supervisors in home and residential care.* New York: National Clearinghouse on the Direct Care Workforce.

Seavey, D. (2004). *The cost of frontline turnover in long-term care.* Better Jobs Better Care Practice and Policy Report, 1–3. Washington, DC: Institute for the Future of Aging Services, American Association of Homes and Services for the Aging. Shields, S., & Norton, L. (2006). *In pursuit of a sunbeam: A practical guide to transformation from institution to household.* Milwaukee, WI: Action Pact Inc.

Shields, S., Norton, L., Bump, L., & Maben, P. (2006). *Household matters toolkit, integrated human resources*

system. Manhattan, KS: Retirement Foundation d/b/a/ Meadowlark Hills Retirement Community (available at

www.pioneernetwork.net).

Thomas,W. (1999). *The Eden Alternative handbook: The art of building human habitats.* Sherburne, NY: Summer Hill.

Thomas,W. (2004). *What are old people for? How elders will save the world.* Acton, MA: Vander-Wyk & Burnham.

Quelle (engl.)

Bathing Without a Battle. CD/Video.
http://bathingwithoutabattle.unc.edu/

12.8 Anhang

Name der Einrichtung
(Logo)

Pflegestandard

Eine Bewohnerin oder einen Bewohner waschen, duschen oder baden – Vorbereitungen

Verfahren Nr.:
Gültig ab:
Aktualisiert am:

Zuständig: Pflegefachpersonen und PflegeassistentInnen

Leitbild

Jedes Mitglied des Pflegeteams, das eine Bewohnerin oder einen Bewohner bei der Körperpflege unterstützt, stellt dabei das Wohlbefinden der Person in dem Mittelpunkt und sorgt dafür, dass die Maßnahme angenehm und erfreulich verläuft.

Verfahren

1. Informieren Sie sich über die Vorlieben und Gewohnheiten der Person. Konsultieren Sie den persönlichen Auskunftsbogen Abschnitt «Körperpflege» in der Dokumentation.
   a. bevorzugte Tageszeit
   b. bevorzugter Ort
   c. bevorzugte Methode
      ☐ Wannenbad/Whirlpool
      ☐ Dusche
      ☐ Waschbecken
      ☐ Ganzkörperwaschung im Bett

   d. Möchte sich die Person im Schlafzimmer aus- und ankleiden oder im Sanitärbereich?
   e. Hat die Person bestimmte Vorlieben für ein oder mehrere Körperpflegeprodukt(e)?
   f. Falls die Person gerne Musikbegleitung hat, welche Musik mag sie am liebsten?
   g. Wie lange möchte die Person in der Wanne oder Dusche bleiben?
   h. Will die Person beim Baden oder Duschen kein Wasser ins Gesicht bekommen?
2. Falls Sie etwas Neues über die Vorlieben der Person erfahren, notieren Sie diese Informationen im persönlichen Auskunftsbogen, Abschnitt «Körperpflege».
3. Wenn Sie zum ersten Mal mit der Person arbeiten, sprechen Sie ihre Vorlieben an und versichern Sie ihr, dass sie berücksichtigt werden.
4. Falls die Person nicht selbst über ihre Vorlieben Auskunft geben kann, erkundigen Sie sich bei einem anderen Mitglied des Pflegeteams oder bei der Familie. Informieren

Sie sich über erfolgreiche Methoden, die Körperpflege für die Person zu einer angenehmen und erfreulichen Maßnahme zu machen.

5. Richten Sie bei den Vorbereitungen den Fokus auf die Person und deren Vorlieben/Wünsche, nicht so sehr auf die Aufgabe.
6. Achten Sie darauf, dass der Raum, in dem die Körperpflege stattfindet, warm ist.
7. Richten Sie alle benötigten Utensilien her, bevor Sie auf die Person zugehen.

Shields, Norton, Bump, Maben (2006), Manhattan Retirement Foundation d/b/a Meadowlark Hills Retirement Community, mit freundlicher Genehmigung

Name der Einrichtung
(Logo)

Pflegestandard

Eine Bewohnerin oder einen Bewohner beim Waschen in der Dusche unterstützen – Vorbereitungen

Verfahren Nr.:
Datum:

Zuständig: Pflegefachpersonen und PflegeassistentInnen

Material

- Duschhocker, Duschstuhl oder Duschwagen, falls angemessen
- Handtücher und Waschlappen
- von der Person bevorzugte Seife und/oder bevorzugtes Duschgel
- Feuchtigkeitslotion für die Haut
- von der Person bevorzugtes Shampoo, falls benötigt
- frische Kleidung oder Bademantel.

Verfahren

1. Wenn Sie zum ersten Mal mit der Person arbeiten, informieren Sie sich über ihre Vorlieben und Gewohnheiten. Konsultieren Sie den persönlichen Auskunftsbogen Abschnitt «Körperpflege» in der Dokumentation.
2. Körperpflege soll eine angenehme und entspannende Aktivität sein. Passen Sie Ihr Vorgehen den individuellen Bedürfnissen und Wünschen der Person an.
3. Überprüfen Sie den Sanitärbereich und sorgen Sie dafür, dass
   a. die Zusatzheizung funktioniert, damit die Raumtemperatur dem Wunsch der Person entspricht
   b. genügend Handtücher und Waschlappen vorhanden sind.
4. Richten Sie die persönlichen Waschutensilien der Person her, etwa ihr eigenes Shampoo, Duschgel, Hautpflegemittel.
5. Im persönlichen Auskunftsbogen sollte vermerkt sein, ob sich die Person lieber im Sanitärbereich oder im eigenen Schlafzimmer aus- und ankleidet.
   a. Möchte sie sich im Bad aus- und ankleiden, legen Sie frische Sachen bereit und richten Sie sich dabei nach den Wünschen der Person.
   b. Möchte sie sich im Schlafzimmer aus- und ankleiden, helfen Sie ihr beim Anziehen eines warmen Morgenmantels.

6. Unterstützen Sie die Person beim Gang zum Badezimmer. Hängen Sie das Schild «Besetzt» an die Tür.
7. Mag die Person im Bad gerne Musik hören, legen Sie ihre Lieblings-CD in den CD-Player.
8. Sprechen Sie während der Körperpflege mit der Person. Wirken Sie beruhigend auf sie ein und erklären Sie ihr, was sie gerade tun. Wirkt die Person ängstlich, nehmen Sie sich Zeit, auf ihre Angst einzugehen. Wird die Person unruhig oder erregt, brechen Sie die Maßnahme ab.
9. Sorgen Sie für einen Sichtschutz, damit die Person nicht direkt im Blickfeld ist, falls jemand die Tür aufmacht.
10. Fragen Sie die Person, ob Sie ihr beim Toilettengang behilflich sein sollen. Ist der Analbereich mit Stuhl verschmutzt, legen Sie Handschuhe an, reinigen Sie den Bereich mit zuerst Toilettenpapier, dann mit einem nassen Waschlappen. Danach Handschuhe ausziehen und entsorgen. Hände waschen.
11. Helfen Sie der Person beim Auskleiden. Manche mögen dabei ein Handtuch über den Schultern.
12. Falls die Person auf einen Duschhocker oder Badestuhl transferiert wird, ist darauf zu achten, dass ihre Füße im Sitzen den Boden berühren und der Sitz gepolstert ist.
13. Legen Sie der Person ein großes Badehandtuch vor.
14. Stellen Sie Seife und Shampoo auf das Regal in der Dusche.
15. Das Wasser vorsichtig andrehen. Die richtige Temperatur einstellen. Gestatten Sie der Person, zu prüfen, ob ihr die Wassertemperatur gefällt.
16. Reichen Sie der Person einen nassen Waschlappen mit etwas Seife zum Gesichtwaschen. Kann sie sich nicht selbst waschen, nehmen Sie ihr die Aufgabe ab und reinigen Sie behutsam Gesicht, Hals und Ohren. Waschlappen ausspülen und Seife vom Gesicht wischen.
17. Soll das Haar der Person in der Dusche gewaschen werden, bieten Sie ihr einen trockenen Waschlappen an, um ihn über die Augen zu legen. Dann soll sie den Kopf zurücklehnen. Feuchten Sie das Haar an und sorgen Sie dafür, dass dabei das Gesicht der Person nicht angespritzt wird.
18. Nehmen Sie der Person das Handtuch von den Schultern und vom Oberkörper. Waschen Sie ihr Brust, Rücken, Achselhöhlen und Arme. Die Seife mit der Handbrause abspülen. Wasser nicht ins Gesicht spritzen.
19. Schultern und Oberkörper wieder mit dem Badetuch bedecken.
20. Beine aufdecken und Beine und Füße waschen.
21. Bieten Sie der Person einen frischen Waschlappen an, um das Perineum zu reinigen.

22. Ist die Person dazu nicht in der Lage, ziehen Sie Handschuhe an und waschen Sie ihr das Perineum.
    a. Bei Frauen wird von der Symphyse zum Anus gewaschen, stets mit einem sauberen Stück des Waschlappens.
    b. Bei Männern werden Penis und Anus gewaschen.
    c. Das Perineum mit der Handbrause abspülen.
23. Tupfen Sie die Haut mit einem trockenen Handtuch trocken. Achten Sie auf Verfärbungen, offene Stellen und andere Hautveränderungen.
24. Trocknen Sie die Hautfalten besonders sorgfältig: Achselhöhlen, unter den Brüsten, Leisten, Genital- und Rektalbereich, Zehenzwischenräume.
25. Danach Haut eincremen, je nach Wunsch der Person.
26. Helfen Sie der Person beim Anziehen des Morgenmantels, der Tageskleidung oder der Schlafbekleidung. Kämmen Sie die Person nach ihren Wünschen.
27. Bringen Sie die Person in ihr Schlafzimmer zurück oder zu einem Platz ihrer Wahl.
28. Legen Sie die gebrauchten Handtücher und Waschlappen in den Schmutzwäschesack.
29. Duschhocker, Duschstuhl oder Duschwagen werden unter fließendem Wasser abgespült, dann mit Desinfektionsmittel eingesprüht und trocken gerieben.
30. Die Waschutensilien und anderen persönlichen Sachen der Person wieder in ihr Zimmer bringen.
31. Melden Sie Hautauffälligkeiten oder andere Dinge, die Sie während der Körperpflegemaßnahme beobachtet haben, der Stationsleitung.

Shields, Norton, Bump, Maben (2006), Manhattan Retirement Foundation d/b/a Meadowlark Hills Retirement Community, mit freundlicher Genehmigung.

13 Mit interaktiven Methoden personenorientierte Körperpflege lehren

Joyce H. Rasin, Joanne Rader, Ann Louise Barrick

Die vorangehenden Kapitel haben sich mit zwei grundlegenden Elementen wertschätzender Körperpflegemethoden befasst: mit personenorientiertem Arbeiten und mit dem hohen Stellenwert der Beziehung zwischen pflegender und gepflegter Person. Diese Werte liegen auch den Schulungsmethoden zugrunde. Personenorientierte Körperpflege heißt: Die Pflegende ist sich bewusst, dass die Person in ihrer Obhut bestimmte Arten des Waschens, Duschens oder Badens anderen vorzieht. Auch Lehrpersonen für Pflegeberufe müssen sich bewusst sein, dass Auszubildende bestimmte Arten des Lernens anderen vorziehen. Die Beziehung ist in Lernsituationen genau so wichtig wie in Pflegesituationen. Effektive Lehrpersonen kennen und berücksichtigen die Bedürfnisse ihrer Schülerinnen und Schülers. Sie reagieren auf das Feedback, das sie von ihrem Kurs oder ihrer Klasse bekommen und passen ihre Unterrichtsmethode entsprechend an. In diesem Kapitel erläutern wir, wie man eine unterstützende Lernatmosphäre herstellt, wir schlagen für verschiedene Lernstile geeignete Unterrichtsmethoden vor und beschreiben die Voraussetzungen für erfolgreiches klinisches Lernen.

13.1 Eine unterstützende Lernatmosphäre schaffen

Die Lehrperson ist dafür verantwortlichen, dass im Kurs ein bestimmter Geist herrscht. Sie soll durch ihre Haltung die Lern- und Beteiligungsbereitschaft der Auszubildenden maximieren. Ein positives Lernumfeld ist emotional und körperlich angenehm und vermittelt den Teilnehmenden, dass sie geachtet und respektiert werden. Ein positives Lernumfeld bedeutet zudem, dass Schülerinnen und Schüler viel voneinander lernen können und auch die Lehrperson von ihnen lernt.

13.1.1 Für Wohlbefinden sorgen

Aufwärmaktivitäten sind geeignete Mittel, eine angenehme Lernatmosphäre herzustellen. Auch wenn sich die Leute bereits kennen, fördern sie die Beteiligungsbereitschaft und Kontaktaufnahme. Die Kursteilnehmerinnen und Kursteilnehmer erfahren dabei mehr übereinander und über die Lehrperson, was dem Unterrichtsklima zugute kommt.

Eine bewährte Aufwärmaktivität besteht in der Aufforderung, eine Sache zu nennen, die sie in diesem Kurs lernen wollen. Die Lehrperson kann die einzelnen Erwartungen mit der Gruppe besprechen und erklären, ob und wie die Lernziele der Gruppe mit dem geplanten Unterrichtsstoff übereinstimmen. Wenn sie weiß, was die Gruppe bewegt, fällt es ihr leichter, ihre Informationen so weit wie möglich den Bedürfnissen der Gruppe anzupassen. Stellt sich heraus, dass manche Leute Dinge lernen wollen, die in diesem Kurs nicht vorgesehen sind, kann möglicherweise ein Kurs entwickelt werden, der künftig diese Inhalte abdeckt.

13.1.2 Respekt vermitteln

Die Lehrperson muss die Kursteilnehmenden stets respektvoll behandeln. Sie sollte grundsätzlich davon ausgehen, dass es keine dummen Fragen oder Antworten gibt. Nehmen Sie eine lernende Haltung ein und akzeptieren und schätzen Sie alle Reaktionen. Auch wenn die Antwort vielleicht nicht in allen Teilen richtig ist, kann die Lehrperson den guten Willen würdigen und die Information ergänzen oder korrigieren. Aktives Zuhören ist die wichtigste, Respekt, Akzeptanz und Interesse vermittelnde Kommunikationsfertigkeit. Achten Sie aber auch auf nonverbale Signale, die auf mangelnde Aufmerksamkeit schließen lassen: wegschauen, andere unterbrechen, fehlender Blickkontakt. Denken Sie an die unterschiedlichen kulturellen Hintergründe der Menschen, wenn Sie beurteilen, welches Verhalten Interesse oder Desinteresse signalisiert.

13.1.3 Erwachsene zum Lernen motivieren

Menschen müssen motiviert sein, sonst lernen sie nichts. Weil viele hausinterne Fortbildungen Pflichtveranstaltungen sind, ist das ein gewisses Dilemma. Man kann die Menschen zur Teilnahme zwingen, obwohl möglicherweise die Lernmotivation fehlt. Die Lehrperson muss sich also anfangs besonders anstrengen, um widerwillig teilnehmende Personen doch noch zu motivieren. Ziehen Sie dafür folgende Argumente und Methoden in Betracht:

Den Informationsnutzen betonen

Die Teilnehmenden sollten sich von den Kursinhalten einen Nutzen versprechen können. Erwachsene müssen wissen, warum sie etwas Neues lernen sollen. Liegt der Informationsnutzen nicht auf der Hand, ist ihr Interesse vermutlich gering. Wecken Sie gleich zu Beginn der Unterrichtsstunde die Aufmerksamkeit, indem Sie klarstellen, dass das Thema etwas mit ihrem Arbeitsbereich und ihrer beruflichen Qualifikation zu tun hat. Da viele professionell Pflegende die Körperpflege von Menschen mit Demenz als eine schwierige und problematische Sache betrachten, wäre es eine effektive Strategie zu fragen, welchen Problemen sie dabei begegnen.

Sorgen Sie dafür, dass die Teilnehmenden untereinander ins Gespräch kommen und über ihre Erfahrungen berichten, um dann ein Detail aufzunehmen und mit einer neuen Information zu verknüpfen. Ein anderer guter Einstieg besteht darin, die Pflegenden zu fragen, was sie unternehmen, um das Waschen, Duschen oder Baden für ihre Schützlinge angenehmer zu gestalten. Mit dieser Frage vermitteln Sie ihnen, dass sie Fachleute sind und ihre Kenntnisse geschätzt werden. Dieses Vorgehen ist zwar höchst wünschenswert, aber leider nicht immer machbar. Bestimmte frühere Erfahrungen sollten nicht verstärkt werden. Die Pflegepersonen in Ihrem Kurs haben sich an früheren Arbeitsstellen möglicherweise an veraltete Praxisstandards gehalten, vielleicht sind sie auch einfach fehlinformiert. Wer sich weigert, neue Informationen zu akzeptieren, zweifelt womöglich aufgrund bisher gemachter Erfahrungen an deren Nutzen. Das Wissen um divergierende Standpunkte bietet der Kursleitung eine hervorragende Möglichkeit, zusammen mit den Teilnehmerinnen und Teilnehmern Lösungen zu erarbeiten und deren aktuelle Anwendbarkeit aufzuzeigen.

■ Der persönliche Pflegetipp

In ihrer Ausbildung haben die meisten Pflegenden gelernt, dass man eine Person von Kopf bis Fuß wäscht, von oben (Haare) nach unten. Weil das ist für Menschen mit Demenz aber nur belastend und verwirrend ist, wasche ich die unproblematischste Stelle zuerst; das kann das Gesicht sein oder die Füße. Wir müssen in unserem Unterricht klarstellen, dass es in Ordnung ist, Veränderungen vorzunehmen, um die Körperpflege den individuellen Bedürfnissen anzupassen.

Kathy House (CNA, Fairlawn Good Samaritan Health Center, OR)

Die Anwendbarkeit hervorheben

Die Information muss nicht nur nützlich, sondern leicht auf spezifische Arbeitssituationen anwendbar sein. Die Lernmotivation Erwachsener steigt, wenn sie ein Problem zu lösen haben. Sie wollen wissen, ob die Information zur Lösung spezifischer Praxisprobleme geeignet ist, und legen Wert auf konkrete und alltagsrelevante Themen. Wenn die Lehrpersonaktive Lerngelegenheiten anbietet, etwa Rollenspiele oder Lernkreise (s. nächster Abschnitt), wird die Anwendbarkeit des Unterrichtsstoffs verdeutlicht und die Unterrichtsbeteiligung verstärkt. Aktive Lernübungen sind zudem die beste Art, eine Pflegeaktivität zu lehren, in unserem Fall die Unterstützung bei der Körperpflege.

Anreize schaffen

Es gibt psychologische und materielle Anreize. Betonen Sie, dass das Erlernen neuer, personzentrierter Körperpflegetechniken die Sache für beide Seiten angenehmer macht. Materielle Anreize, etwa Erfrischungen und ein Imbiss, aber auch ein kleines Gewinnspiel können das Interesse am Kurs verstärken. Die Belohnung muss nicht kostspielig sein. Die meisten Menschen sind schon mit einem Getränk oder einem kleinen Preis zufrieden. Bunte Filzschreiber, Notizblöckchen und Handcreme sind nicht teuer und lassen sich mit einem Aspekt des Unterrichtsthemas verknüpfen. Die Preisverteilung soll möglichst vergnüglich sein, damit das Lernen mit einem angenehmen Erlebnis assoziiert wird.

Positive Gefühle vermitteln

Kursteilnehmerinnen und Kursteilnehmer fühlen sich wohl, wenn ihnen der Nutzen des Stoffs klar vermittelt wird, wenn sie die Gelegenheit bekommen, den Stoff erfolgreich anzuwenden, und wenn sie belohnt werden. Positive Gefühle sind eine starke Lernmotivation, sie stärken das Selbstvertrauen und die Kompetenz erwachsener Menschen.

13.2 Die beiden Komponenten des klinischen Unterrichts

Der Erwerb einer neuen Fertigkeit erfolgt in zwei Stufen – zuerst informiert sich die Person über die Fertigkeit, dann folgt die supervisierte Praxis, um die neue Technik tatsächlich zu beherrschen. Obgleich Professionalität und Können beide Komponenten erfordern, tendieren Weiterbildungsprogramme dazu, lediglich die Wissenskomponente zu betonen. Im folgenden Abschnitt geht es um Methoden der Informationsvermittlung, aber auch um die Rolle einer supervisierten Praxis.

13.2.1 Informationen vermitteln

Menschen erwerben neues Wissen und neue Fertigkeiten auf unterschiedliche Art und Weise. Als Lehrperson sind Sie gefordert, die unterschiedlichen Lernbedürfnisse zu berücksichtigen. Eine Unterrichtsmethode passt nicht für alle. Genau wie einer pflegende Person verschiedene Ansätze zur Verfügung stehen müssen, wenn sie mit einer pflegebedürftigen Person arbeitet, muss eine Lehrperson mehrere Unterrichtstechniken beherrschen und die verschiedenen Lernbedürfnisse kennen, um ihren Unterricht zu individualisieren. In folgenden Abschnitt werden einzelne Strategien beschrieben.

Lehrmethoden

Vortrag: In einem Klassenzimmersetting ist dies meist die Methode der Wahl. Sie bietet die Möglichkeit, eine große Anzahl von Leuten gleichzeitig ausführlich zu informieren. Der Nachteil ist, dass sich die Kursteilnehmerinnen und Kursteilnehmer nur begrenzt in den Unterricht einbringen können und deshalb nicht lernen, Probleme zu lösen. Den meisten Menschen fällt es zudem schwer, sich die vorgetragenen Inhalte zu merken, sofern sie sich keine Notizen machen.

Visuelle Unterrichtshilfen: Wenn das Original aus Kostengründen und organisatorischen Gründen nicht zur Verfügung steht, kann es durch Zeichnungen, Fotos, Overheadprojektionen oder ein Modell ersetzt werden. Von klaren Erläuterungen begleitet, können diese Dinge sehr effektiv sein. Werden visuelle Unterrichtshilfen mit einem Vortrag kombiniert (z. B. als bildgestützter Vortrag), ist dies eine effektive Möglichkeit, große Informationsmengen strukturiert zu vermitteln, die Aufmerksamkeit des Publikums zu erhalten und seine Aufnahmefähigkeit für den Unterrichtsstoff zu verbessern.

Audiovisuelle Unterrichtshilfen: Videoaufnahmen oder Dias sind eine gute Ergänzung anderer Methoden, wie Vortrag oder Diskussion. Wenn Demonstrationen oder Rollenspiele nicht möglich sind, stellen diese Medien einen guten Ersatz dar. Die CD und das Video «Bathing without a Battle» sind hervorragend geeignet, personenorientierte Körperpflege zu unterrichten und den Lernprozess zu intensivieren (s. Ressourcen im Anhang dieses Kapitels). Nehmen Sie sich genügend Zeit zur Unterrichtsvorbereitung, besonders wenn Sie audiovisuelle Hilfen erstmals einsetzen. Proben Sie das Zusammenspiel von Geräte und eigenen Notizen, damit es reibungslos funktioniert. Videoaufnahmen des Unterrichts können die Lehrperson ersetzen, um Personal zu erreichen, das nicht am Kurs teilnehmen kann (z. B. krank ist, frei hat oder in einer anderen Schicht arbeitet). Sind Pflegende jedoch nicht in der Lage, Fragen zu stellen, ihre Bedenken zu äußern und Antworten zu erhalten, sind der Lernvorgang und die Umsetzung des Gelernten vermutlich unzureichend.

Diskussion: In Diskussionen im Anschluss an einen Vortrag oder ein Video können Fragen auftauchen und gemeinsam besprochen werden. Sie bieten Gelegenheit zum Gedankenaustausch. Werden innerhalb der Gruppe Ideen und Erfahrungen ausgetauscht, profitiert jeder und jede Einzelne davon, die Teilnehmenden lernen aus den Erfahrungen anderer und erfahren von verschiedenen Perspektiven, wenn es um die Umsetzung des Kursinhalts geht.

Lernkreis: Der Lernkreis ist eine ausgleichende Technik, die zurückhaltende Menschen ermuntert, das Wort zu ergreifen, gesprächige dagegen veranlasst, besser zuzuhören. Die ganze Gruppe lernt, gemeinsam Entscheidungen zu erarbeiten und Lösungen zu finden. Die Teilnehmenden beobachten, interpretieren und erleben ihre eigenen Empfindungen zu einem Thema und erweitern ihren Blickwinkel, indem sie sich mit den verschiedenen Standpunkten auseinandersetzen. Lernkreise sind am effektivsten, wenn sie einen festen Platz in der Pflegeeinrichtung haben und die Leitung reihum geht (Norton, 2003).

Demonstration: Bei einer Demonstration zeigen und erklären Sie Ihren Schülerinnen und Schülern die einzelnen Schritte einer Maßnahme (z. B. die Ganzkörperwaschung im Bett oder einen Transfervorgang). Weil dabei Augen und Ohren lernen, bleibt die Sache besser im Gedächtnis und wird besser verstanden. Folgende Schritte dienen der Vorbereitung einer Demonstration:

- Richten Sie alle Gegenstände her, die Sie verwenden werden und versichern Sie sich, dass die eingeplanten Geräte richtig funktionieren.
- Sorgen Sie dafür, dass Sie von allen gut gesehen und gehört werden.
- Bevor Sie die Demonstration beginnen, fassen Sie kurz zusammen, was Sie vorhaben.
- Nennen Sie die Abfolge der Schritte.
- Besprechen Sie jeden einzelnen Schritt.
- Nach Möglichkeit soll jede teilnehmende Person die Aufgabe selbst demonstrieren.

Rollenspiele: Anhand von Rollenspielen können Pflegende den personenorientierten Ansatz erlernen. Personenorientierte Körperpflege bedeutet, dass die Pflegeperson verschiedene Methoden beherrscht und jederzeit bereit ist, sie auszuprobieren. Rollenspiele bieten Lernwilligen die Chance, vor Ort nachzudenken und in einer sicheren Umgebung einen anderen Ansatz zu praktizieren. Von der Lehrperson unterstützt, entwickeln sie Problemlösungsgeschick. Weil Rollenspiele Vorbereitung brauchen, empfehlen wir folgende Schritte:

- Legen Sie ein bestimmtes Körperpflegeszenario schriftlich nieder. Denkbar ist eine Kombination einiger früherer Erfahrungen.
- Beschreiben Sie die Eigenschaften der Pflegenden und die Eigenschaften der gepflegten Person.
- Instruieren Sie jede Spielerin oder jeden Spieler einzeln kurz über ihre oder seine Rolle.
- Planen Sie für jede Szene fünf bis zehn Minuten ein. Die Länge richtet sich nach der Zahl der Mitspielenden.
- Sind die Leute gehemmt oder verlieren Sie den Faden, bitten Sie die anderen Kursteilnehmerinnen und Kursteilnehmer um Vorschläge.

Fallstudie: Schildern Sie schriftlich eine Situation, der die Pflegenden vermutlich häufig begegnen. Das Beispiel soll realitätsnah sein, damit sich die Leute darin wiedererkennen. Die Lehrperson fordert dann alle auf, sich mit dem Problem auseinanderzusetzen und Lösungsmöglichkeiten zu erarbeiten.

Die Lehrmethoden den Lernstilen der Teilnehmenden anpassen
Die Lehrperson muss sich überlegen, welche Methode für welchen Unterrichtsstoff und die vorhandenen Lernbedürfnisse die geeignetste ist. Am besten fährt man mit verschiedenen Ansätzen, weil dann die verschiedenen Lernstile aller Kursteilnehmerinnen und Kursteilnehmer abgedeckt werden. Wenn es darum geht, personenorientierte Körperpflege zu verbreiten, wird die Vielfalt der eingesetzten Unterrichtstechniken das Interesse der Lernwilligen auf unterschiedliche Weise ansprechen und die wichtigsten Aspekte des Stoffs vertiefen. Am Ende dieses Kapitels finden Sie Beispiele für Vorträge, Diskussionen, Demonstrationen, Fallstudien, Rollenspiele und visuelle Unterrichtshilfen für die einzelnen Komponenten personenorientierter Körperpflege von Menschen mit Demenz.

13.2.2 Supervisierte Praxis

Werden die theoretisch erlernten Kursinhalte nicht praktisch geübt, geraten sie schnell in Vergessenheit. Pflegende werden eine neue Technik oder Fertigkeit erst dann gerne und eigenständig praktizieren, wenn sie Kompetenz und Sicherheit erworben haben. Die supervisierte Praxis fördert das Können, sie ist eine Übungsgelegenheit und bietet die Chance, die Maßnahme unter dem aufmerksamen Blick einer erfahrenen Pflegeperson durchzuführen. Die Aufgabe eines Coach oder einer Mentorin kann auch die Peergroup übernehmen. Klinische Praxisanleitung oder Coaching helfen den Mentees, ihre neuen Kenntnisse und Fertigkeiten im klinischen Setting anzuwenden. Die Mentorin oder der Mentor soll das richtige

Verhalten vormachen, dann im zweiten Schritt den Mentee beim Ausprobieren der neu erlernten Fertigkeit anleiten.

Im Idealfall ist die Mentorin/der Coach eine Pflegeexpertin oder ein Pflegeexperte und zugleich eine erfahrene klinische Lehrperson. Mentorin/Coach sollen insbesondere vom personzentrierten Körperpflegeansatz überzeugt sein, ihn problemlos praktizieren können, und in der Lage sein, Erwachsenen die dazu benötigten Fertigkeiten beizubringen. Sie sollen die Gabe besitzen, Leute zu motivieren, ihr Selbstvertrauen zu stärken, und ihren Unterrichtsstoff mit verschiedenen Methoden präsentieren können. Um diese Fertigkeiten zu erwerben, müssen Neulinge anfangs selbst in den Genuss von Mentoring kommen.

■ Der persönliche Pflegetipp

Ich habe die Aufgabe, PflegeassistentInnen praktisch anzuleiten und einzuarbeiten. Bevor wir anfangen, erzähle ich meinem Mentee ein wenig über die Person, die wir waschen, baden oder duschen werden, was sie mag und was sie nicht mag, welche Methode am besten funktioniert und warum. Dann gehe ich ans Werk und demonstriere das Vorgehen. Die neue Pflegende beobachtet mich bei der Arbeit. Danach erkundige ich mich, ob sie irgendwelche Fragen hat. Beim nächsten Mal helfe ich ihr bei den Vorbereitungen, lasse sie anfangen und verfolge ihre Tätigkeit.
Braucht die neue Pflegende Unterstützung, zeige ich ihr, wie man sich in so einer Situation verhält. Ich bin ihr Rollenmodell. Wenn ich den Eindruck habe, dass sie gut zurecht kommt, ziehe ich mich zurück. Jede neue Pflegende, die ich einarbeite, bekommt von mir eine Rückmeldung über ihre Leistung.

Beth Parker (CNA, Marian Estates, Sublimity, OR)

13.3 Zusammenfassung

Die Lehrperson ist für die Schaffung einer unterstützenden und angenehmen Lernatmosphäre verantwortlich. Um Erwachsene zu motivieren muss sie:

- den Nutzen des Unterrichtsstoffes klar herausstellen
- die Anwendbarkeit im Pflegealltag demonstrieren
- Lernanreize bieten
- dafür sorgen, dass sich die Teilnehmenden wohlfühlen, weil sie als Persönlichkeiten ernstgenommen und respektiert werden.

Die Lehrperson soll mit verschiedenen Unterrichtsmethoden vertraut sein und so die verschiedenen Lernbedürfnisse und -stile berücksichtigen. Schließlich soll der klinische Unterricht nützliche Informationen liefern und allen Lernwilligen Gelegenheit bieten, unter Supervision zu arbeiten, damit sie die für einen personorientierten Körperpflegeansatz erforderlichen Fertigkeiten erwerben können.

Literaturverzeichnis (engl.)

Norton, L. (2003). The power of circles: Using a familiar technique to promote culture change. *Journal of Social Work in Long-Term Care, 20*(3–4).

Quellen (engl.)

Bathing Without a Battle – CD/Video. http://bathingwithoutabattle.unc.edu/

Equipment

Videotape: Solving Bathing Problems in Persons With Alzheimer's Disease and Related Dementia by Phillip Sloane, Ann Louise Barrick, and Vanessa Horn. http://www.healthpropress.com/store/sloane-TN10/index.htm

13.4 Anhang

Lehrpläne und Lernprogramme für Verwaltungen, Angehörige, PflegeassistInnen und leitende Pflegefachpersonen

Entwickeln Sie anhand der folgenden Themenliste ein auf Ihre Zielgruppe zugeschnittenes Lernprogramm (Tab. 13-1).

Lehrmethoden für Unterricht und Praxisanleitung

Der folgende Abschnitt enthält Beispiele für die praktische Umsetzung der oben erläuterten Grundsätze, damit Sie «Körperpflege ohne Kampf» erfolgreich unterrichten können. Es werden drei Übungen beschrieben, die das grundlegende Konzept von Empathie lehren und aufzeigen, welche Auslöser herausfordernde Verhaltensweisen zur Folge haben. Die Übungen bestehen aus kleinen Rollenspielen und anschließender Diskussion. Ferner wird ein Modul für die Ganzkörperwaschung im Bett präsentiert, das verschiedene Unterrichtsmethoden integriert, nämlich kurze mündliche Information, Diskussion, Demonstration, Demonstration der erlernten Fertigkeit, Fallstudien und visuelle Unterrichtshilfen.

Übung 13-1: Empathie

Zweck

Die Teilnehmerinnen und Teilnehmer sollen lernen, sich in die innere Welt pflegebedürftiger und an einer Demenz leidender Menschen einzufühlen.

Lernziele

Wer diese Übung absolviert hat, soll…

- verstehen, wie sich eine Pflegeempfängerin oder ein Pflegeempfänger fühlen mag, wenn sie oder er gewaschen, geduscht oder gebadet wird
- verstehen, dass diese Gefühle herausfordernde Verhaltensweisen auslösen können.

Unterrichtsvorbereitung

- Checkliste zur Beurteilung des Verhaltens der Pflegeperson kopieren (Anhang)
- für je zwei Personen einen Beutel mit einem nassen Waschlappen bereithalten
- falls keine Wandtafel vorhanden ist, ein Flipchart, Whiteboard o. Ä. besorgen.

Lehrperson

- *«Wir machen nun eine Übung, an der sich eine pflegende Person und eine gepflegte Person beteiligen. Bitte bilden Sie Paare. Eine Person spielt die Pflegeperson, die*

Tabelle 13.1: Körperpflege von Menschen mit Demenz lehren – Themenvorschläge.

Thema	PP*	PFP*	A*	V*
Körperpflege flexibilisieren, für Demenzbetroffene und Pflegepersonal		×	×	×
Teamarbeit fördern		×		×
Problemlösungstechiken, die beruhigend wirken	×	×	×	
Kommunikation mit der alzheimerkranken Person	×	×	×	×
Transfertechniken	×	×	×	
Tipps für die Ganzkörperwäsche im Bett	×	×	×	
Tipps für erfolgreiches Duschen	×	×	×	
Tipps für ein erfolgreiches Wannenbad	×	×	×	
Geräte zur Erleichterung der Körperpflege bei schwierigen Menschen		×	×	×

* Zielgruppen: PP = Pflegeperson, PFP = Pflegefachperson, A = Angehörige, V = Verwaltung

andere den Pflegeempfänger oder die Pflegeempfängerin. Ich sage Ihnen, was Sie sagen oder tun sollen. Bitte halten Sie sich genau an meine Anweisungen.»

- Geben Sie den Pflegeempfängerinnen und Pflegeempfängern nun folgende Anweisungen:

«Bleiben Sie sitzen»

«Sie können nicht sprechen»

«Legen Sie die Arme auf den Rücken»

«Versuchen Sie zu tun, was man Ihnen sagt»

«Jetzt bitte die Augen schließen und geschlossen halten»

Nachdem die «Gepflegten» die Anweisungen gelesen und die Augen geschlossen haben, geben Sie den «Pflegenden» folgende schriftliche Anweisungen:

Wenn Sie diese Anweisungen gelesen haben, können Sie anfangen.

«Nehmen Sie den Waschlappen aus dem Beutel»

Murmeln Sie: «Bringen wir die Sache hinter uns. Beeilen Sie sich!»

«Berühren Sie Ihre Partnerin oder Ihren Partner mit dem Waschlappen am Hals»

«Zupfen Sie an ihrer oder seiner Kleidung»

«Waschen Sie den Arm der Person»

Lehrperson

- Nachdem dies geschehen ist, wird das Rollenspiel abgebrochen.
- Die «Pflegenden» sollen den Waschlappen wieder in den Beutel stecken und zur Seite legen.
- Stellen Sie den «Gepflegten» folgende Fragen und schreiben Sie deren Antworten auf die Tafel o. Ä.:
  - *«Wie haben Sie sich gefühlt als Pflegeempfängerin oder Pflegeempfänger?»*
  - *«Worüber haben Sie sich Sorgen gemacht? Was hat Sie gestört?»*
  - *«Was hätten Sie gerne getan?»*

Fragen Sie nun die «Pflegenden»

- *«Wie haben Sie sich als Pflegende gefühlt?»*
- *«Worüber haben Sie sich Sorgen gemacht? Was hat Sie gestört?»*
- *«Was hätten Sie gerne getan?»*

Stellen Sie nun beiden Gruppen folgende Fragen

- *«Denken Sie an die Gefühle, die Sorgen und das Verhalten der beiden Seiten. Welche Ähnlichkeiten haben Sie bemerkt? Welche Unterschiede?»*
- *«Was könnten Sie unternehmen, um das Waschen für die gepflegte Person angenehmer zu machen?»*

Lehrperson

- *«Diese Übung war eine Übertreibung, um klarzumachen, worum es geht. Menschen mit Demenz können bei der Körperpflege tatsächlich so reagieren: überrascht, verwirrt, erregt, ärgerlich und verängstigt.»*
- *«Kennen Sie eine Person, die bei der Körperpflege unruhig oder ärgerlich wird?»*
- *«Was haben Sie unternommen, um Abhilfe zu schaffen?»*

Abschluss

- *«Wie würden Sie die potenziellen Gefühle einer Pflegeempfängerin oder eines Pflegeempfängers zusammenfassen, wenn sich die Pflegeperson verhält, wie sie es in der heutigen Übung getan hat?»*
- *«Was können Sie unternehmen, damit die gepflegte Person weniger belastet wird oder sich weniger aufregt?»*
- *«Können Sie das, was wir heute besprochen haben, bei Ihren Schützlingen anwenden? Was genau?»*

Weil Rollenspiele anstrengend sein können, übernimmt bei den nächsten Übungen die Lehrperson den aktiven Part. Jetzt stehen Sie und Ihr Rollenspiel im Fokus der Aufmerksamkeit und der Kritik, nicht die Kursteilnehmerinnen und Kursteilnehmer.

Übung 13-2: Körperliche und emotionale Verhaltensauslöser oder «Warum verhält sie sich so?»

(anhand des Fallbeispiel im Kapitel 4 «Das Verhalten einschätzen», Abschnitt «Zwischenmenschliche Faktoren berücksichtigen»

Zweck

Die Teilnehmerinnen und Teilnehmer sollen lernen, die individuellen Ursachen bestimmter verbaler und nonverbaler Verhaltensweisen von Menschen mit Demenz zu identifizieren und zu diskutieren.

Lernziele

Wer diese Übung absolviert hat, soll...

- Verbalisierungen von Menschen mit Demenz, die Stress signalisieren, identifizieren können
- nonverbale Verhaltensweisen, die Stress signalisieren, identifizieren können
- erklären können, was die während der Körperpflege auftretenden Verbalisierungen und Verhaltensweisen vermutlich bedeuten.

Unterrichtsvorbereitung

- Kapitel 4: «Das Verhalten einschätzen» und Tabelle 4-1 «Wie Menschen ihre Probleme bei der Körperpflege mitteilen» durchlesen, um über die Beziehung zwischen verbalem und nonverbalen Stressverhalten und Schmerzen, Kontrollverlust, Angst/Befürchtungen und Frieren sprechen zu können.
- Tabelle 4-1 kopieren, für jede Kursteilnehmerin und jeden Kursteilnehmer eine Kopie
- Anweisungen 13-2 kopieren (Anhang)
- falls keine Wandtafel vorhanden, ein Flipchart, ein Whiteboard o. Ä. organisieren
- Duschhocker besorgen und im Kursraum bereitstellen.

Lehrperson

- *«Wir werden uns heute mit dem Verhalten bestimmter pflegebedürftiger Menschen beim Duschen befassen und nach den Gründen suchen.»*
- *«Ich werde Frau Peters spielen, die unter einer leichten Demenz leidet. Es ist 10.00 Uhr morgens, ich bin also angekleidet und sitze im Gemeinschaftsraum. Wer von Ihnen möchte die Pflegeperson spielen? Sie brauchen Ihren Text nur vom Blatt ablesen. Bitte hören Sie alle zu und beobachten Sie, was Frau Peters sagt oder tun. Unser Fokus liegt auf Frau Peters.»*
- Geben Sie nun der Person, die sich freiwillig gemeldet hat, folgendes Skript in die Hand:

Szene 13-2a: Skript

Pflegeperson: *»Guten Tag Frau Peters. Es ist Zeit zum Duschen. Bitte kommen Sie mit ins Bad.»*

Frau Peters (Lehrperson): *»Nein, ich habe mich schon geduscht.»*

Pflegeperson:	»*Sie haben sich noch nicht geduscht, Frau Peters. Kommen Sie, es geht ganz schnell.*»
Frau Peters:	(etwas lauter sprechen) «*Ich habe Ihnen doch gesagt, dass ich schon geduscht bin!*»
Pflegeperson:	»*Frau Peters, Sie sind schmutzig. Möchten Sie nicht hübsch sauber sein?*»
Frau Peters:	»*Ich bin nicht schmutzig! Ich habe schon geduscht und ich werde mich* **nicht** *noch einmal duschen! Lassen Sie mich in Ruhe!*» (drohen Sie der Pflegeperson mit der Faust)

Lehrperson

- «*Sprechen wir nun über Frau Peters, über ihr Verhalten und ihre Äußerungen. Erstens: Woraus können wir schließen, dass sich Frau Peters überfordert fühlte?*» Helfen Sie den Teilnehmenden bei der Beschreibung ihres verbalen und nonverbalen Verhaltens.
  - «*Was hat ihr Verhalten verstärkt?*»
  - «*Was meinen Sie, wodurch wurde ihr Verhalten ausgelöst?*»

- Führen Sie den Begriff «Verhaltensauslöser» ein.
  - «*Sprechen Sie über die persönlichen Bedürfnisse und Fähigkeiten pflegebedürftiger Personen als Auslöser.*» (Hinweis auf Tab. 4-1)
  - Diskutieren Sie über die mögliche Auslöser von Überforderung bei Frau Peters.
    - demenzbezogene Faktoren: Gedächtnis und Urteilsvermögen
      - Sie hat vergessen, dass sie noch nicht geduscht wurde
      - Sie hatte das Gefühl von Kontrollverlust
        - durfte nicht wählen
        - war durch die Behauptung, sie sei schmutzig, gekränkt
        - hatte den Eindruck, sich verteidigen zu müssen.

«*In der nächsten Szene kümmert sich eine andere Pflegeperson um Frau Peters und bittet sie, im Badezimmer auf dem Duschhocker Platz zu nehmen. Wer meldet sich für diese Rolle?*» Danken Sie der ersten Person, die sich freiwillig gemeldet hatte. «*Ich spiele Frau Peters.*»

- Geben Sie der Pflegeperson die Anweisungen für Szene 13-2B (Anhang) an die Hand.

Szene 13-2b: Anweisungen

Pflegeperson: »*Geben Sie vor, Frau Peters Arm zu waschen, heben Sie ihren Arm hoch, um an die Achselhöhle zu kommen und beugen Sie ihren Arm am Ellbogen ab.*»

Frau Peters (Lehrperson): Schreit auf und sagt «*Halt, Halt*», wenn der Arm angehoben und abgebogen wird.

Lehrperson

- «*Weshalb schreit Frau Peters wohl auf und warum sagt sie ‹Halt›?*»

Lenken Sie die Diskussion auf die Möglichkeit, dass sie Schmerzen hat und/oder Kontrollverlust empfindet.

- *Welche verbalen und nonverbalen Verhaltensweisen lassen auf diese Gefühle schließen?*
- *Was könnte Frau Peters helfen, sich wohler zu fühlen? Was könnten Sie unternehmen?*

«*Auch in der dritten Szene geht es um Frau Peters.*» Geben Sie der Pflegeperson die Anweisungen für Szene 13-3b (Anhang) an die Hand.

Szene 13-2c: Anweisungen

Pflegeperson: Fährt fort, Frau Peters zu «waschen»

Frau Peters (Lehrperson): Schreit «*Hilfe, Hilfe.*» Schaut verzweifelt und zittert vor Kälte.

Lehrperson

- «*Weshalb ruft Frau Peters wohl um Hilfe und warum zittert sie?*»
- Lenken Sie die Diskussion auf die Möglichkeit, dass Frau Peters Angst hat oder friert.
- «*Welches Verhalten lässt darauf schließen, dass sie Angst hat oder friert?*»
- «*Was könnte Frau Peters helfen, sich wohler zu fühlen? Was könnten Sie unternehmen?*»

Abschluss

- *«Fassen wir zusammen. Welche Gefühle und körperlichen Faktoren können dazu führen, dass eine pflegebedürftige Person Stressverhalten zeigt, wenn sie gewaschen, geduscht oder gebadet werden soll? Welche Auslöser kennen wir?»*
- *«Bitte sagen Sie mir, was Sie von dem, was wir heute besprochen haben, anwenden werden, wenn Sie jemandem bei der Körperpflege behilflich sind.»*
- *«Wir haben über Auslöser gesprochen und festgestellt, dass die Gefühle und körperlichen Faktoren der pflegebedürftigen Person für ihr Stressverhalten verantwortlich sein können. Bei der nächsten Übung geht es um das Verhalten der pflegenden Person und wie ihr Verhalten die Beziehung zur gepflegten Person beeinflusst.»*

Übung 13-3: Das Verhalten der Pflegeperson als Auslöser

Zweck

Die Teilnehmerinnen und Teilnehmer sollen lernen, dass das Verhalten der Pflegeperson das Verhalten der Pflegeempfängerin oder des Pflegeempfängers entscheidend beeinflusst.

Lernziele

Wer diese Übung absolviert hat soll…

- identifizieren können, welches Verhalten der Pflegeperson geeignet ist, beim Pflegeempfänger oder bei der Pflegeempfängerin Stressverhalten auszulösen
- Verhaltensweisen der Pflegeperson beschreiben können, die geeignet sind, die Beziehung zur Pflegeempfängerin oder zum Pflegeempfänger zu verbessern.

Unterrichtsvorbereitung

- Abschnitt 4.1.5 «Zwischenmenschliche Faktoren berücksichtigen» im Kapitel 4: «Das Verhalten einschätzen» durchlesen
- Anweisungen für pflegebedürftige und pflegende Person kopieren (Anhang)
- Formblatt «Das Verhalten der Pflegeperson als Auslöser» kopieren (Anhang)
- Falls keine Wandtafel vorhanden ist, ein Flipchart, ein Whiteboard o. Ä. organisieren.

Lehrperson

- *«Wir haben bereits davon gesprochen, dass Schmerzen, Kälte oder Angst Stressverhalten auslösen und dazu führen können, dass die Person ‹Nein› oder ‹Halt› schreit, dass sie um sich schlägt oder fröstelt. Aber auch wir als Pflegende können durch die Art, wie wir uns verhalten und mit einem demenzkranken Menschen sprechen, Stressverhalten auslösen. Auch wir können Auslöser sein. In der folgenden Übung werde ich die Pflegende Renate spielen. Ich brauche nun zwei Freiwillige. Eine Person soll mit mir zusammenarbeiten, die andere soll Frau Becker, die Pflegeempfängerin spielen. Beide Freiwillige bekommen ihren Text schriftlich in die Hand. Es sind nur ein paar Sätze. Wer meldet sich?»*

- Reichen Sie den beiden Personen, die den Part der Pflegenden und den von Frau Becker übernehmen das Blatt mit den Anweisungen (Anhang).

Szene 13-3a: Anweisungen

Frau Becker, die Pflegeempfängerin: »*Sagen Sie alle paar Sekunden ‹Ich friere!›, ‹Ich habe schon geduscht.› Egal was Renate, die Pflegeperson sagt, sagen Sie ständig ‹Ich friere.› Wenn Renate versucht, Ihren Arm anzuheben, ziehen Sie ihn zurück mit den Worten ‹Nein, nein, nein!› und holen Sie zum Schlag aus. Sagen Sie ‹Gleich schlag ich zu!›»*

Szene 13-3b: Anweisungen

Zweite Pflegeperson: »*Sie sollen Renate beim Duschen von Frau Becker unterstützen. Halten Sie nur Frau Beckers Arm fest. Renate wird sich mit Ihnen unterhalten. Mimen Sie Interesse, nicken Sie gelegentlich und machen Sie ‹hm, hm›.»*

Szene 13-3c: Anweisungen für Pflegerin Renate (die Lehrperson)

- *«Geben Sie Frau Becker keinerlei Erklärungen, wenn Sie vorgeben, ihr Gesicht, den Arm und die Achselhöhle zu waschen.»*
- *«Machen Sie hastige Bewegungen, als wären Sie in Eile.»*
- *«Antworten Sie auf Frau Beckers Klage über Kälte ‹Wir sind gleich fertig.›»*
- *«Unterhalten Sie sich mit der zweiten Pflegeperson über Ihre Pläne für den Abend.»*
- *«Reagieren Sie ein wenig ärgerlich, weil Frau Becker die Unterhaltung gestört hat.»*
- *«Schauen Sie Frau Becker nicht an, während Sie ihr antworten. Wenn Sie ihr doch mal in die Augen schauen, tun Sie es mit mürrischer Miene.»*

- *«Nachdem sich Frau Becker mehrmals über die Kälte beklagt und Sie jedes Mal geantwortet haben ‹Wir sind gleich fertig›, äußern Sie jetzt mit lauter und ärgerlicher Stimme ‹Ich habe Ihnen doch gesagt, dass wir gleich fertig sind und Sie gleich anziehen.›»*
- *«Wenn Frau Becker zum Schlag ausholt, sagen Sie ‹Ich warne Sie! Wir sind gleich fertig.›»*
- *«Setzten Sie Unterhaltung mit der anderen Pflegenden fort. Sie könnten über einen Film reden, den Sie am Wochenende gesehen haben.»*

Lehrperson

- *«Beobachten Sie die Szene ganz genau. Achten Sie besonders auf mich als Pflegende Renate, darauf, was ich mache und sage, auf meinen Tonfall und meine Einstellung. Notieren Sie Ihre Beobachtungen auf dem Formblatt, linke Spalte.»*
- Setzen Sie das Rollenspiel fort, bis die alle Szenen durchgespielt sind.
- *«Wie mag sich Frau Becker gefühlt haben? Woraus schließen Sie, dass sich Frau Becker nicht wohl gefühlt hat?»*
- *«Wodurch hat Pflegeperson Renate Frau Becker vermutlich belastet? Was hat sie Belastendes getan oder gesagt?»*
- Sie hat in ärgerlichem Ton gesprochen,
- war respektlos,
- hat sich hastig bewegt,
- hat mürrisch dreingeschaut,
- hat sich mit der Kollegin unterhalten und die Pflegeempfängerin ignoriert,
- hat sich auf ihre Aufgabe, Frau Becker zu waschen konzentriert, nicht auf ihr Stress signalisierendes Verhalten.
- Was hat Pflegeperson Renate nicht getan?
- Sie hat ihre Handlungen nicht erklärt,
- hat nicht auf jede Klage über Kälte reagiert,
- hat nicht gelächelt,
- hat sich nicht individuell auf Frau Becker eingestellt.
- *«Wird einer frierenden Person wärmer, wenn man sie zur Eile antreibt?»*
- *«Was hätte Renate getan, wenn sie sich darauf konzentriert hätte, Frau Becker bei der Körperpflege behilflich zu sein? Was hätte sie anders machen können? Notieren Sie Ihre Vorschläge auf dem Formblatt.»*

Lehrperson

- Übernehmen Sie die Gesprächsleitung. Bitten Sie die Kursteilnehmerinnen und Kursteilnehmer um Vorschläge für ein ganz anderes Verhalten. Weisen Sie auf die Wichtigkeit hin, möglichst viele Informationen über Frau Becker zu sammeln, um das Pflegehandeln auf sie und ihre Bedürfnisse abstimmen zu können.

Abschluss

- *«Welches Verhalten der Pflegeperson kann dazu führen, dass die gepflegte Person Stressverhalten zeigt? Welche Auslöserkennen wir inzwischen?»*
- *«Bitte sagen Sie mir, was Sie von dem, was wir heute besprochen haben, anwenden werden, wenn Sie jemandem bei der Körperpflege behilflich sind.»*

Übung 13-4: Ganzkörperwaschung im Bett

Benötigtes Material

- Wandtafel
- Whiteboard
- Flipchart oder eine andere Möglichkeit, Ideen und Fragen zu notieren.

Materialien für eine Ganzkörperwaschung im Bett (für je zwei Teilnehmende ein Materialset)

- Eine große Plastiktüte mit
  - einem großen, leichten Handtuch
  - einem Standard-Badetuch
  - zwei oder mehreren Waschlappen
  - großen Badetüchern.

Weitere Utensilien

- Seifenlotion
- Waschschüssel und Wasserkrug
- Pflegebett.

Overhead

- Ganzkörperwäsche im Bett – Überlegungen
- Reihenfolge beim Waschen
- Individualisierung des Waschvorgangs.

Merkblätter
- Beruhigende Ganzkörperwaschung im Bett (Tab. 5-17)
- Mythen rund um die Körperpflege.

Lernziele
- Die Vorteile einer Ganzkörperwaschung im Bett erkennen und
- wissen, welche Personen für eine Ganzkörperwaschung im Bett in Frage kommen
- sich die dafür benötigten Fertigkeiten aneignen
- die Ganzkörperwaschung den individuellen Bedürfnissen entsprechend abwandeln können.

Verlauf
- Aufwärmübung
- einige Körperpflegemythen ansprechen
- Gründe für eine Ganzkörperwaschung im Bett
- Demonstration der Ganzkörperwaschung im Bett
- Möglichkeit, eine Ganzkörperwaschung im Bett durchzuführen
- Diskussion über verschiedene Möglichkeiten, die Maßnahme zu individualisieren
- über Vor- und Nachteile dieser Körperpflegemethode sprechen.

Anregungen für Lehrpersonen
1. Aufwärmen: Beginnen Sie die Unterrichtsstunde mit einer dieser Übungen, um eine angenehme Lernatmosphäre herzustellen, Kontakte zwischen den Teilnehmenden zu ermöglichen und Interesse für das Thema zu wecken.
   - Bitten Sie die Kursteilnehmerinnen und Kursteilnehmer, eine bequeme Haltung einzunehmen und an ein Bad oder eine Dusche zu denken, das oder die sie ganz besonders genossen haben. Sie sollen die Szene genau visualisieren – das Wasser spüren, die Gerüche wahrnehmen, sich den ganzen Ablauf möglichst lebendig ins Gedächtnis rufen. Lassen Sie den Leuten dafür ein paar Minuten Zeit. Dann sollen sie einander erzählen, was das Bad oder die Dusche so angenehm gemacht hat. Schreiben Sie alle erwähnten Faktoren untereinander an die Tafel (z. B. warm, beruhigend, erfrischend, entspannend, belebend). Fragen Sie dann nach der Körperpflege einer Person mit Demenz. Wie verläuft das Baden oder Duschen typischerweise

für diesen Menschen (z. B. die Person hat Angst, hat Schmerzen, friert dabei)?

- Fragen Sie die Kursteilnehmerinnen und Kursteilnehmer nach ihren Körperpflegegewohnheiten. Beispiele: Wann baden Sie am liebsten – morgens, abends oder zweimal am Tag? Was ist Ihnen lieber, eine Dusche oder ein Wannenbad? Was tun Sie, wenn Sie weder auf das eine noch das andere Lust haben, obwohl Sie wissen, dass bestimmte Körperstellen reinigungsbedürftig sind?

2. Diskutieren Sie über einige Mythen rund um die Körperpflege (Merkblatt verteilen). Besonders wichtig sind diese Punkte:
   - Man braucht viel Wasser, um Seifenreste abzuspülen.
   - Die Angehörigen bestehen auf einer Dusche oder einem Bad.

Fragen Sie nach alternativen Waschmethoden. Bitten Sie um Vorschläge und schreiben Sie diese an die Tafel o. Ä. Schließen Sie mit der Bemerkung, dass eine Ganzkörperwaschung im Bett manchmal die beste Wahl ist.

3. Sprechen Sie über den Personenkreis, der von dieser Methode vermutlich am meisten profitiert und begründen Sie dies (s. Overheadfolie). Dazu gehören Menschen, die
   - gebrechlich und leicht ermüdbar sind
   - bettlägerig sind
   - beim Transfer Schmerzen haben
   - sich vor dem Patientenlifter fürchten
   - akut krank sind
   - das Spritzwasser in der Dusche fürchten
   - im Duschraum überstimuliert werden
   - sich diese Körperpflegemethode ausdrücklich wünschen.
4. Demonstrieren Sie die Ganzkörperwaschung im Bett (Folien zeigen die einzelnen Schritte). Verteilen Sie das Merkblatt mit der Arbeitsanleitung.
5. Dann sollen die Teilnehmenden Paare bilden und das Material für die Ganzkörperwäsche im Bett herrichten sowie die Wassertemperatur prüfen und den Waschlappen anfeuchten. An diesem Punkt können Sie fragen, ob jemand bereit ist, ein Flügelhemd anzuziehen und einige Körperteile waschen zu lassen. Diese Person soll nun der anderen, die sie wäscht, Rückmeldung geben. Fragen Sie, was sich gut anfühlt und was unangenehm ist. Man kann aber auch die

Teilnehmerinnen und Teilnehmer auffordern, sich gegenseitig mit einem trockenen Lappen zu «waschen».

6. Fallstudie: Vermitteln Sie den Teilnehmenden anhand einer Fallstudie die Wichtigkeit, die Ganzkörperwäsche im Bett – wie alle anderen Körperpflegemethoden auch – den individuellen Bedürfnisse der Person anzupassen. Setzen Sie entsprechende Folien ein, um die Diskussion in Gang zu bringen.

Fragen zur Diskussion

- Haben Sie Vorbehalte gegen diese Körperpflegemethode? Was sind Ihre Bedenken?
- Unter welchen Voraussetzungen würden Sie diese Methode anwenden?
- Mit welchen Argumenten würden Sie Angehörige davon überzeugen, dass eine Ganzkörperwäsche im Bett zuträglicher ist als eine Dusche? Auf welche Einwände müssen Sie vorbereitet sein? Wie überzeugen Sie die Angehörigen davon, dass ihr Schützling auch weiter gut gepflegt wird?

Im Anschluss

Im nächsten Schritt könnten Sie Freiwillige bitten, die Ganzkörperwäsche unter Ihrer Anleitung und Aufsicht durchzuführen. Dies ist eine gute Gelegenheit die Technik zu verfeinern, Bedürfnisse einzuschätzen und das Vorgehen zu variieren.

Übung 13-5: Der Lernkreis

Zweck

Der Lernkreis ist ein hervorragendes Instrument, das eingesetzt wird, um Vertrauen herzustellen und sowohl das Pflegepersonal als auch die Bewohnerschaft in Entscheidungsprozesse einzubeziehen und an Problemlösungen zu beteiligen. Werden Pflegepersonen gebeten sich einzubringen, finden sie für schwierige Aufgaben oft kreative Lösungen. Der Lernkreis fördert zudem zwischenmenschliche Beziehungen quer durch die Personalhierarchie und zu den Bewohnerinnen und Bewohnern. Solche Beziehungen fördern eine personenorientierte Pflege und stimmen die Einrichtung auf einen Wechsel der Pflegekultur ein (s. Kapitel 12: «Körperpflege als Weg zu einer anderen Pflegekultur»).

Vorarbeiten der Lehrperson

- Arbeiten Sie bei der Auswahl der Kursteilnehmerinnen und Kursteilnehmer mit Management und Pflegepersonal zusammen. Laden Sie Bewohnerinnen und Bewohner, die mitreden wollen, zum Lernkreis ein. Im Idealfall besteht er aus 10 bis 15 Personen. Ist die Kursleitung der Meinung, dass die Diskussion sehr emotional verlaufen wird und dabei starke Trauer, Depression, Schmerz oder Wutgefühle aufkommen, sollen nicht mehr als 5 bis 10 Personen teilnehmen.

- Sorgen Sie dafür, dass der Raum mit ausreichend vielen und bequemen Stühlen ausgestattet ist, und achten Sie auf eine ruhige Umgebung, damit alle gut hören und sich problemlos beteiligen können.
- Bestimmen Sie das Diskussionsthema (s. folgende Anregungen).

Durchführung

1. Die Teilnehmenden sitzen im Kreis, ohne Tische oder andere Dinge, die den freien Blick in die Runde behindern. Die Zusammensetzung des Lernkreises ist beliebig (Personal, Bewohnerinnen und Bewohner, Angehörige, Leute von außen).
2. Im Idealfall besteht der Kreis aus 10 bis 15 Personen. Ist die Kursleitung der Meinung, dass die Diskussion sehr emotional verlaufen wird und dabei starke Trauer, Depression, Schmerz- oder Wutgefühle aufkommen, sollen nicht mehr als 5 bis 10 Personen teilnehmen.
3. Eine gewählte Person übernimmt die Gesprächsleitung. Sie stellt den Leuten das Thema vor, ermutigt sie und sorgt für einen reibungslosen Ablauf.
4. Der Prozess beginnt, wenn die leitende Person die Frage oder das Thema vorgestellt hat.
5. Eine Teilnehmerin oder ein Teilnehmer meldet sich zu Wort und äußert ihre oder seine Meinung zum Thema.
6. Dann spricht die links oder rechts vom Sprecher oder von der Sprecherin sitzende Person, bis alle etwas zum Thema gesagt haben. Niemand wird dabei unterbrochen.
7. Die Teilnehmenden können auch auf einen eigenen Beitrag verzichten und das Wort weiterreichen. Nachdem alle gesprochen haben, kommt die Kursleitung auf diejenigen zurück, die bislang verzichtet haben sich zu äußern, und bietet ihnen eine zweite Gelegenheit.
8. Erst wenn alle Gelegenheit hatten, das Wort zu ergreifen, ist die allgemeine Diskussion eröffnet.

Manche Themen und Probleme werden anfangs in getrennten Gruppen besprochen, damit sich Pflegepersonal und Bewohnerschaft offen äußern können. Im weiteren Verlauf sind jedoch gemischte Gruppen angezeigt, damit jede Seite von den Gedanken und Empfindungen der anderen erfährt. Hier einige Themenvorschläge:

Für das Pflegepersonal

- Wie gefällt Ihnen die Art, wie die Bewohnerinnen und Bewohner derzeit gewaschen, geduscht oder gebadet werden?
- Wie geht es Ihnen, wenn Sie eine widerwillige oder sich sträubende Person waschen müssen?
- Was könnte man anders machen?
- Haben Sie jetzt, nachdem Sie das Video gesehen haben («Bathing without a Battle»), irgendwelche Veränderungs- oder Verbesserungsvorschläge?
- Wir haben hier beschlossen, Körperpflege angenehmer zu machen. Wer sollte Ihrer Meinung nach in den Planungsprozess einbezogen werden?

Für Bewohnerinnen und Bewohner

- Wie geht es Ihnen, wenn Sie geduscht oder in der Wanne gebadet werden?
- Haben Sie das Gefühl, dass Sie mit entscheiden können, wie, wann und wo Sie gewaschen werden?
- Haben Sie eine Idee, wie man die Körperpflege angenehmer machen könnte?

Für gemischte Gruppen

- Wir haben gemeinsam beschlossen, Körperpflege angenehmer zu machen. Was könnten wir alle zusammen tun, um den Beschluss umzusetzen? Wer hat eine Idee? Wer möchte einen Vorschlag einbringen?

Kopiervorlagen für die Kursteilnehmerinnen und Kursteilnehmer, Anweisungen

Übung 13-1: Empathie

Anweisungen für die «gepflegte» und die «pflegende» Person
Anweisungen für die «gepflegte» Person

- Bleiben Sie sitzen
- Sie können nicht sprechen
- Legen Sie die Arme auf den Rücken
- Versuchen Sie zu tun, was man Ihnen sagt
- Jetzt bitte die Augen schließen und geschlossen halten

Anweisungen für die Pflegeperson

- Nehmen Sie den Waschlappen aus dem Beutel
- Murmeln Sie: «Bringen wir die Sache hinter uns. Beeilen Sie sich!»
- Berühren Sie Ihre Partnerin oder Ihren Partner mit dem Waschlappen am Hals
- Zupfen Sie an ihrer oder seiner Kleidung
- Waschen Sie den Arm der Person

Übung 13-2: Körperliche und emotionale Verhaltenauslöser

Skripte und Anweisungen

- **Szene 13-2a: Skript**

Pflegeperson: »Guten Tag Frau Peters. Es ist Zeit zum Duschen. Bitte kommen Sie mit ins Bad.»
Frau Peters (Lehrperson): «Nein, ich habe mich schon geduscht.»
Pflegeperson: »Sie haben sich noch nicht geduscht, Frau Peters. Kommen Sie, es geht ganz schnell.»
Frau Peters: (etwas lauter sprechen) «Ich habe Ihnen doch gesagt, dass ich schon geduscht bin!»
Pflegeperson: »Frau Peters, sie haben sich noch nicht gewaschen. Möchten Sie nicht hübsch sauber sein?»
Frau Peters: »Ich bin nicht schmutzig! Ich habe schon geduscht und ich werde mich **nicht** noch einmal duschen! Lassen Sie mich in Ruhe!» (drohen Sie der Pflegeperson mit der Faust)

- **Szene 13-2b: Anweisung**

Pflegeperson: Geben Sie vor, Frau Peters Arm zu waschen, heben Sie ihren Arm hoch, um an die Achselhöhle zu kommen und beugen Sie ihren Arm am Ellbogen ab.

- **Szene 13-2c: Anweisung**

Pflegeperson: Fährt fort, Frau Peters zu «waschen».

Übung 13-3: Das Verhalten der Pflegeperson als Auslöser

Anweisungen für Pflegeempfängerin und zweite Pflegeperson

Frau Becker, die Pflegeempfängerin

- Sagen Sie alle paar Sekunden «Ich friere!», «Ich habe schon geduscht.»
- Egal was Renate, die Pflegende sagt, sagen Sie ständig «Ich friere.»
- Wenn Renate versucht, Ihren Arm anzuheben, ziehen Sie ihn zurück mit den Worten «Nein, nein, nein!» und holen Sie zum Schlag aus. Sagen Sie «Gleich schlag ich zu!»

Zweite Pflegeperson

- Sie sollen Renate beim Duschen von Frau Becker unterstützen. Halten Sie nur Frau Beckers Arm fest.
- Renate wird sich mit Ihnen unterhalten. Mimen Sie Interesse, nicken Sie gelegentlich und machen Sie «hm, hm».

Was hat die Pflegeperson Renate getan?	Was hätte die Pflegeperson Renate tun sollen?

Was die Pflegeperson Renate unterlassen hat…

Körperpflege ohne Kampf: Mythen rund um die Körperpflege

Sauber wird man nur mit sehr viel Wasser

Daheim und in anderen Settings gelingt es den Menschen, sich sauber zu halten, auch wenn so schöne Einrichtungen wie Duschen, Badewannen und Wasser aus dem Hahn fehlen. Bei der Körperpflege entscheiden eher die Details, die Wassermenge ist nicht so wichtig.

Pflegepersonen, die den Bade- oder Duschvorgang aufschieben, vertagen, abkürzen oder modifizieren, versuchen sich vor der Arbeit zu drücken

Es mag notwendig sein, einen personenorientierten Plan zu machen, der den speziellen Bedürfnissen der Person entspricht. Die Pflegeperson ist für die persönliche Hygiene ihres Schützlings in jedem Fall verantwortlich, sie braucht jedoch eine gewisse Freiheit in der Wahl ihrer Methode.

Die Angehörigen bestehen auf einer Dusche oder einem Bad

Wie wir alle, müssen auch Angehörige aufgeklärt werden. Wenn sie über das Problem informiert werden (z. B. dass die Person nicht duschen oder baden mag und sich dagegen sträubt) und einen Alternativvorschlag präsentiert bekommen, werden sie meist Verständnis haben und einer anderen Methode zustimmen.

Wenn man nicht mit viel Seife und Wasser arbeitet, treten vermehrt Infektionen und Hautprobleme auf

Viele Leute haben seit Jahren kein Bad mehr genommen und haben sich seit Jahren nicht mehr geduscht, trotzdem sind sie sauber und haben nicht mehr Infektionen oder Hautprobleme als andere.

Nach einem Bad oder einer Dusche fühlt man sich einfach viel besser

Wer dazu gezwungen wird, fühlt sich angegriffen, demoralisiert, verängstigt und hinterher völlig erschöpft.

Man muss einfach loslegen, weil es für die meisten Leute, die sich widersetzen, einfach keinen «guten» Zeitpunkt gibt

Für die meisten Menschen mit Demenz kann ein Körperpflegeplan entwickelt werden, der Sauberkeit sicherstellt und kampflos abläuft, indem die Methode, der Tag oder die Tageszeit den Bedürfnissen der Person angepasst wird.

Die Leute vergessen den Kampf sowieso, deshalb ist die Sache unwichtig

Viele Menschen, denen ein Bad aufgezwungen wurde, sind noch Stunden danach verstimmt und verärgert.

Aufsichtsbehörden, Betreuungsvereine, Heimbeirat und Angehörige werden uns Vernachlässigung vorwerfen

Gehen Sie aktiv auf alle Beteiligten zu und klären Sie auf, wenn Sie die derzeit gültige Praxis überdenken. Informieren Sie die Leute über Ihr Vorgehen und begründen Sie die Veränderung. Betonen Sie, dass damit die Bedürfnisse der Person besser erfüllt werden.

Ein personenorientierter, individualisierter Pflegeansatz ist sehr zeitaufwändig. Uns steht aber nur begrenzte Zeit zur Verfügung

Wer einmal mit neuen Methoden, Ansätzen und Techniken vertraut ist, braucht meist nicht mehr Zeit als mit dem herkömmlichen Vorgehen. Wenn am Ende manche Leute nicht mehr so häufig geduscht oder gebadet werden, ergibt sich vielleicht sogar eine Zeitersparnis.

Overhead-Folien oder Powerpoint-Präsentation

Ganzkörperwaschung im Bett

Sie ist besonders geeignet für Menschen, die …

- gebrechlich und leicht ermüdbar sind
- bettlägerig sind
- beim Transfer Schmerzen haben
- sich vor dem Patientenlifter fürchten
- akut krank sind
- das Spritzwasser in der Dusche fürchten
- im Duschraum überstimuliert werden
- sich diese Körperpflegemethode ausdrücklich wünschen.

Overhead-Folien oder Powerpointpräsentation

■ Fallbeispiel

Der 75-jährige Herr Nussbaum ist schwer demenzkrank. Er ist urin- und stuhlinkontinent und kann nur wenige Worte sprechen. Sobald Sie ihn bewegen wollen, schreit er auf. Wenn Sie ihn duschen, weint er die ganze Zeit über und lässt sich kaum trösten. Er scheint sehr kälteempfindlich zu sein und versucht immer, sich zu bedecken. Seine Tochter besucht ihn jeden Tag und sorgt sich um seine Gesundheit und sein Wohlbefinden.

■ Fallbeispiel

Frau Paulsen ist eine sehr aktive alte Dame im mittleren Stadium der Alzheimer-Krankheit. Untertags ist sie auf den Fluren unterwegs, begrüßt alle Leute mit einem Lächeln und setzt ihren Weg fort. Sie tanzt sehr gerne und mag «Big Band»-Musik. Beim Duschen ist sie sehr unruhig und agitiert. Sie versucht stets vom Hocker aufzustehen und rauszugehen. Weil sie an Hämorrhoiden leidet, ist ihr Rektum äußerst schmerzempfindlich. Sie schreit und windet sich, wenn sie an dieser Stelle gewaschen wird.

14 Für sich selbst sorgen: Strategien für Pflegende

Joyce H. Rasin

14.1 Pflegespezifische Belastungen

Als Pflegende verbringen Sie Tag für Tag viele Stunden damit, sich um andere Menschen zu kümmern. Bleibt Ihnen überhaupt noch Zeit, sich um sich selbst zu kümmern? Pflegen Sie sich auch selbst, denn wenn Sie es nicht tun, werden Sie sehr bald nicht mehr in der Lage sein, andere gut zu pflegen. Pflegen kann eine schöne und erfüllende Aufgabe, aber auch eine Herausforderung sein. Die Betreuung demenzkranker Menschen mit Verhaltenssymptomen kann jedoch zur Belastung werden. Stress entsteht, wenn Sie Ihren Alltag als potenziell schmerzlich begreifen (z. B. zu einem Verlust führend), oder wenn Sie die Herausforderungen in Ihrem Leben als schwierig, schmerzhaft oder unfair empfinden. Stress entsteht ferner, wenn Sie sich fragen müssen, ob Sie diesen Ereignissen und den Mühen des Pflegealltags auf Dauer gewachsen sind. Es gibt persönliche, zwischenmenschliche und umgebungsbedingte Stressoren. Hier einige Beispiele für typische Stressoren, denen professionell Pflegende bei ihrer Arbeit täglich begegnen:

- Herr H. fleht Sie an, ihm das Duschen zu ersparen. Sie fühlen sich miserabel, weil Sie ihn zwingen müssen, schließlich steht er heute auf dem Plan.
- Wenn Sie versuchen, Frau P. die Haare zu waschen, stößt sie Ihre Hand weg und schimpft sie ein «Miststück».
- Herr M. beginnt zu weinen, als Sie ihm sagen, dass er nicht heimgehen kann.
- Frau R. stöhnt, sobald Sie ihr Bein bewegen.
- Ihr Dienstplan ändert sich plötzlich.
- Sie haben eine Auseinandersetzung mit einer vorgesetzten Person oder einer Kollegin.

- Im Duschraum ist es zu heiß.
- Sie wollen gute Arbeit leisten, aber es gibt nicht genügend Handtücher und Waschlappen.

Nun einige Beispiele für Stressoren, denen pflegende Angehörige ausgesetzt sind:

- Ihr Mann erkennt Sie nicht mehr, wenn Sie ihm bei der Körperpflege behilflich sein wollen.
- Ihre Mutter wandert die ganze Nacht lang durchs Haus; Sie haben Angst sie könnte rausgehen und sich verirren.
- Ihre Frau ist in der Küche nicht mehr sicher, Sie selbst wissen leider nicht, wie man kocht und mit Küchengeräten umgeht.
- Sie müssen sich mit der Pflegeversicherung herumschlagen, die ihre Leistungen kürzen will.
- Sie müssen zum Arzt gehen, tun sich aber schwer, jemanden zu finden, der Sie zu Hause ablöst.

14.1.1 Individuelle Stressreaktionen

Manchmal ist die Pflegeperson so sehr auf ihren Schützling fokussiert, dass sie die eigenen Gefühle nicht mehr wahrnimmt. Dabei gibt es jeden Tag Situationen, in denen Sie sich gestresst und Situationen, in denen Sie sich entspannt fühlen. Versuchen Sie, die ersten Anzeichen von Stress zu beachten, damit sich der Stress nicht verstärkt. Um festzustellen, wie Sie persönlich auf Stressoren reagieren, sollten Sie sich mit der Checkliste «Persönliche Stressreaktionen» befassen (Darstellung 14-1).

Sie können auf Stress mit dem Körper (körperlich), mit Gefühlen (emotional) oder mit Gedanken (kognitiv) reagieren. All diese Reaktionen sind normal. Sie sind die Art, wie Ihr Körper mitteilt, dass etwas zu belastend ist. Bei den Nummern 1, 2, 3 und 4 der Checkliste handelt es sich um körperliche Reaktionen, bei den Nummern 5, 6, 7 und 8 um emotionale und bei den Nummern 9, 10, 11 und 12 um kognitive Reaktionen. Sie reagieren möglicherweise eher körperlich, andere Menschen eher emotional. Man kann aber auch in allen drei Bereichen reagieren. Jeder Mensch reagiert auf eigene, individuelle Weise auf Stress. Wer seine Stressreaktionen kennt, kann geeignete Strategien entwickeln und besser für sich selbst sorgen.

■ **Darstellung 14.1:** Meine persönliche Stressreaktion.

Wie wirkt es sich bei Ihnen aus, wenn Sie gestresst sind oder sich fürchten? Was ist für Sie typisch?

Bitte alle zutreffenden Punkte markieren.

- ☐ 1 Mein Herz schlägt schneller.
- ☐ 2 Ich bekomme Durchfall.
- ☐ 3 Meine Handflächen schwitzen.
- ☐ 4 Mir vergeht der Appetit.
- ☐ 5 Ich werde ängstlich.
- ☐ 6 Ich sehe andere Leute überkritisch.
- ☐ 7 Ich weine schneller als sonst.
- ☐ 8 Ich ziehe mich aus dem Freundeskreis oder aus der Familie zurück.
- ☐ 9 Ich werde vergesslich.
- ☐ 10 Ich werde unkonzentriert und zerstreut.
- ☐ 11 Ich schaffe ein geringeres Pensum.
- ☐ 12 Ich verliere das Interesse.

14.1.2 Burn-out

Alle in der Pflege tätigen Personen laufen Gefahr, auszubrennen. Sie befinden sich am Rande des Burn-out, wenn die mit Ihrer Pflegetätigkeit verbundenen Stressoren ihre Copingfähigkeit übersteigen. Auch chronische Stress-Situationen können zum Burn-out führen. Die klassischen Symptome dafür sind Energieverlust und Verlust der Begeisterung, zunehmende Unzufriedenheit, Pessimismus und Ineffektivität. Vielleicht fühlen Sie sich überfordert oder als stünden Sie neben sich. Burn-out steigert die Gefahr, körperliche Symptome zu entwickeln, etwa Bluthochdruck oder eine Herzerkrankung, oder psychisch zu erkranken, etwa depressiv zu werden. Weil Burn-out schleichend beginnt und sich schrittweise steigert, ist frühes Gegensteuern wichtig. **Tabelle 14-1** (s. Seite 290) nennt einige Warnzeichen, die bedeuten, dass Sie überfordert und der Stress-Situation nicht mehr gewachsen sind: Sie sind dabei, auszubrennen.

Treten eines oder mehrere der genannten Anzeichen häufig auf, sind Sie gefährdet. Wenden Sie sich an eine gute Freundin oder einen guten Freund, an eine Vertrauensperson, Ihren Hausarzt oder Ihre Hausärztin oder einen Menschen, der Sie spirituell begleitet, und bitten Sie um Rat und Hilfe beim Umgang mit Ihren Stressoren. Viele Menschen bekämpfen ihren Stress mit Zigaretten oder mit Alkoholexzessen, sie essen zu viel und schlucken unnötige Tabletten. All das schadet der Gesundheit. Schlagen Sie einen anderen Weg ein: Stellen Sie ein persönliches Gesundheitsprogramm zusammen. Integrieren Sie ein paar gesündere Stressbekämpfungsstrategien in Ihren Alltag. Es folgen nun Tipps für eine gesunde Lebensführung und den richtigen Umgang mit Stress.

14.1.3 Selbstpflegestrategien

Entwickeln Sie einen Plan zur Selbstpflege, um Stress zu verhindern oder zu reduzieren. Manche Strategien eigenen sich für alle Pflegenden, manche sind speziell für professionell Pflegende, andere besonders für pflegende Angehörige geeignet. Ich hoffe, dass die folgenden Ausführungen auch Dinge enthalten, die Ihren Selbstpflegeplan bereichern.

Tabelle 14.1: Anzeichen für Burn-out.

Wie häufig tritt das auf?	nie	manchmal	häufig
1. Ich bin öfter erkältet und habe öfter Kopfschmerzen als sonst.	☐	☐	☐
2. Die Arbeit macht mir keinen Spaß.	☐	☐	☐
3. Ich betreue die Person ungern.	☐	☐	☐
4. Ich liege nachts wach und grüble.	☐	☐	☐
5. Ich habe unfreiwillig Gewicht verloren.	☐	☐	☐
6. Ich habe oft Konflikte mit den von mir betreuten Personen, mit Kolleginnen und Kollegen und/oder mit Angehörigen/Familienmitgliedern.	☐	☐	☐
7. Ich muss jeden Tag weinen.	☐	☐	☐
8. Ich weise Vorschläge von Kolleginnen und Kollegen und Familienangehörigen, die meine Arbeitsweise betreffen, verärgert zurück.	☐	☐	☐
9. Ich bin den ganzen Tag über müde.	☐	☐	☐

14.1.4 Strategien für alle Pflegenden

Körperliche Gesundheit

Körperliche Gesundheit hilft Ihnen, auch emotional gesund zu bleiben. Gesundheit steht ganz oben auf der Liste Ihrer Ressourcen und zählt zu den Voraussetzungen für eine auf längere Frist angelegte Pflegetätigkeit. Es gibt also zwei Gründe, auf Ihre Gesundheit zu achten – das eigene Wohlbefinden und das Wohlbefinden der Person oder Personen in Ihrer Obhut. Nur wenn Sie sich richtig ernähren, sportlich betätigen und genügend schlafen sind Sie auf Dauer den Belastungen Ihrer Betreuungsaufgabe gewachsen.

Eine *ausgewogene Ernährung* ist die Grundlage guter Gesundheit. Ihr täglicher Speiseplan soll folgende Bestandteile enthalten und sich an folgenden Werten orientieren:

- Getreide
- Obst und Gemüse
- Milch, Käse oder Joghurt
- zwei Liter Wasser
- Zucker in geringer Menge
- nicht mehr als ein Glas Alkohol
- fett- und cholesterinarme Speisen.

Wählen Sie aus jeder Kategorie Dinge, die Ihnen schmecken. Nehmen Sie sich beim Essen Zeit. Um den Geschmack der Speisen wahrnehmen zu können, sollten Sie während der Mahlzeit weder lesen noch fernsehen. Essen ist eine Notwendigkeit **und** ein Vergnügen: Genießen Sie es!

Suchen Sie eine Sportart, die Ihnen Freude macht, um sich *regelmäßig sportlich zu betätigen.* Um körperlich fit zu sein, soll die gewählte Sportart folgende körperliche Eigenschaften fördern:

- Ausdauer
- Muskelkraft
- Beweglichkeit.

Ausdauertraining regt die Herz- und Lungenfunktion an und sollte mindestens dreimal wöchentlich stattfinden. Gehen, Schwimmen, Radfahren und Tanzen sind geeignete Sportarten. Fangen Sie langsam an und steigern Sie nach und nach die Intensität. Auch wenn Sie nur fünf Minuten am Tag spazieren gehen: der Anfang ist gemacht. Wenn Sie sich während des Trainings nicht unterhalten können, ist das Tempo zu hoch. Konsultieren Sie Ihren Hausarzt oder Ihre Ärztin, bevor Sie anfangen regelmäßig zu trainieren, falls Sie Herz- oder Atembeschwerden haben, an Diabetes, Bluthochdruck, Schwindel oder Arthritis leiden. Ihr Fitnessprogramm soll auch Kraft- und Streckübungen enthalten (Gewichte heben, etwa Hanteln, Konservenbüchsen oder Wasserflaschen). Das National Institute of Aging hat eine hervorragende Gratis-Broschüre herausgegeben, die sich mit dem Thema Sport für ältere Menschen befasst. Viele öffentliche Bibliotheken und Videoläden führen Trainingsfilme oder DVDs.

Ausreichend viel *Schlaf* ist ebenfalls sehr wichtig. Chronischer Schlafmangel erhöht das Risiko für chronische Erkrankungen, wie Bluthochdruck, Depression und Schlaganfall (Institute of Medicine, 2006). Im Schlaf entspannen sich Geist und Körper. Gute Schlafgewohnheiten (regelmäßiges Zubettgehen, angenehme Umgebung) fördern Ihre Schlafqualität. Versuchen Sie, im Bett nicht zu lesen oder fernzusehen, damit das Zubettgehen mit Einschlafen assoziiert wird.

Sich entspannen können

Jeder Mensch sollte die Fähigkeit entwickeln, sich körperlich und geistig zu entspannen. Man kann lernen, «die kleinen Freuden des Lebens» zu genießen, und lernen, «die Entspannungsreaktion auszulösen», beide Wege führen zum Ziel.

Die kleinen Freuden des Lebens genießen bedeutet, sich an einfachen Dingen erfreuen, an Dingen, die ein Lächeln und ein Gefühl der Zufriedenheit auslösen. Zeit und Geld spielen dabei keine Rolle. Sie vermitteln uns das Glück des Augenblicks, sorgenvolle Gedanken an die Vergangenheit oder Zukunft treten dabei in den Hintergrund. Dazu einige Beispiele:

- Ein herbstlicher Waldspazierung, bei dem das Laub unter Ihren Schritten raschelt.
- Ein warmes Bad mit Ihrem Lieblingsbadezusatz, bei leiser Hintergrundmusik, Kerzenlicht und mit einem Kissen im Nacken. (Gönnen Sie sich etwa 20 Minuten Alleinsein.)
- Einem befreundeten Menschen eine lustige Geschichte erzählen.

Achten Sie auf die einfachen Freuden in Ihrem Leben und machen Sie sie zum Teil Ihres Alltags.

Der persönliche Pflegetipp

Man muss sich auf die Person konzentrieren, das ist sehr wichtig. Wenn mich persönliche Sorgen ablenken, halte ich kurz inne und spreche mir gut zu. Dann kann ich mich wieder besser konzentrieren.

Rosa Stephens (CNA, Oxford Manor, Oxford, NC)

Die *Entspannungsreaktion* ist ein körperlicher Ruhezustand, der die körperliche und emotionale Stressreaktion verändert. Dr. Herbert Benson, seine Kollegen und Kolleginnen (2007) haben ein Programm zur Reduzierung stressbedingter Krankheiten entwickelt und lehren seit 35 Jahren, wie man diese Reaktion auslöst. Ist der Körper einmal entspannt, entspannt sich bald auch der Geist. Dazu braucht es nur zwei Dinge: (a) ein Wort, ein Satz oder ein Gebet zum Fokussieren, etwa «Friede», «Ruhe», «Om», «Ich entspanne mich», «Der Herr ist mein Hirte», (b) die Alltagsgedanken, die einem in den Sinn kommen, werden ignoriert. Die dafür notwendigen Schritte sind in **Darstellung 14-2** zu finden.

Unterstützungsnetzwerk

In diesem Buch wurde immer wieder betont, wie wichtig die Pflegebeziehung ist. Unterstützende Beziehungen reduzieren die Auswirkungen diverser Stressoren, einschließlich der mit Pflegetätigkeiten verbundenen Stressfaktoren. Suchen Sie

Darstellung 14.2: Die Entspannungsreaktion.

- Wählen Sie Ihr Fokuswort/Ihre Fokusworte – ein Wort, das für Sie eine spezielle Bedeutung hat.
- Nehmen Sie eine bequeme Sitzhaltung ein und bleiben Sie ruhig sitzen.
- Schließen Sie die Augen.
- Lockern Sie die Muskulatur, bis sie ganz schlaff und alle Anspannung gewichen ist.
- Atmen Sie langsam und natürlich aus und ein. Sprechen Sie sich beim Ausatmen jedes Mal das Fokuswort.
- Wenn Ihnen andere Gedanken durch den Kopf gehen, werden sie ignoriert. Kehren Sie zu Ihrem Fokuswort/Ihren Fokusworte zurück.
- Nehmen Sie sich dafür jedes Mal 10 bis 20 Minuten Zeit.

Stehen Sie am Ende nicht sofort auf, bleiben Sie vielmehr noch eine Minute ruhig sitzen und lassen Sie die Alltagsgedanken zurückkommen.

sich eine oder mehrere Vertrauenspersonen, mit denen Sie sich gerne unterhalten. Das kann eine Person aus der Kollegenschaft, aus der Familie oder dem Freundeskreis sein. Diese Menschen bieten nicht nur emotionalen Halt, sie unterstützen auch den Erwerb neuer Problemlösungsfertigkeiten.

Innere Haltungen und Überzeugungen

Positive Selbstgespräche. Ihre Gedanken beeinflussen Ihre Gefühle. Anders gesagt: Was Sie sich selbst sagen, bestimmt, was Sie fühlen. Wenn Sie negative Selbstgespräche führen, verstärken Sie Ihre negativen Empfindungen. Bereiten Sie sich durch positive Selbstgespräche auf den Einsatz positiver Selbstgespräche vor. Schreiben Sie ein paar positive Dinge über sich auf, z. B. «Ich habe Herrn M. dazu gebracht, sich frische Sachen anzuziehen. Das ist mir wirklich gut gelungen.» Oder: «Ich habe das Zeug zu einer hervorragenden Pflegeperson.» Wenn Sie verunsichert sind und sich unzulänglich fühlen, können Sie diese Notizen zur Hand nehmen und die positiven Feststellungen lesen.

■ Der persönliche Pflegetipp

Ich bemühe mich um eine positive Einstellung. Dabei hilft mir eine Liste all der schönen Erinnerungen. Wenn ich niedergeschlagen bin, lese ich die Liste und erinnere mich an die vielen guten Dinge. Die Kirche und mein Glaube sind mir sehr wichtig; sie geben mir Halt. Ich nehme an Bibelkreisen teil. Ich arbeite im Garten. Das alles ist für mich therapeutisch.

Pat Ehresman, die ihre an Parkinson erkrankte Mutter und ihren demenzkranken Mann zu Hause pflegt

Professionelle Beratung und Therapie

Wenn Sie alle hier genannten Dinge probiert und immer noch körperlich oder emotional erschöpft sind, brauchen Sie möglicherweise professionelle Hilfe und Unterstützung beim Erlernen geeigneter Stressbewältigungsstrategien. Nehmen Sie in dem Fall Kontakt mit einer fachlich qualifizierten Person auf, z. B. mit

- einem Priester, einer Pastorin oder dem Rabbi
- dem Hausarzt oder der Hausärztin
- einer klinischen Psychologin, einem erfahrenen Psychologen, einer Psychiatriepflegefachperson, einer Sozialarbeiterin oder einem Sozialarbeiter. Viele dieser Fachleute sind in kommunalen Beratungsstellen tätig.

14.1.5 Spezifische Strategien für professionell Pflegende

Die Situation professionell Pflegender unterscheidet sich ein wenig von der Situation pflegender Angehöriger. Die Langzeitpflege mehrerer geistig oder körperlich eingeschränkter Personen kann sehr anstrengend sein. Kolleginnen, Kollegen und Vorgesetzte können Ihren Stress verstärken oder aber reduzieren, weshalb Beziehungen eine besonders wichtige Rolle spielen. Erschwert eine schwierige Arbeitssituation die alltägliche Arbeit, wird die Lage als äußerst belastend empfunden und das Coping beeinträchtigt. Bitte beachten Sie neben den bereits erläuterten Strategien auch die folgenden Punkte.

- *Unterstützung an der Arbeitsstelle.* Die Unterstützung an der Arbeitsstelle kann in organisierter oder nicht-organisierter Form stattfinden. Wer sich an eine Kollegin oder einen Kollegen aus einer anderen Abteilung oder Station wendet, kann die eigenen Probleme einer unvoreingenommenen Zuhörerin oder einem neutralen Zuhörer schildern. Gut möglich, dass die Situation nach so einem Gespräch ganz anders aussieht. Formellere Unterstützung bekommen Sie in Teambesprechungen, themenorientierten Arbeitskreisen oder durch die klinische Pflegedienstleitung, sofern in Ihrem Haus eine gute Arbeitsatmosphäre herrscht. Ein paar Kolleginnen und Kollegen zu haben, die nicht nur zuhören, wenn Sie Ihrer Frustration Luft machen, sondern auch Rückmeldung geben und an Problemlösungen mitwirken, kann tatsächlich eine große Hilfe sein.
- *Ablösung.* Sie haben die Schwierigkeiten mit einem Ihrer Schützlinge mit Kollegen und Kolleginnen und mit der Stations- oder Pflegedienstleitung besprochen. Sie haben verschiedene Lösungsvorschläge gesammelt und alternative Ansätze ausprobiert. Weil in Ihrem Leben jedoch noch andere Stressoren vorhanden sind, ist Ihre Belastbarkeit derzeit begrenzt. Sie brauchen eine Pause und müssen abgelöst werden. Wenden Sie sich an die für die Arbeitseinteilung zuständige Person und bitten Sie um einen kurzfristigen Wechsel Ihres Verantwortungsbereichs.
- *Entspannen Sie sich.* Ja, es ist möglich, sich bei der Arbeit zu entspannen. Gehen Sie in den Pausen für ein paar Minuten ins Freie, sofern das Wetter dies erlaubt, und genießen Sie die Sonne, den Wind oder sogar den Regen. Vergessen Sie die noch anstehenden Arbeiten und achten Sie ganz bewusst auf Ihre Umgebung. Verschaffen Sie Ihrem Körper und Ihrem Geist Gelegenheit, das Tempo herunterzufahren. Halten Sie inne, atmen Sie ein paar Mal tief durch, lächeln Sie, und gönnen Sie Ihrem Körper die Entspannung.

■ Der persönliche Pflegetipp

Wenn uns die Arbeit zu viel wurde, haben wir uns über die belastende Situation unterhalten und gemeinsam überlegt, wie wir den Stress abbauen können. Wir haben versucht, uns gegenseitig zu unterstützen. Auch die Pflegefachpersonen, die Ärztinnen und Ärzte waren stets eine Hilfe. Ich konnte mit ihnen über persönliche und dienstliche Angelegenheiten sprechen.

Tom Pruitt (HCT, John Umstead Hospital, Butner, NC, jetzt im Ruhestand)

14.1.6 Spezifische Strategien für pflegende Angehörige

- *Realistisch sein.* Packen Sie Ihren Arbeitstag nicht allzu voll. Niemand ist grenzenlos belastbar. Zuerst gilt es zwischen Notwendigem und Wünschenswertem zu unterscheiden. Vielleicht haben Sie eine Liste der Dinge, die Sie erledigen wollen, aber nicht unbedingt müssen. Weil jede Familie ihre eigenen Wünsche und Bedürfnisse hat, können nur Sie die Prioritäten festlegen. Entscheidend ist, worauf Sie Wert legen, nicht was andere denken. Selbst nachdem Sie Ihre Bedürfnisse identifiziert haben, kann es angezeigt sein, Ihren Plänen für den Tag Grenzen zu setzen. Seien Sie realistisch und scheuen Sie sich nicht, Hilfe zu erbitten.
- *Sich helfen lassen.* Wie oft haben Sie von Familienmitgliedern, Freundinnen und Freunden schon gehören: «Lass' mich wissen, wenn du Hilfe brauchst»? Viele Leute wären gerne behilflich, wissen aber nicht wie. Sie brauchen konkrete Vorschläge. Erstellen Sie eine Liste der anstehenden Arbeiten und Aufgaben. Vielleicht brauchen Sie eine Person, die bei Ihrem Angehörigen bleibt, während Sie etwas erledigen, oder weil Sie sich daheim ohne Unterbrechungen einer bestimmten Sache widmen wollen. Achten Sie darauf, dass diese Liste auch Selbstpflegestrategien enthält: spazieren gehen, ins Kino gehen, ein Schläfchen machen. Um Hilfe bitten, das ist eine Stärke, keine Schwäche. Alleine schaffen Sie es nicht.
- *Über Gefühle sprechen.* Sprechen Sie mit einer guten Freundin, einem lieben Freund oder einer geeigneten Person aus der Verwandtschaft über Ihre Befindlichkeit. Negative Emotionen verlieren an Einfluss, wenn sie offen ausgesprochen werden. Suchen Sie sich eine Vertrauensperson, einen Menschen, mit dem Sie sich wohl fühlen, und dem Sie Ihre Gefühle unzensiert offenbaren können. Viele Angehörige mit Pflegeverpflichtungen profitieren auch von kommunalen Unterstützungsangeboten, etwa von den Angehörigengruppen der Alzheimer-Gesellschaft, von Selbsthilfegruppen für Menschen mit Krebs oder mit einer Herzerkrankung. Nähere Angaben finden Sie in Ihrer Lokalzeitung. Pflegende,

die einer Glaubensgemeinschaft angehören, finden möglicherweise Rat und Hilfe bei einem geistlichen Führer oder einer Seelsorgerin (Priester, Pastorin, Rabbi).

■ Der persönliche Pflegetipp

Ich akzeptiere meine neuen Grenzen. Ich weiß, dass ich nicht mehr so viel Freiheit habe wie früher. Ich kann nicht schnell mal einkaufen gehen oder spontan eine Freundin besuchen, sondern muss solche Unternehmungen im Voraus planen. Inzwischen kann ich aber akzeptieren, dass die Dinge sind wie sie sind, und dass ich Hilfe brauche, wenn ich tatsächlich mal weggehen muss. Inzwischen habe ich auch gelernt, die neuen Grenzen meiner Mutter und meines Mannes zu akzeptieren. Ich habe keine Erwartungen mehr und denke nicht mehr daran, wie sie früher waren oder wie sie sein sollten, weiß vielmehr, dass sie sich verändert haben und ich mich anpassen muss. Das macht mein Leben leichter.

Pat Ehresman, die ihre an Parkinson erkrankte Mutter und ihren demenzkranken Mann zu Hause pflegt

Genderunterschiede

Bislang haben meistens Frauen die Pflegeverantwortung für ein Familienmitglied übernommen. Mit einer alternden Population und steigender Lebenserwartung übernehmen heute zunehmend auch Männer – mehr oder weniger freiwillig – die Rolle des pflegenden Angehörigen. Männer haben vermutlich andere Probleme als Frauen. Sie haben die wichtigste Quelle ihrer emotionalen Unterstützung verloren, wenn die pflegebedürftige Person ihre Ehefrau ist. Dazu kommt, dass sie traditionsgemäß nicht für den Haushalt zuständig waren und mit den Anforderungen des Alltags nicht zurechtkommen. Männer brauchen möglicherweise die Unterstützung einer reinen Männergruppe und kommunaler Dienste, etwa von «Essen auf Rädern», einer Sozialstation oder eines hauswirtschaftlichen Dienstes. Das Amt für Betreuungs- und Seniorenfragen sowie die lokalen Altenpflegeeinrichtungen informieren über die Hilfemöglichkeiten vor Ort.

14.2 Zusammenfassung

Wer den Pflegeberuf ernst nimmt oder zu Hause pflegt, hat eine anstrengende, potenziell stressauslösende Aufgabe übernommen. Wenn Sie sich überlastet fühlen, ist die Entwicklung eines Selbstpflegeplans angezeigt. Ohne einen solchen Plan fühlen Sie sich vermutlich bald überfordert oder ausgebrannt, was körperliche und emotionale Probleme nach sich ziehen kann. In diesem Kapitel wurden mehrere Strategien beschrieben, die geeignet sind, Ihre Stressanfälligkeit zu reduzieren oder Ihre Fähigkeit, Stresssituationen zu bewältigen, zu stärken. Beantworten Sie die Fragen der **Tabelle 14-2** um zu ermitteln, wie es um Ihre Selbstpflegestrategien bestellt ist.

Wählen Sie dann drei Dinge aus, die Sie in Ihren Selbstpflegeplan integrieren wollen.

Meine neuen Selbstpflegestrategien

1.:

2.:

3.:

Weitere Informationen finden Sie bei den im Adressenverzeichnis genannten Institutionen sowie im Verzeichnis der Ressourcen. Bitte vergessen Sie nicht: Wer pflegt, muss sich pflegen. Sonst sind Sie der Aufgabe auf lange Sicht nicht gewachsen. Pflegen kann eine sinnstiftende, befriedigende und erfreuliche Sache sein, und das ist Ihr Lohn.

Literaturverzeichnis (engl.)

Benson-Henry Institute for Mind Body Medicine, Massachusetts General Hospital. (2007). Retrieved May 6, 2007, from http://www.mbmi.org/programs/default.asp

Institute of Medicine. (2006). Sleep disorders and sleep deprivation: An unmet public health problem. Retrieved May 6, 2007, from http://www.iom.edu/CMS/3740/23160/33668.aspx

Tabelle 14.2: Selbstpflegestrategien.

Wie häufig tritt das auf?	**nie**	**manchmal**	**häufig**
1. Ich verzehre täglich mindestens eine warme, ausgewogene Mahlzeit.	□	□	□
2. Ich schlafe 7 bis 8 Stunden pro Nacht.	□	□	□
3. Ich gebe und bekomme regelmäßig Zeichen der Zuneigung.	□	□	□
4. Ich treibe mindestens dreimal pro Woche Sport.	□	□	□
5. Ich trinke weniger als fünfmal pro Woche ein alkoholisches Getränk.	□	□	□
6. Mein Körpergewicht ist normal.	□	□	□
7. Mein Glaube gibt mir Kraft.	□	□	□
8. Ich engagiere mich regelmäßig im sozialen Bereich.	□	□	□
9. Ich bin in einen Freundes- und Bekanntenkreis eingebunden.	□	□	□
10. Persönliche Dinge kann ich mit einer oder mehreren eng befreundeten Menschen besprechen.	□	□	□
11. Wenn ich mich ärgere oder besorgt bin, kann ich offen darüber sprechen.	□	□	□
12. Ich widme mich regelmäßig Dingen, die mir Spaß machen.	□	□	□
13. Ich kann meine Zeit effektiv einteilen.	□	□	□
14. Ich nehme mir jeden Tag Zeit zum Ausruhen.	□	□	□
Summe:.			
Zählen Sie die Kreuze in der Spalte «häufig». Wie viele sind es?			
Was können Sie tun, damit aus «nie» ein «häufig» wird?			
Wählen Sie aus diesem Kapitel drei Strategien, um Sie in Ihren Selbstpflegeplan zu integrieren.			

Anhang

Anhang A

Erfolgsmessung: Programm zur Verbesserung der Pflegequalität durch personenorientierte Körperpflege

Wenn Sie den Versuch unternehmen, eine Pflegepraxis zu verändern, ist es stets nützlich und notwendig, eine praktische, anerkannte und verlässliche Methode der Erfolgsmessung zu bestimmen. Eine formal komplexe Studie ist nicht erforderlich, eine Form des Monitoring dagegen schon. Hier nun einige Vorschläge für die Kontrolle eines Programms zur Verbesserung der Pflegequalität durch personenorientierte Körperpflege. Bei diesem Modell kontrolliert sich jede Pflegende selbst, wobei die Datensammlung vor und nach der Intervention stattfindet. Dabei wirkt die unmittelbar am Bewohner oder der Bewohnerin tätige Pflegeperson mit einer supervisierenden oder anleitenden Pflegefachperson zusammen und leistet den Hauptteil der Arbeit. Dieses Zweierteam trifft sich regelmäßig, beurteilt den Fortschritt, generiert neue Ideen und probiert sie aus. Ein solches Programm erfüllt die von Zertifizierungsbehörden an Pflegeeinrichtungen gestellten Anforderungen und verbessert zudem die Problemlösungsfertigkeiten des Pflegepersonals Ihres Hauses.

Die Person in den Fokus nehmen

1. **Eine oder mehrere Personen wählen, für die Sie einen personenorientierten Körperpflegeansatz entwickeln möchten**
   Wie bereits in Kapitel 12 erwähnt, empfiehlt es sich, mit einer oder zwei Personen einer Abteilung zu beginnen und den Personenkreis später zu erweitern. Am besten befasst man sich anfangs mit weniger komplizierten Verhaltensweisen und unkomplizierteren Bewohnerinnen und Bewohnern. Wählen Sie eine Person, deren Stärken Sie nutzen können, etwa eine, die in der Lage ist zu verstehen, was Sie sagen. Wählen Sie nicht die Person, die Sie vor die größte Herausforderung stellt. Warten Sie damit, bis Sie Erfahrungen gesammelt haben.

2. **Für jede Person, die gewaschen, geduscht oder gebadet werden soll, eine Pflegende oder mehrere Pflegende auswählen**
   Teilen Sie jeder Person, die Hilfe bei der Körperpflege braucht, eine bestimmte Pflegende zu. Wenn dafür zwei oder mehrere Pflegende benötigt werden, sollte die zweite Person immer die gleiche sein. Wichtig ist jedoch vor allem, dass die hauptverantwortliche Pflegende nicht wechselt, und dass sie die Interaktion lenkt. Die Hauptverantwortung soll eine Pflegende übernehmen, die daran interessiert ist, neue Methoden zu lernen, um Körperpflege angenehmer zu machen.

3. **Entscheiden, welche Verhaltensweisen bei der jeweiligen Person verändert werden sollen und sich messbare Ziele setzen**
   Das können positive Verhaltensweisen sein, die Sie verstärken, oder negative, die Sie reduzieren möchten (Tab. 5-1). Dann wissen Sie, was Sie verändern möchten, und haben ein Instrument, mit dem Sie den Erfolg Ihres neuen Ansatzes messen können.

4. **Sich für eine Beobachtungsmethode entscheiden, um die Veränderung zu messen**
   Hier einige Möglichkeiten, Verhaltensveränderungen der Person bei der Körperpflege zu messen:

   a. *Direkte Beobachtung.* Bitten Sie eine neutrale Pflegende bei der Körperpflegemaßnahme anwesend zu sein. Diese Person muss sorgfältig ausgewählt werden, weil sie nicht befangen sein darf und objektiv an ihre Aufgabe herangehen muss. Entwickeln Sie ein Formular, auf dem alle wichtigen Verhaltensweisen aufgelistet sind, und bitten Sie die Beobachterin oder den Beobachter zu zählen, wo oft das Verhalten während der Körperpflege auftritt. Dafür lässt sich die Checkliste zur Beurteilung des Verhaltens (Anhang B) verwenden.

   b. *Sich erinnern und aufzeichnen.* Bitten Sie die Pflegende, nachdem sie die Person gewaschen, geduscht oder gebadet hat, sich an die Zielverhaltensweisen zu erinnern und diese zu notieren. Dafür lässt sich die Checkliste zur Beurteilung des Verhaltens (Anhang B) verwenden.

   c. *Videoaufzeichnung.* Wie bereits erwähnt, kann eine Videoaufnahme des Körperpflegemaßnahme ein nützliches Ausbildungstool sein. Videos sind auch zur Erfolgskontrolle geeignet. Holen Sie sich vor diesen Interventionen die schriftliche Einwilligung der Angehörigen und die mündliche Zustimmung der betroffenen Person ein. Zeichnen Sie jeweils drei Körperpflegemaßnahmen vor und drei Körperpflegemaßnahmen nach der Intervention auf. Fordern Sie dann ein Mitglied des Pflegeteams (das an der Betreuung der Bewohnerin oder des Bewohners beteiligt ist) auf, sich die Videoaufnahmen anzuschauen, ohne ihr zu sagen, welche Aufnahme vor und welche nach der

Intervention entstanden ist. Dies ist eine sicherere Evaluationsmethode, weil sie mögliche Voreingenommenheit eliminiert. Die Checkliste zur Beurteilung des Verhaltens (Anhang B) lässt sich zum Zählen der Verhaltensweisen einsetzen. Dabei ist sehr sorgfältig darauf zu achten, dass die Videoaufnahmen vertraulich bleiben und nur von Befugten angeschaut werden. Die Videos sind nach Abschluss der Evaluation zu vernichten.

Jede Methode hat ihre Vor- und Nachteile. Für die direkte Beobachtung ist eine zusätzliche Person erforderlich. Die Erinnerungsmethode stützt sich auf das Gedächtnis einer direkt beteiligten und deshalb potenziell voreingenommenen Person. Videoaufnahmen könnten als zudringlich gelten und zu zeitaufwändig sein.

5. **Sich für einen physiologischen Faktor entscheiden, der überwacht werden soll**
   Identifizieren Sie eine körperliche Eigenschaft (Geruch, Erscheinungsbild, Hautprobleme, etc.) die Sie veranlasst, das Körperpflegeprogramm der betreffenden Person zu verändern. Entwickeln Sie eine Datensammelmethode. Das kann eine einfache Methode sein, etwa eine frei formulierte Notiz, oder eine Skala von 0 bis 3. Im Falle einer Skala erleichtert es deren Benutzung, wenn für jeden Punkt auf der Skala Beschreibungen und Definitionen vorhanden sind. So kann z. B. 0 bedeuten «0» oder «kein Geruch», 3 kann bedeuten «viel» oder «sehr starker Geruch». Diese Bezeichnungen «verankern» die Punkte auf der Skala und erklären die Bedeutung der Punkte.

6. **Die Ausgangsdaten sammeln**
   Ausgangsdaten sind Informationen, die gesammelt werden, bevor man eine neue Methode oder einen neuen Ansatz ausprobiert. Die Pflegende soll die Person auf die gewohnte Art waschen (in der Wanne, in der Dusche, im Bett). Sammeln Sie mit der Datenerhebungsmethode, für die Sie sich entschieden haben, Informationen, und zwar bei drei Körperpflegeinterventionen.

7. **Nach möglichen Ursachen und Auslösern für die Verhaltensweisen suchen**
   Wenn die Ausgangsdaten erhoben sind, werden Sie das Interventionsteam (die zuständige Pflegende, die Pflegefachpersonen und/oder das Lehrpersonal) schulen und trainieren müssen (s. Kapitel 13). Diese Leute sollen vor der nächsten Körperpflegemaßnahme ihre Ideen zusammentragen und Problemlösungsvorschläge erarbeiten. Der Fragebogen zum Ablauf des Stressverhaltens (Darstellung 4-1) und das Formblatt zur Ermittlung der Vorlieben und Gewohnheiten im Bereich der Körperpflege (Anhang, Kapitel 4) sind dabei vermutlich hilfreich. Die Ausgangsdaten sind auch nützlich, wenn Problemlösungen gefragt sind.

8. **Lösungen/Ansätze wählen, die ausprobiert werden sollen**
   Kapitel 5 ist eine große Hilfe, wenn es darum geht, für spezifische Probleme, die Sie identifiziert haben, neue Interventionen zu wählen. Konsultieren Sie die Tabellen für das jeweilige Problem und die Lösungsvorschläge (für Personen, die Schmerzen haben, frieren, sich weigern, das Badezimmer zu betreten, etc.). Verwenden Sie das Formblatt zur Interventionsplanung (Kapitel 5, Abbildung 5-1) als Tool.

9. **Lösungen testen**
   Die dafür bestimmte Pflegeperson probiert bei der nächsten Gelegenheit die gewählten Lösungen aus. Nach jedem Bad oder jeder Dusche setzen sich alle Beteiligten zusammen und besprechen den Verlauf, bringen neue Ideen ein und evaluieren die eingesetzten Interventionen. Das Formblatt zur Interventionsplanung (Kapitel 5, Abbildung 5-1) ist auch dafür geeignet. Stellen Sie fest, was funktioniert hat, was nicht funktioniert hat und warum, und was beim nächsten Mal probiert werden soll.

10. **Den Pflegeplan abschließen**
    Dieser Methode wird über mehrere Tage oder Wochen fortgesetzt, bis die Pflegeperson meint, das gesteckte Ziel erreicht zu haben, oder bis ihr nichts Neues mehr einfällt. Wie lange es dauert, bis der Pflegeplan abgeschlossen werden kann, ist von Person zu Person verschieden. Im Durchschnitt sind drei bis vier Anläufe nötig; bei manchen Personen genügt eine Intervention, um ihr Missbehagen bei der Körperpflege zu reduzieren. Für manche Menschen bleiben Körperpflegemaßnahmen trotz aller Bemühungen immer etwas unangenehm und belastend. Sechs bis acht Versuche, den Pflegeansatz zu verändern, reichen vermutlich aus. Erstellen Sie einen personenorientierten Körperpflegeplan, an den sich die Pflegende nach Abschluss der Testphase hält, um Daten zu sammeln.

11. **Die Abschlussdaten sammeln**
    Sammeln Sie mit Ihrer Datenerhebungsmethode für die Ausgangsdaten bei den nächsten drei Körperpflegeinterventionen Informationen über die Auswirkungen des neuen Pflegeplans und der Interventionen/Lösungen, die in der Testphase entwickelt worden sind. Arbeiten Sie dabei mit der zuständigen Pflegeperson zusammen.

12. **Die Daten analysieren**
    Vergleichen Sie die vor Einführung der neuen Methode gesammelten Daten mit den Daten nach Einführung der neuen Methode. Wie oft ist das Zielverhalten vor der Intervention aufgetreten? Wo oft nach der Intervention? Vergleichen Sie die Punktzahlen beider Perioden. Ermitteln Sie die durchschnittlichen Punktzahlen der Verhaltensweisen und der physiologischen Faktoren

in der Ausgangsdatensammlung, dann die durchschnittlichen Punktzahlen, die bei den Körperpflegeinterventionen erreicht wurden, nach Einführung der neuen Intervention. Vergleichen Sie die beiden Werte. Ist die Zahl der positiven Verhaltensweisen insgesamt gestiegen und die Zahl der negativen gesunken? Deuten die Werte der physiologischen Faktoren auf eine Verbesserung hin? Wenn ja, war die Intervention erfolgreich. Wenn nein, war sie nicht erfolgreich. Bestimmen Sie anhand der Daten und der Erkenntnisse, die das Team gewonnen hat, den nächsten Schritt.

13. **Alle beteiligten Seiten über die Ergebnisse informieren**
Nutzen Sie die Datensammlung, um Ihrem Ziel näher zu kommen: Körperpflege für alle Bewohnerinnen und Bewohner sowie für das Pflegepersonal zu einer angenehmen Sache machen. Stellen Sie die Ergebnisse graphisch dar, um zu verdeutlichen was bislang erreicht wurde. Fügen Sie diese Information auch der Krankenakte der Person hinzu, damit andere Pflegepersonen wissen, was funktioniert hat und was nicht, und ob man den Zielen nähergekommen ist.

14. **Das Programm auf alle Personen ausdehnen, die bei der Körperpflege überfordert wirken**
Wenn Sie bei einer oder zwei Personen erfolgreich waren, sollten Sie mit dem Pflegepersonal über andere Bewohnerinnen und Bewohner sprechen, die einen personzentrierten Körperpflegeplan benötigen. Laden Sie Pflegende aller Qualifikationen ein, an diesem Plan mitzuwirken. Folgen Sie den Schritten 3 bis 13.

Das Verhalten der Pflegenden in den Fokus nehmen

Bislang stand die Person, die gewaschen, geduscht oder gebadet wird im Zentrum der Analyse und der Aufmerksamkeit. Doch wie bereits deutlich gemacht, ist dies nur die eine Seite der Medaille. Das Verhalten der Pflegeperson und die Qualität der Beziehung sind Faktoren, die über Erfolg oder Misserfolg mitentscheiden. Die gleiche Intervention kann zu völlig verschiedenen Resultaten führen, je nach Arbeitstil und Motivation der ausführenden Pflegeperson.

Wenn Sie das Verhalten der Pflegeperson evaluieren möchten, sind die direkte Beobachtung und Videoaufzeichnungen die geeigneten Mittel. Bedienen Sie sich des gleichen Ansatzes wie bei der Pflegeempfängerin oder beim Pflegeempfänger beschrieben und bitten Sie die beobachtende Person, die Checkliste zur Beurteilung des Verhaltens der Pflegeperson (**Anhang C**) auszufüllen, um die Werte vor und die Werte nach erfolgter Intervention zu ermitteln. Auch hier ist es wichtig, eine unvoreingenommene, neutrale Person mit der Beobachtung zu betrauen. Bei der Videomethode soll die bewertende Person den Film ein zweites

Mal anschauen und dabei die Pflegeperson mit Hilfe der Checkliste beurteilen. Die Beobachterin oder der Beobachter kann auch das Verhalten der Pflegeperson mit dem schriftlichen Pflegeplan vergleichen und schätzen, wie zu viel Prozent der Pflegeplan bei der Körperpflegemaßnahme umgesetzt wurde. Diese Methode der Datensammlung ist eine evidenzbasierte Stütze, wenn es darum geht, einen Pflegeplan zu implementieren und zu evaluieren.

Anhang B

Checkliste zur Beurteilung des Verhaltens

Heben Sie Verhaltensweisen hervor, die in der Ausgangssituation während der Körperpflegemaßnahmen aufgetreten sind. Hat sich dieses Verhalten verbessert?

■ Checkliste zur Beurteilung des Verhaltens

Name: Datum, Uhrzeit:

Name der beurteilenden Person:

Dokumentieren Sie die Frequenz eines jeden Verhaltens, indem Sie jedes Mal ein × in das entsprechende Kästchen setzen. Kommen zwei Verhaltensweisen gleichzeitig vor, werden beide dokumentiert.

Stress anzeigendes Verhalten

Frequenz	Verhalten
☐	vermeidet Körperpflege
☐	beißt
☐	ballt die Faust
☐	klagt
☐	deutet mit dem Finger
☐	hält sich fest oder versucht sich festzuhalten
☐	schlägt, schubst, kratzt, stößt, auch Versuche
☐	schimpft
☐	tritt mit dem Fuß oder versucht zu treten
☐	läuft weg
☐	spuckt
☐	wirft mit Sachen
☐	andere agitierte oder aggressive Verhaltensweisen

Wohlbefinden anzeigendes Verhalten

Frequenz	Verhalten
☐	umarmt/küsst die Pflegeperson
☐	lächelt/lacht
☐	singt/summt
☐	dankt der Pflegeperson, macht ihr Komplimente

Weitere positive Verhaltensweisen (aufzählen):

☐

Skala zur Einschätzung des Wohlbefindens/der Stressintensität

0	1	2	3	4	5	6
fühlt sich rundum wohl						fühlt sich extrem unwohl

Anmerkungen (auffallende oder überraschende Vorkommnisse):

Definitionen

vermeidet die Körperpflege
wehrt Hilfe bei der Körperpflege ab, z. B. durch Abwenden des Körpers, dreht den Kopf weg, wenn das Gesicht gewaschen wird, einschließlich Widerstand beim Entkleiden. Hält die Person die Pflegende fest, wird dies als Festhalten dokumentiert

beißt
beißt, oder versucht zu beißen, kaut geräuschvoll, nagt (nur an der Pflegeperson)

ballt die Faust
ballt eine oder beide Hände zur Faust

klagt
drückt Unbehagen verbal aus (z. B. «Mir ist kalt.»)

deutet mit dem Finger
deutet mit dem Finger auf die Pflegeperson

hält sich fest
hält sich auf unangemessene Weise an einer Person oder Objekten fest; packt zu, greift grob nach einem Gegenstand. *Nicht* dokumentieren, wenn die Person bereits ein Objekt/eine Person festhält, außer sie hält es/sie nun auch mit der anderen Hand fest. Festhalten aus Sicherheitsgründen ebenfalls *nicht* dokumentieren

schlägt, schubst, kratzt
Pflegeperson wird mit der Hand oder einem in der Hand gehaltenen Objekt körperlich angegriffen oder mit einem Körperteil (Kopf, ganzer Körper) gestoßen, auch Versuche zählen. Ferner: wegschieben, schubsen, kratzen (mit Hautkontakt)

schimpft
fluchen, obszöne/vulgäre Ausdrücke, verbale Drohungen, Schimpfnamen

tritt mit dem Fuß oder versucht zu treten
stößt kräftig mit dem Fuß oder Bein zu (es kommt zu Kontakt) oder holt mit dem Bein oder dem Fuß schwungvoll gegen die Pflegeperson aus

geht weg
versucht, den Badebereich zu verlassen oder wehrt sich, ins Bad gebracht zu werden. Dies ist ein «Fluchtverhalten». *Erfordert* ein Einschreiten der Pflegeperson – vielleicht muss sie sich vor den Ausgang stellen und ihn so versperren, vielleicht muss sie die Person festhalten, damit sie im Bad bleibt, vielleicht muss sie die Person schieben/ziehen, damit sie ins Badezimmer geht

spuckt
spuckt mit Absicht (nicht unbedingt auf die Pflegeperson)

wirft mit Sachen
wirft Objekte mit Kraft, fegt Objekte von einer Fläche

andere unruhige oder aggressive Verhaltensweisen
zeigt körperliche Stresssymptome, einschließlich repetitiver Manierismen, Hyperaktivität, ringt die Hände, wedelt mit den Armen, ungezielte Bewegungen mit den Füßen, Beinen oder mit dem Oberkörper

umarmt/küsst die Pflegeperson
Bewohnerin/Bewohner umarmt/küsst die Pflegeperson

singt
singt oder summt

dankt der Pflegeperson, macht ihr Komplimente
zeigt Wertschätzung, lobt und/oder bewundert die Pflegeperson

Anhang C

■ Checkliste zur Beurteilung des Verhaltens der Pflegeperson

Name der Pflegeperson:

Name der Person, die bei der Körperpflege unterstützt wird:

Datum der Körperpflegemaßnahme:

Verbale Kommunikation	nie	fast nie	manchmal	oft	fast immer	immer
lobt die Person	1	2	3	4	5	6
spricht mit ruhiger Stimme	1	2	3	4	5	6
spricht respektvoll	1	2	3	4	5	6
nimmt Anteil, zeigt Interesse	1	2	3	4	5	6
spricht die Person direkt an	1	2	3	4	5	6
Vorbereitung: bereitet die Person auf das Vorhaben vor	1	2	3	4	5	6
stellt ihr Arbeitstempo auf die Person ein	1	2	3	4	5	6
nonverbale Kommunikation: berührt die Person achtsam	1	2	3	4	5	6
arbeitet flexibel	1	2	3	4	5	6
nimmt häufig Blickkontakt auf	1	2	3	4	5	6
Unabhängigkeit: (einschätzen, falls angemessen) unterstützt/fördert die Unabhängigkeit der Person	1	2	3	4	5	6

Gesamtpunktzahl:

Anhang D

Literatur (deutsch)

Auf Grundlage der Empfehlungen der Deutschen Alzheimer Gesellschaft e.V., ergänzt von Jürgen Georg, Elke Steudter und Gaby Burgermeister (Oktober 2009)

Informationen über das Krankheitsbild und den Umgang mit Demenzkranken

Alzheimer Europe (Hrsg.) (2005): Handbuch der Betreuung und Pflege von Alzheimer-Patienten. 2., aktualisierte und erweiterte Auflage. Stuttgart: Thieme.

Bell, V.; Troxel, D. (2004): Richtig helfen bei Demenz. München: Reinhardt Verlag.

Bowlby Sifton, C. (2007): Das Demenz-Buch. Ein «Wegbegleiter» für Angehörige und Pflegende. Bern: Verlag Hans Huber.

Beyreuther, K.; Einhäupl, K.M.; Förstl, H.; Kurz, A. (2002): Demenzen. Grundlagen und Klinik. Stuttgart: Thieme.

Böhme G. (2008): Förderung der kommunikativen Fähigkeiten bei Demenz. Bern: Verlag Hans Huber.

Bredenkamp R.; Albota, M.; Beyreuther, K.; Bruder, J.; Kurz, A.; Langehennig, M.; Prümel-Philippsen, U.; Tillmann, C.; von der Damerau-Dambrowski, V.; Weller, M.; Weyerer, S. (2008): Die Krankheit frühzeitig auffangen. Bern: Verlag Hans Huber. *Aus der Reihe: Gemeinsam für ein besseres Leben mit Demenz.*

Bundesministerium für Gesundheit: Wenn das Gedächtnis nachlässt. Ratgeber für die häusliche Betreuung demenzkranker älterer Menschen. *Zu bestellen beim BMG.* E-Mail: publikationen@bundesregierung.de. Telefon: (01805) 77 80 90 (kostenpflichtig, 14 Ct./min. aus dem dt. Festnetz, abweichende Preise aus den Mobilfunknetzen möglich). Fax: (01805) 77 80 94 (kostenpflichtig. 14 Ct./min. aus dem dt. Festnetz, abweichende Preise aus den Mobilfunknetzen möglich). Schriftlich: Publikationsversand der Bundesregierung. Postfach 48 10 09, 18132 Rostock, oder als PDF zum Herunterladen auf http://www.bmg.bund.de.

Bundesministerium für Gesundheit (Hrsg.) (2007): Rahmenempfehlungen zum Umgang mit herausforderndem Verhalten bei Menschen mit Demenz. Berlin: Bundesministerium für Gesundheit.

Buijssen, H. (2003): Demenz und Alzheimer verstehen – mit Betroffenen leben. Weinheim: Beltz.

Chapman, A.; Jackson, G. A.; McDonald, C. (2004): Wenn Verhalten uns herausfordert. Stuttgart: Demenz Support.

de Klerk-Rubin, V. (2006): Mit dementen Menschen richtig umgehen. Validation für Angehörige. München: Reinhardt.

Fischer-Börold, C.; Zettl, S. (2006): Demenz. NDR Visite – Die Gesundheitsbibliothek. Hannover: Schlütersche.

Förstl. H. (Hrsg.) (2002): Lehrbuch der Gerontopsychiatrie und -psychotherapie. Stuttgart: Thieme.
Forstmeier, S.; Maercker, A. (2008): Probleme des Alterns. Göttingen: Hogrefe.
Gutzmann, H., Zank, S. (2004): Demenzielle Erkrankungen, medizinische und psychosoziale Interventionen. Stuttgart: Kohlhammer Urban.
Furtmayr-Schuh, A. (2000): Die Alzheimer Krankheit – das große Vergessen. Stuttgart: Kreuz.
Hallauer, J. F.; Kurz, A. (Hrsg.) (2002): Weißbuch Demenz. Stuttgart: Thieme.
Hauser, Ute (2005): Wenn die Vergesslichkeit noch nicht vergessen ist. (Thema 201) Köln: KDA.
Höhn, M. (2004): Häusliche Pflege: … und sich selbst nicht vergessen. Was pflegende Angehörige wissen sollten. Köln: PapyRossa.
Kastner, U.; Löbach, R. (2007): Handbuch Demenz. München: Elsevier.
Klessmann, E.; Wollschläger, P. (2006): Wenn Eltern Kinder werden und doch die Eltern bleiben. 6. Auflage. Bern: Verlag Hans Huber.
Kompetenznetzwerk Demenzen e.V. (Hrsg.) (2009): Alzheimer und Demenzen verstehen. Der Ratgeber des Kompetenznetzes Demenzen. Diagnose, Behandlung, Alltag, Betreuung. Stuttgart: MVS Medizinverlage.
Krämer, G. (2000): Alzheimer Krankheit. Antworten auf die häufigsten Fragen. Stuttgart: Trias.
Landesinitiative Demenz-Service NRW (Hrsg.) (2005): «Wie geht es Ihnen?» – Konzepte und Materialien zur Einschätzung des Wohlbefindens von Menschen mit Demenz. Köln: KDA.
Mace, N. L., Rabins, P. V. (2001): Der 36-Stunden-Tag. Die Pflege des verwirrten älteren Menschen, speziell des Alzheimer-Kranken. 5. Auflage. Bern: Verlag Hans Huber.
Martin M.; Schelling H. R. (Hrsg.) (2005): Demenz in Schlüsselbegriffen. Bern: Verlag Hans Huber.
Niemann-Mirmehdi, Mahlberg, R. (2003): Alzheimer – was tun, wenn die Krankheit beginnt? Stuttgart: Trias.
Powell, Jennie (2002): Hilfen zur Kommunikation bei Demenz. Köln: Kuratorium Deutsche Altershilfe. Telefon: (0221) 93 18 47-0
Richter, B.; Richter R. W. (2004): Alzheimer in der Praxis. Bern: Verlag Hans Huber. *Ärztlicher Ratgeber.*
Steffen, N. (2008): Lernstationen: Demenzielle Erkrankungen. Lernzirkel in der Pflegeausbildung. München: Elsevier.
Stiftung Warentest; Verbraucherzentrale Nordrhein-Westfalen (Hrsg.) (2006): Demenz – Hilfe für Angehörige und Betroffene. Berlin: Stiftung Warentest.
Tackenberg, P.; Abt-Zegelin, A. (Hrsg.) (2000): Demenz und Pflege: Eine interdisziplinäre Betrachtung. Frankfurt a.M.: Mabuse Verlag.
Tönnies, I.: Abschied zu Lebzeiten. Wie Angehörige mit Demenzkranken leben. Bonn: Balance Buch- und Medien-Verlag.
Wächtler, C. (Hrsg.) (2003): Demenzen – Frühzeitig erkennen, aktiv behandeln, Betroffene und Angehörige effektiv unterstützen. 2. Auflage. Stuttgart: Thieme.
Weidenfelder, M. (2004): Mit dem Vergessen leben: Demenz, Verwirrte alte Menschen verstehen und einfühlsam begleiten. Stuttgart: Kreuz.
Whitehouse P. J.; George D. (2009): Mythos Alzheimer. Bern: Verlag Hans Huber.

Pflege, Pflegekonzepte

Archibald, C. (2007): Menschen im Krankenhaus. Ein Lern- und Arbeitsbuch für Pflegekräfte. Köln: Kuratorium Deutsche Altershilfe.
Böhm, E. (2004): Verwirrt nicht die Verwirrten. Neue Ansätze geriatrischer Krankenpflege. Bonn: Psychiatrie-Verlag.

Bölicke, C.; Mösle, R.; Romero, B.; Sauerbrey, G.; Schlichting, R.; Weritz-Hanf, P.; Zieschang, Tania T. (2007): Ressourcen erhalten. Bern: Verlag Hans Huber. *Aus der Reihe: Gemeinsam für ein besseres Leben mit Demenz.*

Breuer, P. (2009): Visuelle Kommunikation für Menschen mit Demenz. Bern: Verlag Hans Huber.

Brooker, D. (2008): Person-zentriert pflegen – Das VIPS-Modell zur Pflege und Betreuung von Menschen mit Demenz. Bern: Verlag Hans Huber.

Buchholz, T.; Schürenberg, A. (2008): Basale Stimulation in der Pflege alter Menschen. 3., überarb. und erw. Auflage. Bern: Verlag Hans Huber.

Chalfont, G. (2009): Naturgestützte Therapie. Tier- und pflanzengestützte Therapie für Menschen mit einer Demenz planen, gestalten und ausführen. Bern: Verlag Hans Huber.

Chapman, Alan; Jackson, F. A.; McDonald, C.: Wenn Verhalten uns herausfordert…: Ein Leitfaden für Pflegekräfte zum Umgang mit Menschen mit Demenz. Stuttgart: Demenz Support Stuttgart gGmbH. Telefon: (0711) 99 78 71-0

Falk, J. (2004): Basiswissen Demenz. Lern- und Arbeitsbuch für berufliche Kompetenz und Versorgungsqualität. Weinheim: Juventa.

Feil, N. (2005): Validation. München: Reinhardt-Verlag.

Fischer, T. (2009): Schmerzeinschätzung bei Menschen mit schwerer Demenz. Bern: Verlag Hans Huber.

Gatterer, G.; Croy, A. (2005): Leben mit Demenz. Heidelberg/Berlin: Springer.

Gauer, J. (2009): Du hältst deine Hand über mir. Gottesdienste mit Demenzkranken. Düsseldorf: Patmos.

Grond, E. (2005): Pflege Demenzkranker. 3. Auflage. Hannover: Schlütersche.

Gutensohn, S. (2000): Endstation Alzheimer? Ein überzeugendes Konzept zur stationären Betreuung. Frankfurt: Mabuse.

Hammerla, M. (2009): Der Alltag mit demenzerkrankten Menschen. Pflege in den verschiedenen Phasen der Erkrankung. München/Jena: Elsevier, Urban und Fischer.

Hegedusch, E. und L. (2007): Tiergestützte Therapie bei Demenz. Hannover: Schlütersche.

Höwler, E. (2008): Herausforderndes Verhalten bei Demenz. Stuttgart: Kohlhammer.

Innes, A. (Hrsg.) (2004): Die Dementia Care Mapping Methode (DCM). Bern: Verlag Hans Huber.

Jenkins, D. (2006): Der beste Anzug. Hautpflege bei Menschen mit Demenz. Köln: KDA.

Kasten, E.; Utecht, C.; Waselewski, M. (2004): Den Alltag demenzerkrankter Menschen neu gestalten. Hannover: Schlütersche.

Kitwood T. (2008): Demenz. Der person-zentrierte Ansatz im Umgang mit verwirrten Menschen. 5. Auflage. Bern: Verlag Hans Huber.

König, J.; Zemlin, C. (2008): 100 Fehler im Umgang mit Menschen mit Demenz und was Sie dagegen tun können. Hannover: Schlütersche.

Kolb, C. (2003): Nahrungsverweigerung bei Demenzkranken. PEG-Sonde – ja oder nein? Frankfurt: Mabuse Verlag.

Kostrzewa, S. (2007): Palliative Pflege von Menschen mit Demenz. Bern: Verlag Hans Huber.

Kuhlmann, A. (2005): Case Management für demenzkranke Menschen. Eine Betrachtung der gegenwärtigen praktischen Umsetzung. Münster: LIT-Verlag.

Kuratorium Deutsche Altershilfe (2001): Qualitätshandbuch Leben mit Demenz. Köln: KDA.

Kuratorium Deutsche Altershilfe (2008): DazugeHÖREN. Türen öffnen zu hörgeschädigten Menschen mit Demenz. Köln: KDA.

Marshall, M.; Allan, K. (2009): «Ich muss nach Hause» – Ruhelos umhergehende Menschen mit einer Demenz verstehen. Bern: Verlag Hans Huber.

Morton, I. (2002): Die Würde wahren – Personzentrierte Ansätze in der Betreuung von Menschen mit Demenz. Stuttgart: Klett-Cotta.

Münch, M.; Schwermann, M. (2007): Professionelles Schmerzassessment bei Menschen mit Demenz. Stuttgart: Kohlhammer.

Plemper, B.; Beck, G.; Freter, H.-J.; Gregor, B.; Gronemeyer, R.; Hafner, I.; Klie, T.; Pawletko; K.-W.; Rudolph, J.; Schnabel, E.; Steiner, I.; Trilling, A.; Wagner, J. (2007): Gemeinsam betreuen. Bern: Verlag Hans Huber. *Aus der Reihe: Gemeinsam für ein besseres Leben mit Demenz.*

Richter, B.; Richter R. W. (2004): Alzheimer in der Praxis. Bern: Verlag Hans Huber. *ärztlicher Ratgeber.*

Robert Bosch Stiftung (Hrsg.) (2007): Gemeinsam für ein besseres Leben mit Demenz – Gesamtausgabe. Bern: Verlag Hans Huber.

Sachweh, S. (2008): Spurenlesen im Sprachdschungel. Kommunikation und Verständigung mit demenzkranken Menschen. Bern: Verlag Hans Huber.

Schindler, U. (Hrsg.) (2003): Die Pflege demenziell Erkrankter neu erleben. Mäeutik im Praxisalltag. Hannover: Vincentz.

Staack, S. (2004): Milieutherapie, Ein Konzept zur Betreuung demenziell Erkrankter. Hannover: Vincentz.

Tackenberg, P.; Abt-Zegelin, A. (2004): Demenz und Pflege. Eine interdisziplinäre Betrachtung. Frankfurt: Mabuse.

van der Kooij, C. (2007): «Ein Lächeln im Vorübergehen». Erlebensorientierte Altenpflege mit Hilfe der Mäeutik. Bern: Verlag Hans Huber.

Verbraucher-Zentrale Nordrhein-Westfalen e.V. (2003): Pflegende Angehörige – Balance zwischen Fürsorge und Entlastung. Düsseldorf: Verbraucher-Zentrale NRW.

Weissenberger-Leduc, M. (2009): Palliativpflege bei Demenz. Ein Handbuch für die Praxis. Wien: Springer.

Wißmann, P.; Eisenberg, S.; Grambow, E.; Koczy, P.; Kruse, A.; Kuhn, C.; Margraf, K.; Müller-Hergl, C.; Riesner, C.; Ulmer, E.-M.; Zegelin, A. (2007): Demenzkranken begegnen. Bern: Verlag Hans Huber. *Aus der Reihe: Gemeinsam für ein besseres Leben mit Demenz.*

Beschäftigung, Training, Erinnern

Bayerisches Staatsministerium für Arbeit und Sozialplanung, Familie und Frauen (2006): Musizieren mit dementen Menschen. Ratgeber für Angehörige und Pflegende. München: Reinhardt.

Becker, J. (1999/2001): «Die Wegwerfwindel auf der Wäscheleine» und «Gell, heut geht's wieder auf die Rennbahn» – Die Handlungslogik dementer Menschen wahrnehmen und verstehen. afw-Arbeitshilfe Demenz I und II. Darmstadt: Arbeitszentrum für Fort- und Weiterbildung im Elisabethenstift. (Pädagogische Akademie Elisabethenstift gGmbH, Stiftstr. 14, 64287 Darmstadt, Telefon: (06151) 40 95-100, E-Mail: pae@elisabethenstift.de, Internet: http://elisabethenstift.de).

Bell, V.; Troxel, D.; Tonya, C.; Hamon, R. (2007): So bleiben Menschen mit Demenz aktiv. 17 Anregungen nach dem Best-Friends-Modell. München: Reinhardt.

Bendlage, R.; Nix, A.; Schützendorf, E.; Wölfel, A. (2009): Gärten für Menschen mit Demenz und Alzheimer. Stuttgart: Ulmer.

Friese, A. (2007): Sommerfrische. 28 Kurzaktivierungen im Sommer für Menschen mit Demenz. Hannover: Vincentz.

Friese, A. (2008): Herbstvergnügen. 28 Kurzaktivierungen im Herbst für Menschen mit Demenz. Hannover: Vincentz.

Friese, A. (2009): Frühlingsgefühle. 28 Kurzaktivierungen im Frühling für Menschen mit Demenz. Hannover: Vincentz.

Gatz, S.; Schäfer, L. (2002): Themenorientierte Gruppenarbeit mit Demenzkranken. 24 aktivierende Stundenprogramme. Weinheim: Beltz.

Joppig, W. (2004): Gedächtnistraining mit dementen Menschen. Troisdorf: Bildungsverlag Eins.

Kiefer, B.; Rudert, B. (2007): Der therapeutische Tischbesuch, TTB – die wertschätzende Kurzzeitaktivierung. Hannover: Vincentz.

Lambrecht, J. (2004): Jule. Geschichten, wie die heute alten Menschen ihre Kindheit erlebten Hannover: Vincentz.

Möllenhoff, H.; Weiß, M.; Heseker, H. (2005): Muskeltraining für Senioren. Ein Trainingsprogramm zum Erhalt und zur Verbesserung der Mobilität mit CD Hamburg: Behr's Verlag.

Oswald, W. D.; Ackermann, A. (2009): Biographieorientierte Aktivierung mit SimA-P: Selbständig im Alter. Wien: Springer.

Oswald, W. D.; Ackermann, A. (2009): Kognitive Aktivierung mit SimA-P: Selbständig im Alter. Wien: Springer.

Radenbach, J. (2009): Aktiv trotz Demenz. Handbuch für die Aktivierung und Betreuung von Demenzerkrankten. Hannover: Schlütersche.

Schmidt-Hackenberg, U. (1996): Wahrnehmen und Motivieren. Die 10-Minuten-Aktivierung für die Begleitung Hochbetagter. Hannover: Vincentz.

Schmidt-Hackenberg, U. (2003): Zuhören und Verstehen. Warum man im Januar Brezel aß und im Juli nicht zur Ruhe kam... Hannover: Vincentz.

Schmidt-Hackenberg, U. (2004): Anschauen und Erzählen, Gedankenspaziergänge mit demenziell Erkrankten. Hannover: Vincentz.

Sulser, R. (2007): Ausdrucksmalen für Menschen mit Demenz. Bern: Verlag Hans Huber.

Tageszentrum Wetzlar: Lieder-CDs und dazugehörige Liederbücher (Volkslieder, Schlager, Weihnachts- und Kirchenlieder etc. – instrumental und/oder mit Gesang. Zu beziehen über das Tageszentrum am Geiersberg, Geiersberg 15, 35578 Wetzlar, Telefon: (06441) 4 37 42; www.tageszentrum-am-geiersberg.de.

Trilling, A.; Bruce, E.; Hodgson, S.; Schweitzer, P. (2001): Erinnerungen pflegen. Unterstützung und Entlastung für pflegende und Menschen mit Demenz. Hannover: Vincentz.

Wissmann, P. (Hrsg.) (2004): Werkstatt Demenz. Hannover: Vincentz.

Spiele

Damals. Memoryspiel zum Sich-Erinnern. Bad Rodach: Wehrfritz GmbH, August-Grosch-Str. 28–38, 96476 Bad Rodach. Telefon (09564) 929-0; E-Mail: service@wehrfritz.de; Internet: http://www.wehrfritz.de. Wehrfritz GmbH, Businesscenter 271, AT–4000 Linz. Telefon: (0800) 880 94 02, Fax: (0800) 880 94 01; E-Mail: service@wehrfritz.at; www.wehrfritz.at

Fiedler, P. (2004): Sonnenuhr. Hannover: Vincentz.

Fiedler, P. (2005): Waldspaziergang. Hannover: Vincentz.

Fiedler, P.; Hohlmann, U. (2006): «Vertellekes». Brettspiel. Hannover: Vincentz.

Fotokiste zur Biografiearbeit mit dementen Menschen. Box mit Begleitbuch «Leitfaden zur Biografiearbeit». Hannover: Vincentz 2003.

Gutensohn, S. (2003): Sprichwörter. 400 farbige Karten. Hannover: Vincentz.

Paillon, M. (2008): Mit Sprache erinnern. Kommunikative Spiele mit dementen Menschen. München: Reinhardt.

Schmidt-Hackenberg, U. (2004): Anschauen und Erzählen – Gedankenspaziergang. Kartensatz und Begleitheft. Hannover: Vincentz.

Yalniz Degilsiniz! – Du bist nicht allein! Erinnerungskarten mit türkischen Weisheiten für die Beschäftigung mit demenziell erkrankten türkischen Menschen. (Projekt Demenz & Migration). Bezug: Arbeiterwohlfahrt Bezirk Westliches Westfalen e.V., Kronenstr. 63–69, 44139 Dortmund, Telefon (0231) 54 83-0, E-Mail: info@awo-ww.de, Internet: http://www.awo-ww.de.

Ernährung

Bayerisches Staatsministerium für Arbeit und Sozialordnung, Familie und Frauen (2007): Ratgeber für die richtige Ernährung bei Demenz. 2. Auflage. München: Reinhardt.

Borker, S. (2002): Nahrungsverweigerung in der Pflege. Bern: Verlag Hans Huber.

Crawley, H.: Essen und Trinken bei Demenz. Köln: Kuratorium Deutsche Altershilfe. Telefon (0221) 931 84 70.

Deutsche Expertengruppe Dementenbetreuung e.V. (DED): Die Ernährung Demenzkranker in stationären Einrichtungen, 1. Auflage 2005. Deutsche Expertengruppe Dementenbetreuung e.V., c/o Alzheimer Gesellschaft Bochum, Universitätsstr. 77, 44789 Bochum; Telefon (03221) 105 69 79. E-Mail: info@demenz-ded.de; Internet: http://www.demenz-ded.de

Kolb, Ch. (2003): Nahrungsverweigerung bei Demenzkranken. PEG-Sonde – ja oder nein? Frankfurt: Mabuse Verlag.

Rückert, W.; Arnold, R.; Bauer-Söllner, B.; Brinner, C.; Ding-Greiner, C.; Kolb, C.; Lärm, M.; Mybes, U.; Schreier, M.; Vanorek, R. (2007): Ernährung bei Demenz. Bern: Verlag Hans Huber. *Aus der Reihe: Gemeinsam für ein besseres Leben mit Demenz.*

Wohnen und Pflegeheim

Bär, M. (2008): Demenzkranke Menschen im Pflegeheim besser begleiten. Arbeitshilfe für die Entwicklung und Umsetzung von Pflege- und Betreuungskonzepten. Herausgegeben vom Diakonischen Werk Württemberg. 2., aktualisierte Auflage. Hannover: Schlütersche.

Dettbarn-Reggentin, J.; Reggentin, H.; Risse, T. (2009): Alternative Wohnformen für Menschen mit demenziellen, geistigen und körperlichen Einschränkungen. Konzepte, Finanzierung, Betreuung, Praxisbeispiele. Merching: Forum Gesundheitsmedien.

Dürrmann, P. (Hrsg.) (2001): Besondere stationäre Dementenbetreuung I. Hannover: Vincentz.

Dürrmann, P. (Hrsg.) (2005): Besondere stationäre Dementenbetreuung II. Konzepte, Kosten, Konsequenzen. Hannover: Vincentz.

Gutensohn, S. (2000): Endstation Alzheimer? Ein überzeugendes Konzept zur stationären Betreuung. Frankfurt: Mabuse-Verlag.

Heeg, S.; Bäuerle, K. (2004): Freiräume – Gärten für Menschen mit Demenz. Stuttgart: Demenz-Suppport Stuttgart.

Held, C., Ermini-Fünfschilling, D. (2004): Das demenzgerechte Heim. Lebensraumgestaltung, Betreuung und Pflege für Menschen mit Alzheimerkrankheit. Basel: Karger.

Klie, T. (Hrsg.) (2002): Wohngruppen für Menschen mit Demenz. Hannover: Vincentz.

Kuhn, C.; Radzey, B. (2005): Demenzwohngruppen einführen. Ein Praxisleitfaden für die Konzeption, Planung und Umsetzung. Stuttgart: Demenz Support Stuttgart, Zentrum für Informationstransfer.

Staack, S. (2004): Milieutherapie. Ein Konzept zur Betreuung demenziell Erkrankter. Hannover: Vincentz.

Weyerer, S; Schäufele, M. (2006): Demenzkranke Menschen in Pflegeeinrichtungen. Stuttgart: Kohlhammer.

Winter, P.; Genrich, R.; Haß, P. (2002): KDA-Hausgemeinschaften. Die 4. Generation des Altenpflegeheimbaus. Eine Dokumentation von 34 Projekten. BMG Modellprojekte Bd. 9, 2001/2002. Köln: Kuratorium Deutsche Altershilfe.

Technische Unterstützung

Heeg, S.; Heusel, C.; Kühnle, E.; Külz, S.; von Lützau-Hohlbein, H.; Mollenkopf, H.; Oswald, F.; Pieper, R.; Rienhoff, O.; Schweizer, R. (2007): Technische Unterstützung. Bern: Verlag Hans Huber. *Aus der Reihe: Gemeinsam für ein besseres Leben mit Demenz.*

Beratung und Unterstützung für Angehörige

Engel, S. (2006): Alzheimer und Demenzen – Unterstützung für Angehörige. Die Beziehung erhalten mit dem neuen Konzept der einfühlsamen Kommunikation. Stuttgart: MVS Medizinverlage.

Hedtke-Becker, A.; Steiner-Hummel, I.; Wilkening, K.; Arnold, K. (2000): Angehörige pflegebedürftiger alter Menschen – Experten im System häuslicher Pflege. Eine Arbeitsmappe. Frankfurt am Main: Deutscher Verein für Öffentliche und Private Fürsorge.

Franke, L. (2006): Demenz in der Ehe. Über die verwirrende Gleichzeitigkeit von Ehe- und Pflegebeziehung. Frankfurt a. Main: Mabuse-Verlag.

George, W.; George, U. (2003): Angehörigenintegration in der Pflege. München: Reinhardt.

Wadenpohl, S. (2008): Demenz und Partnerschaft. Freiburg i. Br.: Lambertus.

Wilz, G.; Adler, C.; Gunzelmann, T. (2001): Gruppenarbeit mit Angehörigen von Demenzkranken. Leitfaden. Göttingen: Hogrefe.

Woods, B.; Keady, J.; Seddon, D. (2009): Angehörigenintegration. Beziehungszentrierte Pflege und Betreuung von Menschen mit Demenz. Bern: Verlag Hans Huber.

Erfahrungsberichte, Tagebücher und Prosa

Andersson, B. (2007): Am Ende des Gedächtnisses gibt es eine andere Art zu leben. München: Brunnen.

Anonymus (2007): Wohin mit Vater? Ein Sohn verzweifelt am Pflegesystem. Frankfurt a. Main: Fischer.

Bayley, J. (2002): Elegie für Iris. Taschenbuch zum Film. München: dtv.

Bernlef, J. (2007): Bis es wieder hell ist. München: Nagel & Kimche.

Blasius, C. (2002): Gestern war kein Tag. Bielefeld: Verlag Neues Literaturkontor.

Degnaes, B. (2006): Ein Jahr wie tausend Tage. Ein Leben mit Alzheimer. Düsseldorf: Walter.

Forster, M. (2003): Ich glaube, ich fahre in die Highlands. Frankfurt a. Main: Fischer.

Ganß, M. (2009): Demenz-Kunst und Kunsttherapie. Künstlerisches Gestalten zwischen Genius und Defizit. Frankfurt: Mabuse.

Held, W. (2000): Uns hat Gott vergessen. Tagebuch eines langen Abschieds. Bucha bei Jena: Quartus-Verlag.

Hummel, K. (2008): Gute Nacht, Liebster. Bergisch Gladbach: Bastei Lübbe.

Jens, Tilmann (2009): Demenz. Abschied von meinem Vater. 3. Auflage. Gütersloh: Gütersloher Verlagshaus.

Klessmann, E. (2006): Wenn Eltern Kinder werden und doch die Eltern bleiben. 6., durch ein neues Vorwort ergänzte Auflage. Bern: Verlag Hans Huber.

Lambert, M. (2000): Mutter…. Aufarbeitung einer Beziehung. Toppenstedt: Schmitz.

Maurer, K., Maurer U. (2009): Alzheimer und Kunst. Carolus Horn – Wie aus Wolken Spiegeleier werden. Frankfurt a. Main: Frankfurt University Press.

Offermans, C. (2007): Warum ich meine demente Mutter belüge. München: Kunstmann.

Obermüller, K. (Hrsg.) (2006): Es schneit in meinem Kopf. Erzählungen über Alzheimer und Demenz. München: Nagel & Kimche Verlag.

Schänzle-Geiger, H.; Dammann, G. (2009): Alois und Auguste. Alzheimer und Demenz – Geschichten über das Vergessen. Frauenfeld: Huber.

Suter, M. (1999): Small World. Zürich: Diogenes. *Kriminalroman.*

Taylor, R. (2008): Alzheimer und Ich. – Leben mit Dr. Alzheimer im Kopf. Bern: Verlag Hans Huber.

Veld, E. (2000): Klein, still & weiß. Frankfurt: Fischer.

Vilsen, L. (2000): Die versunkene Welt der Lucie B. – Das Leben mit meiner alzheimerkranken Frau. Stuttgart: Urachhaus Verlag.

Zander-Schneider, G. (2006): Sind Sie meine Tochter? Leben mit meiner alzheimerkranken Mutter. Reinbek: Rowohlt.

Bücher für Kinder und Jugendliche

Abeele, van den, V.; Dubois, C. K. (2007): Meine Oma hat Alzheimer. Gießen: Brunnen-Verlag. *Ab 5 Jahre.*

Alzheimer Europe (Hrsg.) (1999): Liebe Oma. Luxembourg: Alzheimer Europe. *7–12 Jahre; zu beziehen über Deutsche Alzheimer Gesellschaft e. V.*

Hula, S. (2006): Oma kann sich nicht erinnern (ab 8 Jahre). Wien: Dachs-Verlag.

Kuijer, G. (2007): Ein himmlischer Platz. Hamburg: Verlag Friedrich Oetinger. *Ab 10 Jahre.*

Langston, L.; Gardiner, L. (2004): Omas Apelkuchen. Kiel: Friedrich Wittig Verlag. *3–5 Jahre.*

Mueller, D. (2006): Herbst im Kopf. Meine Omi Anni hat Alzheimer. Wien: Annette Betz Verlag. *Ab 4 Jahre.*

Nilsson, U.; Erriksson, E. (2008): Als Oma seltsam wurde. Bilderbuch. Frankfurt a. M.: Moritz-Verlag.

Park, B. (2003): Skelly und Jake. Gütersloh: C. Bertelsmann Verlag. *10–16 Jahre.*

van Kooij, R. (2007): Nora aus dem Baumhaus. Wien: Jungbrunnen.

Vendel van de, E. (2004): Was ich vergessen habe. Hamburg: Carlsen Verlag. *6–12 Jahre.*

Vendel van de, E.; Godon, I. (2006): Anna Maria Sofia und der kleine Wim. Hamburg: Carlsen Verlag. *Ab 4 Jahre.*

Recht und Pflegeversicherung

Klie, T. (2005). Pflegeversicherung. Einführung, Lexikon, Gesetzestexte, Nebengesetze, Materialien. 7. Auflage. Hannover: Vincentz.

Petzold, Ch.; Brucker, U.; Ohnsorge, K.; Reisach, B.; Robertz-Grossmann, B.; Roser, T.; Schade, C.; Schreiber, H.-L.; Schwerdt, R.; Stelzig, A.; Tesch-Römer, C.; Wallrafen-Dreisow, H.; Wilkening, K. (2007): Ethik und Recht. Bern: Verlag Hans Huber. *Aus der Reihe: Gemeinsam für ein besseres Leben mit Demenz.*

Ferner stellt das Bundesministerium für Gesundheit kostenlos verschiedene Broschüren zur Verfügung:

- Pflegen zu Hause. Ratgeber für die häusliche Pflege (2007).
- Pflegeversicherung. Schutz für die ganze Familie (2006).

Zu bestellen beim BMG. E-Mail: publikationen@bundesregierung.de. Telefon: (01805) 77 80 90 (kostenpflichtig: 14 Ct./min. aus dem dt. Festnetz, abweichende Preise aus den Mobilfunknetzen möglich). Fax: (01805) 77 80 94 90 (kostenpflichtig: 14 Ct./min. aus dem dt. Festnetz, abweichende Preise aus den Mobilfunknetzen möglich). Schriftlich: Publikationsversand der Bundesregierung, Postfach 48 10 09, 18132 Rostock, oder als PDF zum Herunterladen auf http://www.bmg.bund.de.

Videos und DVDs

Apfelsinen in Omas Kleiderschrank. DVD inklusive Arbeitsblätter und Begleitheft mit methodisch-didaktischen Empfehlungen für die Umsetzung im Unterricht. Drei Filme, insgesamt 70 Minuten. Regie: Wilma Dirksen und Ralf Schnabel.

Demenzielles Verhalten verstehen. Abschied von den Spielregeln unserer Kultur. Hannover: Vincentz, 2000. VHS-Kassette, 30 Minuten.

Der Tag, der in der Handtasche verschwand. Zu bestellen bei Marion Kainz, die den Film gedreht hat, Telefon (0179) 502 40 88.

Erinnerungspflege mit demenziell Erkrankten. Hannover: Vincentz, 2002. DVD, 30 Minuten.

Integrative Validation nach Nicole Richard. Hannover: Vincentz, 1999. DVD, 30 Minuten.

Mein Vater – Coming Home. Spielfilm (Regie: Andreas Kleinert; Darsteller: Klaus J. Behrendt; Götz George; Ulrike Krumbiegel). Euro Video 2006. *Emmy-Gewinner 2003.*

Ulmer, E.-M. (2005): Interaktionen mit dementen Menschen. Hannover: Schlütersche. (DVD) *Fortbildung, Schulung.*

Weck, R. (Hrsg.) (2007): Einfach Alltag. Personenzentrierte Pflege in der Praxis. Stuttgart: Demenz Support Stuttgart. (DVD) *Dokumentarfilm*

10-Minuten-Aktivierung bei Verwirrten. Aufbruch in die Vergangenheit. Hannover: Vincentz. Zwei VHS-Kassetten, 92 Minuten.

Links

Im Internet gibt es inzwischen eine Vielzahl von interessanten Websites mit Informationen über Demenz bzw. die Alzheimer-Erkrankung. Im Folgenden wird lediglich eine Auswahl der verschiedenen Seiten vorgestellt und näher beschrieben. Der Verlag übernimmt keine Verantwortung für die Aktualität der Inhalte bzw. mögliche Links der Internetseiten. Stand der Informationen: Oktober 2009.

http://www.aktion-demenz.de: Seite des Vereins Aktion Demenz e.V. Der Verein möchte das bürgerschaftliche Engagement wecken und fördern und wendet sich nicht nur an Fachpublikum.

http://www.alois.de: firmengebundenes Informationsportal zur Alzheimer Krankheit des Alzheimer Online Informationsservice.

http://www.alz.ch: Die Seite der schweizerischen Alzheimervereinigung informiert über aktuelle Themen rund um die Krankheit. Der Schwerpunkt der Vereinigung liegt auf der Beratung von Betroffenen und ihren Angehörigen. Die Vereinigung unterhält ein sogenanntes Alzheimer-Telefon.

http://www.alzheimerforum.de: Seite der Angehörigen Initiative e.V. mit wichtigen Informationen zur Krankheit mit Schwerpunkt auf der Unterstützung der Angehörigen. Aktuelles auch zu den Themen Recht, Pflegeversicherung, Behandlungsansätze und Hilfsmittel. Möglichkeit der telefonischen Beratung. Bietet umfassende Adressenliste auch über Angehörigengruppen in Österreich.

http://www.alzheimerforum.ch: Alzheimer Forum Schweiz.

http://www.alzheimer-forschung.de: Alzheimer Forschung Initiative e.V.

http://www.alzheimer-gesellschaft.at: Seite der österreichischen Alzheimer Gesellschaft mit Schwerpunkt auf Wissenschaft und Forschung.

http://www.alzheimer-net.ch: eine firmengebundene Schweizer Info-Plattform (deutsch/französisch)

http://www.alzheimer-selbsthilfe.at: Seite des Alzheimer Angehörigen Austria Vereins mit nützlichen Informationen zu vielen Themen der Krankheit für Betroffene und Angehörige.

http://www.dcm-deutschland.de: Offizielle deutsche Seite des DCM-Verfahrens unter der Trägerschaft der Privaten Universität Witten/Herdecke mit Informationen über Aus- und Fortbildung für Pflegende und andere Angehörige des Gesundheitswesens.

http://www.demenz-support.de: Zentrum für Informationstransfer zum Thema Demenz. Herausgeber der Zeitschrift «Demenz», ein Gesellschaftsjournal, in dem das Thema Demenz aus einer zivilgesellschaftlichen, übergreifenden Perspektive beleuchtet wird. Sie richtet sich an pflegende Angehörige, an Alzheimer-Betroffene, an bürgerschaftlich engagierte Menschen, an Vertreter der Kommunen, der Kirche, der Kultur und vieler anderer gesellschaftlicher Bereiche.

http://www.deutsche-alzheimer.de: Seite der deutschen Alzheimer Gesellschaft mit Hilfen für Betroffene und ihre Angehörigen. Sie bietet den Service der Online-Beratung, die Möglichkeit, Informationsblätter, Materialien und Broschüren herunterzuladen bzw. zu bestellen. Darüber hinaus bietet sie eine umfassende Adressenliste von allen regionalen Alzheimer Gesellschaften, Beratungsstellen und Angehörigengruppen in Deutschland.

http://www.dgn.org: Deutsche Gesellschaft für Neurologie.

http://www.dgpalliativmedizin.de: Die Deutsche Gesellschaft für Palliativmedizin befasst sich unter anderem auch mit der Palliativbetreuung fortgeschritten demenziell Erkrankter (s. «DPG Arbeitsgruppen, Palliativmedizin Nichttumorpatienten»).

http://www.evidence.de/Leitlinien/leitlinien-intern/index.html: Evidenzbasierte medizinische Leitlinie (Experten, Fachleute im Gesundheitswesen).

http://www.kda.de: Seite des Kuratoriums Deutsche Altershilfe mit vielen nützlichen Informationen zur Pflege und Betreuung von alten Menschen und hilfreichen Informationen zu aktuellen Veröffentlichungen zum Thema Demenz.

http://www.kosch.ch: Website zur Koordination und Förderung von Selbsthilfegruppen in der Schweiz.

http://www.hospiz.net: Die Seite des Deutschen Hospiz- und Palliativverbandes (DHPV) beschäftigt sich unter anderem auch mit der hospizlichen Begleitung von Menschen mit Demenz in fortgeschrittenen Stadien bzw. in der Sterbephase.

http://www.oegn.at: Österreichische Gesellschaft für Neurologie.

http://www.patientenleitlinien.de: Internetseite mit gut verständlichen medizinischen Informationen für Patienten.

http://www.pflegen-demenz.de: Erste deutschsprachige Fachzeitschrift für die professionelle Pflege von Personen mit Demenz mit Beiträgen, deren Schwerpunkte auf der praktischen Umsetzung und Verbesserung im Alltag von Menschen mit Demenz und ihren Pflege- und Betreuungspersonen liegen.

http://www.wg-qualitaet.de: vom Bundesministerium für Familie, Senioren, Frauen und Jugend gefördertes Modellprojekt zur Qualitätssicherung in ambulant betreuten Wohngemeinschaften für Menschen mit Demenz.

http://www.zfg.uzh.ch: Zentrum für Gerontologie; interdisziplinäres und interfakultäres Kompetenzzentrum der Universität Zürich; auch psychologische Beratung zum Altern.

Anhang E

1. Die Pflege traumatisierter Menschen am Beispiel von Shoah-Überlebenden

Peter Offermanns

1.1 Wer ist denn traumatisiert in Deutschland? – Einführung

Was hat die Pflege mit Traumatisierung zu tun und in welchem Zusammenhang sollten Pflegende darüber nachdenken? Es gibt in Deutschland doch keine Menschen mehr, die traumatisiert sind, sagen viele. Und was sind denn «Shoah-Überlebende»?

Shoah-Überlebende oder auch Holocaust-Überlebende sind Menschen jüdischen Glaubens, die die Gräuel in der Zeit des Nationalsozialismus überlebt haben. Ihre Traumatisierung hat ihr Leben bis heute geprägt. Aussagen wie

- «NS-Verfolgte leben nicht mehr oder höchstens im biblischen Alter.
- NS-Verfolgte leben in Israel oder in Osteuropa.
- NS-Verfolgte sind in meinem Arbeitsfeld unbekannt.
- NS-Verfolgte in der Altenhilfe machen kein Problem.
- NS-Verfolgte sind jüdisch oder Sinti und Roma.»

sind Behauptungen, die oft zu hören sind, wie aus dem Abschlussbericht des Projekts «Anpassung der Versorgungssysteme der Altenhilfe an die Erfordernisse älterer NS-Verfolgter» von Zielke-Nadkarni et al. (2005–2007) hervorgeht (nicht veröffentlicht).

Der Nationalsozialismus und seine Folgen bzw. die (Nicht-) Auseinandersetzung damit, scheinen oft noch Abwehrreaktionen, Hilflosigkeit und Verdrängung hervorzurufen. «Auch 65 Jahre nach dem Ende des zweiten Weltkrieges leben wir hier in Deutschland immer noch in einer Gesellschaft, die von dieser traumatischen Erbschaft geprägt ist» (Leuzinger-Bohleber 2003 in Radebold 2005: 202). Das könnte ein Erklärungsversuch für die oben zitierten Aussagen sein.

Laut dem *Bundesverband Information und Beratung für NS-Verfolgte e.V.* ist die geschätzte Zahl der in Deutschland verbliebenen und noch lebenden NS-Verfolgten mit circa 100.000 zu beziffern. Wird die Weitergabe des erlebten Traumas an die zweite und dritte Generation der Nachkommen – man spricht auch von transgenerationaler Weitergabe (s. Kap. 3.3) – zusammen mit der verbliebenen ersten Generation betrachtet, so muss die Anzahl der betroffenen Menschen um ein Vielfaches erhöht werden. In diesem Zusammenhang steht auch die Frage, wie auf die Bedürfnisse der neu hinzugekommenen jüdischen Kontingentflüchtlinge, insbesondere die Opfer des Stalinismus, eingegangen werden muss. «Einige von ihnen wurden während des Stalinismus nach Kriegende weiterverfolgt, waren dauerhaften Repressalien ausgesetzt und gelten allgemein als mehrfach traumatisiert» (Zielke-Nadkarni et al. 2005–2007: 4). Von 1991 bis 2004 sind laut Zielke-Nadkarni circa 100.000 Menschen, die dem Sonderstatus als Kontingentflüchtlinge gerecht wurden, aus der GUS [der Gemeinschaft Unabhängiger Staaten → Zusammenschluss verschiedener Nachfolgestaaten der Sowjetunion (UdSSR) seit dem 8. Dezember 1991] nach Deutschland zugewandert (vgl. Zielke-Nadkarni 2005: 9). Der Migrationsbericht im Auftrag des Sachverständigenrates für Zuwanderung und Integration im Auftrag der Bundesregierung von 2004 gibt sogar folgende Zahlen an: «Insgesamt sind zwischen 1993 und 2003 179.934 jüdische Emigranten aus den Nachfolgestaaten der Sowjetunion nach Deutschland zugewandert (eingereiste Personen). Hinzu kommen 8.535 Personen, die bis Ende 1991 eingereist waren («Altfälle»). Der Zuzug seit 1995 pendelte sich auf 15 000 bis 20 000 Zuwanderer pro Jahr ein» (Migrationsbericht 2004: 31).

Insgesamt lebten 2007 in Deutschland 107 330 Mitglieder in jüdischen Gemeinden (Statistisches Bundesamt, Jahrbuch 2008). Die größten jüdischen Gemeinden befinden sich in Berlin und Frankfurt am Main.

Die intensive Beschäftigung mit diesem Thema zeigt und bestätigt, dass wir Teil dieser Geschichte sind und sie uns nur dann einholt, wenn wir sie verdrängen. Radebold sagt: «Wir haben eine Geschichte, wir sind Geschichte und wir verkörpern Geschichte [...]»(Radebold 2005:197). Das ist eine Erfahrung, die ich in Gesprächen mit Betroffenen, leitenden Personen in der Pflege (Management), der Sozialarbeit, Pflegepersonen und Menschen der zweiten und der dritten Generation ebenfalls gemacht haben. «*Einholen* kann sie [die Geschichte] uns nur, wenn sie uns bisher nicht interessiert hat, wir uns ihr entzogen oder sie verleugnet, bagatellisiert oder völlig verdrängt haben» (ebd.).

Jeder einzelne, nicht nur in der Pflege, muss für sich selbst herausfinden; ob die Geschichte uns eingeholt hat oder wir tatsächlich ein weiterführender Teil von ihr sind und uns nicht fürchten, sie mit offenen Augen anzuschauen.

1.2 Begriffserläuterung: Shoah – Holocaust

In Deutschland bzw. in der deutschen Sprache gibt es keinen Begriff, der den planmäßig durchgeführten Mord und die versuchte Vernichtung der Juden in einem Wort zusammenfasst. Der Begriff «Holocaust» wurde in Deutschland 1979 nach der Ausstrahlung des gleichnamigen amerikanischen Fernsehfilms der großen Öffentlichkeit bekannt. Er kommt aus dem Griechischen und bedeutet «Ganzopfer» oder «Brandopfer». Es ist eine griechische Übertragung des hebräischen Worts «ola (kalil)» – «das, was ganz im Rauch aufsteigt» (Shoah-Holocaust). Religiöse Juden weisen jedoch darauf hin, dass in der Tora ein Brandopfer als ein für Gott dargebrachtes Opfer beschrieben wird. Der Mord an den Juden aber ist kein von Gott gefordertes Opfer, daher auch nicht legitimiert. Das hebräische Wort Shoah ist ebenfalls ein biblischer Begriff und bedeutet «Unheil, Verderben, Untergang». Shoah ist in Israel die offizielle Bezeichnung für die Ermordung der Juden unter dem Nationalsozialismus. Mitglieder der Jüdischen Gemeinde zu Berlin bestätigten ebenfalls, dass sie diesen Begriff vorziehen. In der Literatur werden beide Begriffe scheinbar gleichwertig verwendet, wobei der Begriff «Holocaust» in der älteren Literatur überwiegt.

1.3 Was möchten wir herausfinden?

Die Geschichte der Shoah und des Dritten Reichs mit all seinen Konsequenzen, ist in Deutschland in den letzten Jahrzehnten vor allem unter historischen Gesichtspunkten aufgearbeitet worden. Das Thema der Versorgung und der Pflege der Shoah-Überlebenden hingegen wurde bislang nur in wenigen, allerdings richtungweisenden Beiträgen aufgegriffen.

Auf Grund ihrer leidvollen Erfahrungen und damit einhergehenden Traumatisierungen herrscht Einigkeit darüber, dass die Pflege dieser Menschen nicht mit der Pflege von anderen pflegebedürftigen alten Menschen verglichen werden kann. Gerade deswegen ist es wichtig, herauszufinden, was das Spezifische an dem Umgang mit und der Pflege von traumatisierten NS-Opfern ausmacht. Um das «Besondere» aber zu verstehen, muss der historische Hintergrund der Opfer bekannt sein. Zusätzlich muss erklärt werden, in welchem Kontext die Traumatisierung stattfand. Die folgenden Kapitel geben einen kurzen Überblick.

2. Geschichtlicher Hintergrund

Um die Verhaltensweisen und Copingstrategien von traumatisierten Menschen und hier ganz besonders von NS-Verfolgten und Shoah-Überlebenden auch nur ansatzweise zu verstehen, sollte man die verschiedenen Gruppierungen, die der NS-Staat zur Diffamierung, Entwürdigung und Kategorisierung ganzer Bevölkerungsgruppen einführte, kennen. Dieses Wissen erleichtert es wiederum, (un-)typische Verhaltensmuster von zu betreuenden bzw. zu pflegenden Menschen zu erkennen, sie zu verstehen und so auslösende Momente (siehe Kap.3.4) vielleicht besser einordnen zu können. Das ganze Ausmaß des Grauens, das die Opfer durchlebten und zum größten Teil bis heute mit sich tragen, ist für Außenstehende kaum zu begreifen. Die Folgen daraus sind jedoch bis heute sichtbar und begleiten den Alltag sowohl der Betroffenen, als auch den Pflegealltag der Mitarbeiter von Senioreneinrichtungen und ambulanten Pflegediensten.

2.1 Wer gehört zu den Opfern?

In diesem Kapitel wird erklärt, wie Menschen systematisch in die Rolle des «Untermenschen», des sogenannten «lebensunwerten Lebens» getrieben und ihrer Identität und Persönlichkeit beraubt wurden.

All diejenigen, die laut der «Heilslehre» des Nationalsozialismus der «Reinheit» der deutschen «Herrenrasse», der sog. «arischen Urrasse», nicht entsprachen, sollten entweder unterjocht, wie die «slawischen Niederrassen» oder ausgerottet werden, wie die «semitische bzw. jüdische Gegenrasse» (vgl. politische-bildung-brandenburg). Was unter der «Reinheit» der deutschen Rasse zu verstehen sei, wurde durch den NS-Staat festgelegt. Diejenigen, die diesem Muster nicht entsprachen, fielen durch das Raster und wurden der Ausbeutung und der Vernichtung preisgegeben.

Durch die Kategorisierung wurde eine Entmenschlichung der Opfer bezweckt, die die Betroffenen auf die Stufe von Tieren herabsetzte; mit diesem Schritt sollte deren Vernichtung erklärbar und verständlich gemacht werden. «Der Prozess der Entmenschlichung begann, noch bevor die Opfer die Todeslager erreichten, während des langen Transports in den Viehwaggons, der mit einer tiefen Demütigung bis hin zum Verlust der Menschenwürde verbunden war» (Wardi 1997: 42). Die Persönlichkeit der Häftlinge sollte systematisch durch den von den SS-Bewachern durchgeführten psychologischen Krieg in den Konzentrationslagern ausgelöscht werden (vgl. Wardi 1997: 43). Die Kleidung der Häftlinge war durch farbige Winkel bzw. Dreiecke gekennzeichnet und machte die Einteilung in Kategorien sichtbar. Dies förderte den Prozess der Zerstörung der Identität und des Selbstwertgefühls. «Man kann sagen, dass der Aufenthalt dort (KZ) zur radikalsten Zerstörungen von persönlicher wie auch kollektiver Identität bis hin zur Zerstörung der geschichtlichen Kontinuität führte» (vgl. Loewy 1996: 260).

Zur besseren Anschaulichkeit dient eine Übersicht der von Theodor Eicke, «Chef der zentralen KZ-Behörde Inspektion der Konzentrationslager (IKL)», eingeführten «strikt einheitliche[n] Kategorisierung und Kennzeichnung der Häftlinge nach einem durchdachten Schema mit so genannten ‹Winkeln›» (Bauer 2008: 426–427):

1. **roter** Winkel:	«politisch» (i.d.R. Kommunisten, Sozialdemokraten und sonstige Linke, aber auch Liberale, Konservative und sogar inhaftierte Geistliche, selbst wenn dies ihrer politischen Gesinnung in keiner Weise entsprach)
2. **grüner** Winkel:	«Berufsverbrecher» (gewöhnliche Kriminelle)
3. **blauer** Winkel:	«Emigrant»
4. **violetter** Winkel:	«Bibelforscher» (Zeugen Jehovas und verwandte Sekten)
5. **rosa** Winkel:	«homosexuell»
6. **schwarzer** Winkel:	«asozial» (vor allem «Zigeuner», also Roma und Sinti, sowie weitere verfemte Randgruppen wie Alkoholiker, Prostituierte etc.)

Die Kennzeichnung jüdischer Häftlinge bestand in «zwei in Form eines Davidsterns übereinandergesetzten **gelben Winkeln**» (Bauer 2008: 426–428).

Diese Winkel bzw. Dreiecke wurden nach «Bedarf» kombiniert, wobei der untere Winkel zum Beispiel das Gelb der Kategorie «Jude» kennzeichnete und der darüber gelegte die zusätzliche Einstufung verriet. Ein gelber Winkel in Kombination mit einem schwarzen verwies also auf einen «jüdischen Asozialen», in Kombination mit einem rosa Winkel auf einen «jüdischen Homosexuellen» etc. Es gab darüber hinaus noch Zusatzmarkierungen für «‹Rückfällige›, Angehörige von Strafbataillonen, ausländische Nationalitäten etc.» (Bauer 1008: 428). Für die jüdische Bevölkerung in Deutschland «trat am 19. September 1941 die ‹Polizeiverordnung über die Kennzeichnung der Juden› in Kraft» (Kriegsende.ard). Dadurch wurden Juden gezwungen, einen gelben Stern sichtbar auf ihrer Kleidung zu tragen. In Polen, das am 1. September 1939 von Nazi-Deutschland besetzt wurde, war das Tragen des «gelben Sterns» bereits ab November 1939 für alle Juden Pflicht (vgl. ebd.).

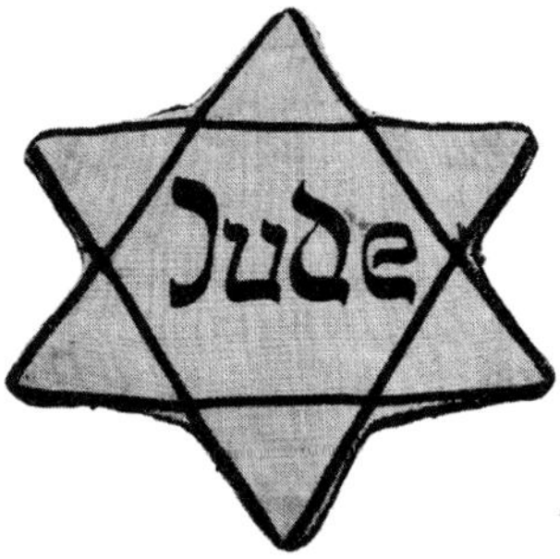

Abbildung: «Judenstern».

Eine noch nicht genannte Gruppe sind die Opfer der «nationalsozialistischen Euthanasie». Darunter wurden all diejenigen zusammengefasst, die man nach der sozialdarwinistisch-rassistischen NS-Medizin «nutzlose Esser», «Ballastexistenzen» und «Minderwertige» nannte, kurz «lebensunwertes Leben», das nach diesem Kosten-Nutzen-Denken zu vernichten war (vgl. Bauer 2008: 443). Dazu gehörten geistig behinderte und psychisch kranke Menschen, sog. «Erbkranke». Ab Mitte August 1939 wurden Ärzte und Hebammen verpflichtet, kognitiv beeinträchtigte und missgebildete Neugeborene zu melden. Sie wurden der «Kindereuthanasie» (man sprach von «Gnadentod») zugeführt. Durch die «Kindereuthanasie» wurden bis 1945 rund 5000 Menschen getötet (vgl. Bauer 2008: 444). «Die Kinderaktion wurde hauptsächlich aus eugenischen Motiven durchgeführt, erfasste aber mit der Zeit nicht nur Säuglinge, sondern Jugendliche bis zum 16. Lebensjahr» (Wunderli 1974: 87).

Die Vernichtung «lebensunwerten Lebens» fand ihren Höhepunkt in der «Aktion T4» unter dem Deckmantel der «Erwachseneneuthanasie». «Hier handelte es sich nun eindeutig um die Ausmerzung von Menschen, die als ‹unnütze Esser› bei der damaligen militärischen und wirtschaftliche Lage keinen Anspruch auf Weiterleben besaßen» (ebd.). Bis 1941 wurden mehr als 70.000 Menschen in sechs als Heil- und Pflegeanstalten getarnten Tötungsanstalten ermordet, zumeist durch Vergasen. Als Beispiel seien die Heime Hadamar (Hessen), Pirna-Sonnenschein (Sachsen) und Hartheim (Oberösterreich) genannt (vgl. Bauer 2008: 446). Eine Statistik vom Januar 1942 gibt an, «dass durch die T4-Aktion insgesamt 93 521 ‹Betten› für andere Zwecke ‚freigemacht' werden konnten» (ebd.). «Eine rechtliche Grundlage in Form eines gültigen Gesetzes war auch für diese Aktion nie vorhanden» (Wunderli 1974: 87). Die so genannte «Gnadentod- Aktion T4» wurde neben eugenischen und ökonomischen auch aus rassehygienischen Gründen um eine «Sonder-Aktion» erweitert, die dann zur Vernichtung jüdischer Anstaltsinsassen führte (vgl. Wunderli 1974: 89).

Jeder Mensch, der in eine dieser Kategorien eingruppiert wurde, war in letzter Konsequenz dem Tod preisgegeben. Vorher wurde alles getan, um ihn seiner Würde, seiner Persönlichkeit, seiner Identität zu berauben.

2.2 Die NS-Medizin und ihre Opfer

In diesem Kapitel wird erklärt, weshalb viele traumatisierte NS-Opfer bis heute den Arztbesuch scheuen, panisch reagieren, wenn ihnen medizinisches oder pflegerisches Personal entgegentritt und warum sie Untersuchungen verweigern.

«Any fears Holocaust Survivors harbour about possible mistreatment by medical staff due to medical staff's role in Nazi medical experimentation and death selection must be respected and understood» (David; Pelly 2003: 98). Um Ängste zu respektieren, zu verstehen und zu erkennen, ist es von Vorteil, den Ursprung der Angst zu kennen. Shoah-Überlebende, überlebende NS-Opfer, werden oft die Notwendigkeit eines Arztbesuches oder einer Untersuchung durch medizinisches bzw. pflegerisches Personal ablehnen, was oft auf ihre traumatische Erfahrung während der NS-Zeit zurückzuführen ist. Jede Berufsgruppe, die mit diesem Personenkreis arbeitet, muss diese Ängste erkennen und lernen, damit umzugehen. Zunächst müssen wir jedoch verstehen, was «medizinische Versorgung» in einem Konzentrationslager bedeutete.

«Medizin während der Nazi-Zeit bedeutet: Selektion der als unbrauchbar Definierten. Ärztliche Visite im KZ heißt: Selektion in die Gaskammer. An der Rampe in Auschwitz stehen Mediziner. Die Opfer der Medizinverbrechen: KZ-Häftlinge, Kriegsgefangene, vor allem: Juden und nochmals Juden. Planer, Täter, Komplizen und Mitwisser: die Elite der Medizin. Das erklärt, warum es keinen Bedarf an Aufklärung gab. Bis heute» (Klee, 2008: 9).

Die Degradierung des Menschen auf die unterste Lebensform, dem «lebensunwerten Leben», fand hier noch einmal einen kaum vorstellbaren Höhepunkt. Die Entmenschlichung einer Person bzw. von Gruppen hin zu «Laborratten» wurde präzise vorangetrieben.

Es ist also nicht mehr verwunderlich, weshalb einige Überlebende heute den Arztbesuch scheuen, Untersuchungen vermeiden und Hilfe bei der Körperpflege ablehnen. Wie sahen ihre Erfahrungen aus? Einige Beispiele können dies verdeutlichen. Seit Januar 1942 bestand das Malaria-Labor in Dachau unter der Leitung des emeritierten Prof. Claus Carl Schilling, der von 1905 bis 1936 die tropenmedizinischen Abteilungen des Robert-Koch-Instituts leitete. Er brachte Malariaparasiten durch Injektion oder durch Einführen in oder unter die Haut in den Organismus der Häftlinge, um sie bei Ausbruch der Krankheit mit hohen Dosen verschiedener Mittel und deren Kombinationen zu behandeln. Zusätzlich wurden Leberpunktionen vorgenommen.

Eine andere Methode der Malariabekämpfung, von seinem Assistenten Dr. Kurt Plötner durchgeführt, ist das Erzeugen von künstlichen Fiebertemperaturen, bis auf die Höhe von 40 bis 42 Grad, (vgl.: Klee, 2008: 120–121). «Anfangs benutzt Schilling so genannte Berufsverbrecher, danach bevorzugt er polnische Priester» (Blaha, in Klee 2008: 122). Es wir geschätzt, dass etwa 1100 Häftlinge für Menschenversuche benutzt wurden. Die SS führt ebenfalls Menschenversuche durch: Sepsisversuche in Dachau (vgl. ebd.: 144), Gasbrandversuche im Frauen-KZ Ravensbrück (vgl. Klee 2008: 150), Tbc-Versuche im KZ Neuengamme (vgl. ebd.: 167). So wurden im Auftrag der Luftfahrt, der Marine, der Wehrmacht, der Pharmaindustrie Menschen wie Meerschweinchen verbraucht, gequält, in den Wahnsinn getrieben und ermordet. Das alles wird nur noch übertroffen von Auschwitz. «Der einzelne Mensch zählt nichts, er wird gnadenlos sterilisiert, euthanasiert, medizinisch hingerichtet. Auschwitz ist der Höhepunkt der Selektionsmedizin, keine Entgleisung. … Keiner wird häufiger an der Rampe gesehen als Josef Mengele. Er ist das Sinnbild der deutschen Selektionsmedizin» (Klee, 2008: 471). Zeugen berichten, dass er selbst in seiner Freizeit an der Rampe stand, in fast fröhlicher Stimmung, ein Liedchen auf den Lippen und wie ein Dirigent, mit einer Gerte in der Hand, die Menschen in den Tod wies. «Auschwitz-Birkenau ist das größte Genetiklabor der Welt, tagtäglich werden die menschlichen Meerschweinchen angeliefert: Zwillingspaare, Kleinwüchsige, Verkrüppelte, allesamt Objekte für die Erbbiologische Zentralsammlung des KWI in Berlin» (ebd.: 472). Man schätzt, ...dass 3 000 Zwillingspaare durch Mengeles Hände gingen für Experimente an Menschen. Ungefähr 200 Zwillinge haben überlebt» (Krell 2003: 131). Nur wenige der Täter wurden nach Ende des Dritten Reichs bestraft, viele von ihnen begannen neue Karrieren und forschten sowohl im In- als auch im Ausland. Als Forschungsgrundlage dienten die Ergebnisse, die sie während ihrer «Arbeit» in einem Konzentrationslager sammeln konnten. In einem der Bücher aus der hier verwendeten Literatur steht der Hinweis «In diesem Buch genannte Mediziner haben nach eigener Aussage niemals gegen ärztliches Ethos verstoßen. Einige der in diesem Buch Genannten haben mit einer Klage gedroht. Geklagt hat keiner» (Klee, 2008: 11).

Damit ist der historische Überblick beendet und die Grundlage zum besseren Verständnis mancher Verhaltensweisen traumatisierter Menschen gelegt.

Was aber macht ein Trauma aus? Können wir Symptome erkennen oder sogar zuordnen?

3. Begriffserläuterung: Trauma/Traumatisierung

Der Begriff Trauma stammt aus dem Griechischen und bedeutet ursprünglich «Wunde, körperliche Beschädigung», hat jedoch auch «die Bedeutung einer schweren seelischen Verletzung bekommen» (Lansen 2003: 147). Die WHO definiert Trauma als ein «Geschehen von außergewöhnlicher Bedrohung mit katastrophalem Ausmaß» (WHO 1994 in Gschwend 2004: 11). Eine zweite, erweiterte Definition wurde von der Amerikanischen Psychiatrischen Vereinigung herausgegeben im «Diagnostic and Statistical Manual of Mental Disorders» (Diagnostisches und Statistisches Handbuch Psychischer Störungen), dem DSM IV, das es seit 1997 auch in Deutschland gibt. Nach dieser Definition handelt es sich um ein Trauma, «wenn die Person ein oder mehrere Ereignisse erlebte, beobachtete oder mit diesen konfrontiert war, die den tatsächlichen oder drohenden Tod oder eine ernsthafte Verletzung oder eine Gefahr der körperlichen Unversehrtheit der eigenen Person oder anderer Personen beinhaltet, auf das die Person mit intensiver Furcht, Hilflosigkeit oder Entsetzen reagierte» (Saß; Wittchen et al. 1996 in Volbert 2004: 9). Im Handbuch wird ebenfalls darauf hingewiesen, dass bei Kindern folgendes Verhalten festgestellt wurde: «Bei Kindern kann sich das stattdessen in Form von desorganisiertem oder agitiertem Verhalten äußern» (DSM-IV-TR, 309.81 Posttraumatic Stress Disorder).

In der Psychologie werden zwei Typen des Traumas unterschieden. Das Trauma Typ I, als Monotraumatisierung «ein einmaliges, kurzfristiges, in sich abgegrenztes überwältigendes Ereignis» (Gschwend 2004: 11). Das Trauma Typ II, die Polytraumatisierung, «bei welcher die Erfahrung psychischer Traumatisierung sich wiederholt oder andauernd, über einen längeren Zeitraum hinweg, erstreckt» (ebd.). Das Trauma Typ II, auch «Komplexes Trauma» (Lansen 2003) genannt, beinhaltet schon in der Definition, dass es sich um komplexere Formen traumatischer Einflüsse handelt und das dementsprechend die Folgen für die betroffenen Personen weitaus komplexer in Bezug auf Gesundheit und Spätfolgen sein werden, (vgl. Gschwend 2004: 12). «Hierzu gehören beispielsweise Geiselhaft, KZ-Haft, Folterung und fortgesetzter Kindesmissbrauch» (Poser; Zielke-Nadkarni 2009: 163).

Das Trauma Typ I kann auch als PTBS (Posttraumatische Belastungsstörung) bezeichnet werden, während das Trauma Typ II nicht mehr in diese Kategorie fällt, da bei schwerer Traumatisierung die Folgen für die Person komplexer sind und von dem Cluster (Bündel) der in den PTBS beschriebenen Symptomen abweicht, (vgl. Lansen 2003: 147). Für die Opfer bestehen diese Abweichung «aus einem Cluster von Dissoziation, affektiven Störungen und Angststörungen» (ebd.). Die folgenden Symptome können zum Bild einer schweren Traumatisierung gehören: «Depression, psychosomatische und körperliche Störungen, pathologische Trauer, Alkohol- und Medikamentenmissbrauch und Persönlichkeitsstörungen, wie Feinseligkeit» (ebd.). Doenges (2002) hat jedoch u.a. auch diese Symptome pflegediagnostisch als bestimmende subjektive und objektive Merkmale oder Kennzeichen unter das «Posttraumatische Syndrom» eingeordnet. Sie definiert das Posttraumatische Syndrom als «Anhaltend fehlangepasste Reaktion auf ein traumatisches überwältigendes Ereignis» (Doenges et al 2002: 562). Darüber hinaus schlägt sie Maßnahmen und Pflegeinterventionen vor, um bedürfnisorientiert Menschen mit einem posttraumatischen Syndrom pflegen zu können. Die Merkmale und Einflussfaktoren der Pflegediagnose «Posttraumatisches Syndrom» werden ausführlich im folgenden Kasten dargestellt.

Bestimmende Merkmale oder Kennzeichen eines posttraumatischen Syndroms

Hauptkennzeichen

Wiedererleben eines traumatischen Ereignisses über einen Monat nach dem Ereignis, das anhand kognitiver, emotionaler, sensomotorisch Aktivitäten erkannt werden kann, wie:

- nachhallende Erinnerungen (flashbacks)
- eindringende Gedanken
- Alpträume, eindringliche (wiederholte*) Träume
- übermässige Schilderungen des traumatischen Ereignisses*
- Schuldgefühle (überlebt zu haben oder Schuldgefühle in Bezug auf das zum Überleben notwendige Verhalten)*
- schmerzhafte Emotionen*, Selbstbeschuldigungen*, Scham, Traurigkeit*
- Verletzbarkeit* oder Hilflosigkeit*
- Angst, Furcht, Panikattacken
- Aggression, Wutausbrüche und/oder Zorn
- Zustand erhöhter Reaktionsbereitschaft, Schreckhaftigkeit und Schreckreaktionen
- Vermeidungsreaktionen

Nebenkennzeichen

Psychische/emotionale Benommenheit:

- beeinträchtigte Interpretation der Realität*
- Gedächtnisstörungen*
- Verwirrtheit*
- Abspaltung*
- psychogene Amnesie, Verleugnung
- Unbestimmtheit bzgl. des traumatischen Ereignisses
- eingeengte Aufmerksamkeit oder Unaufmerksamkeit
- Gefühl des Benommenseins, verengte Emotionen*
- Gefühl der Distanziertheit/Entfremdung
- vermindertes Interesse an bedeutenden Aktivitäten*
- Hoffnungslosigkeit, Depression
- Stimmungsschwankungen, Trauerreaktionen

veränderter Lebensstil:

- Unterwürfigkeit, Passivität oder Abhängigkeit
- Selbstschädigendes Verhalten* (Suchtmittelmissbrauch, Suizidversuche*, rücksichtloses Fahren*, Straftaten*)
- Herausforderungen suchendes Verhalten («Thrills»)
- Schwierigkeit mit zwischenmenschlichen Beziehungen*
- Entwicklung einer Phobie gegenüber dem Trauma

- Vermeidung von Situationen oder Aktivitäten, die die Erinnerung an das Trauma reaktivieren*
- soziale/r Isolation/Rückzug, negatives Selbstbild
- Schlafstörungen*
- neurosensorische Erregbarkeit, Reizbarkeit, geringe Impulskontrolle*, aufbrausendes Verhalten*
- Verlust des Vertrauens in die Menschen oder die Welt*, Gefühl der Sinnlosigkeit des Lebens
- chronische Angst* oder chronische Niedergeschlagenheit*
- Somatisierung (z.B. Herzklopfen, -rasen, Magenschleimhautreizung, Kopfschmerzen)
- Enuresis (bei Kindern), Regression
- zwanghaftes Verhalten
- Konzentrationsschwierigkeiten

Beeinflussende Faktoren

- Ereignisse außerhalb des gewöhnlichen Erfahrungsbereichs einer Person
- tragische Ereignisse mit zahlreichen Toten
- schwere Bedrohung oder Verletzung einer Person oder ihrer Bezugspersonen
- Verlust von zentralen Bezugspersonen (Radebold, 2005)

b/d traumatische Ereignisse natürlichen Ursprungs:

- Naturkatastrophen (Fluten, Stürme, Erdbeben, Lawinen, Vulkanausbrüche)
- Epidemien
- plötzliche Zerstörung des eigenen Heims, der Gemeinde, der Heimat in der man gelebt hat

b/d von Menschen gemachte Katastrophen:

- physischer oder psychosozialer Missbrauch
- militärische Konflikte, Kriege, Attentate
- Eingesperrt sein in einem Konzentrationslager
- Kriegsgefangenschaft
- Opfer krimineller Gewalttaten oder von Folterungen
- schwere Unfälle, Industrie- und Kraftfahrzeugunfälle
- Zeuge sein von Verstümmelungen, gewaltsamen Toden oder anderen Schreckensereignissen
- Gewalterfahrungen (aktive und passive Kriegsteilnahme, Tieffliegerangriffe oder Zerstörungen durch Bombenangriffe, Verletzungen, Vergewaltigungen und vielfacher Mord an Zivilisten), (Radebold, 2005)
- Flucht, Vertreibung, Verlust von Heimat, Sicherheit, Geborgenheit (Radebold, 2005)

* Carpenito (2006)

Doch auch Moser spricht wie Lansen von einer signifikanten Abweichung des Traumas Typ II, die darin besteht, dass man die verschiedenen Arten von Traumata in der Diagnose PTBS nicht unterscheidet und die Frage der Ätiologie nicht ausreichend beantwortet ist (vgl. Moser 2007: 523; Lansen 2003: 147). «PTSD [= PTBS] vereinheitlicht traumatisierende Erfahrungen und vermag die multiplen Folgen der komplexen Erfahrung nicht adäquat zu erfassen» (Moser 2007: 523). Sie führt weiterhin aus, dass so nur die Person und die Symptome beschrieben, aber auf die traumatische Situation nicht eingegangen wird. «Anstatt die politischen Prozesse und den sozialen Kontext zu thematisieren, rückt das Individuum als leidendes Opfer in den Vordergrund» (Moser 2007: 524). Damit wird man der Person und ihrem Leiden nicht gerecht, da das Trauma ein ganz individuell erlebtes ist, selbst wenn eine Vielzahl von Menschen davon betroffen waren oder es noch sind. «Bei jedem einzelnen Opfer ist eine individuelle diagnostische Einschätzung dieses Leidens notwendig; es gibt keine Standardbehandlung für ein schweres Trauma» (Lansen 2003: 148).

«Folgen von Folter, Krieg und anderen Formen extremer Gewalt defizitorientiert als Krankheit zu bezeichnen, steht insofern zur Diskussion, da Belege einer klar umschreibbaren Krankheit fehlen und dadurch die Tendenz besteht, das Geschehene zu rechtfertigen» (Moser 2007: 524). Diese Gefahr sieht auch Leonhard. Sie besteht darin, dass die Opfer pathologisiert werden. Es wird von mehreren Autoren betont, «dass es sich bei den im Anschluss an ein Trauma auftretenden Phänomenen und Symptomen um vollkommen normale Reaktionen seelisch gesunder Menschen auf Ereignisse außergewöhnlicher Vehemenz und Grausamkeit handelt» (Rudolf 1996; Butollo, Krüsmann & Hagl 1998; vergleiche auch Franke 1986 in Leonard 2005: 42). Demzufolge ist nicht der Mensch pathologisch, sondern die Situation, in der er sich befand. Ein Umstand, der vielleicht oft vergessen wird. Die Folgen des «Komplexen Traumas», des Traumas Typ II, sind weitreichender und verheerender für das Opfer. Lansen spricht von einem endgültigen Bruch im Lebenszyklus der Person, weil ein traumatisches Geschehen wie der Holocaust, die Existenz in ihren Grundfesten zerstören kann. Auch Leonhard beschreibt ein traumatisches Ereignis als ein Geschehen «das so überwältigend und heftig ist, dass es das Bewältigungspotenzial der Person in seinem individuellen und sozialen Kontext teilweise oder total übersteigt (Fröhlich-Gildhoff 1999; Butollo, Krüsmann & Hagl 1998; Rudolf 1996 in Leonhard 2005: 44). Niederland spricht sogar von «Seelenmord», von einem unheilbaren «Knick in der Lebenslinie» (vgl. Niederland 1980: 229). Zudem sind von Menschen an Menschen verursachte Traumata in ihrer Verarbeitung weitaus vielschichtiger und haben «in verschiedener Hinsicht verheerende gesellschaftliche Folgen» (Lansen 2003: 149).

Die Opfer «brauchen die Anerkennung ihres Leides seitens der Gesellschaft» (ebd.). Dadurch signalisiert die Gesellschaft nach Lansen die Anerkennung der eigenen Schuld und trägt durch Formen der Kompensation «zur Wiederherstellung der zerstörten zwischenmenschlichen und ethischen Beziehungen bei» (ebd.). «Denn für die überlebenden Opfer des nationalsozialistischen Regimes, die Entschädigung erhielten, war es nicht eine bestimmte Summe… in Geld, die am meisten zählte, sondern die ihnen damit zugebilligte Anerkennung ihres Leids» (Niederland 1980: 235). Wird dies nicht von einer Gesellschaft geleistet, «bleibt eine Kluft zwischen Opfer und Gesellschaft bestehen» (Lansen 2003: 149). Eine ebenso weit reichende und in diesem Kontext sich einreihende Folge des «Komplexen Traumas» ist die Ko-Traumatisierung, die transgenerationale Weitergabe des Geschehens an die nächste, die zweite Generation (siehe Kap. 3.3). Auch die Partner der Opfer und diejenigen, die Hilfe leisten [z.B. Pflegepersonal] werden noch indirekt davon beeinflusst, (vgl. ebd.). Abschließend kann gesagt werden, dass eine Gesellschaft alles unternehmen muss, um das begangene Unrecht zu mildern, sei es in Form von Wiedergutmachung z.B. finanzieller Art, sei es in der Anerkennung der eigenen Schuld. Durch die Jewish Claims Conference (JCC) mit Sitz in New York, werden seit 1951 Entschädigungsansprüche jüdischer Opfer des Nationalsozialismus und von Shoah-Überlebenden geregelt. Die Leugnung des Holocausts ist durch mehrere Vorschriften des StGB unter Strafe gestellt. Es gelten § 130 (Volksverhetzung) sowie §§ 185ff. (Beleidigung), hier insbesondere § 189 (Verunglimpfung des Andenkens Verstorbener), gegebenenfalls auch § 86 Abs. 1 Nr. 4 (Verbreiten von Propagandamitteln) des StGB. Im Einzelnen ist für die Strafbarkeit die Art der Handlung entscheidend. Ob dadurch die Kluft zwischen den Opfern und der Gesellschaft verringert wird, muss untersucht werden.

Es gibt also verschiedene Arten eines Traumas. Die Auswirkung auf den Menschen sind sehr individuell und somit auch seine Reaktionen und seine Coping- oder Bewältigungsstrategien. Im nächsten Kapitel werden verschiedene Symptome beschrieben und erklärt.

3.1 Das KZ-Syndrom – die erste Generation – generationsübergreifend

Der Begriff «Überlebenden-Syndrom» (Survivor-Syndrom), «KZ-Syndrom» oder auch «Holocaustsyndrom» wurde von dem deutsch-amerikanischen Psychiater und Psychoanalytiker William Niederland geprägt. Er untersuchte Ende der 1960-er Jahre etwa 800 Patienten, die den Holocaust überlebt hatten und stellt eine Liste von Problemen auf, die im Einzelnen, aber auch in Kombination mit anderen Symptomen, auftreten können. Aufgrund der besonderen Bedeutung nicht nur in psychologischer Hinsicht, sondern auch im Bereich der Pflege und dem Umgang mit traumatisierten Menschen, führe ich die gesamte Liste der möglichen Symptome bzw. des Beschwerdebildes auf, die Niederland unter Punkt acht in seiner Beschreibung des «Überlebenden-Syndroms» zusammenfasst. Genannt werden: «chronische Ängste, Kognitions- und Gedächtnisstörungen, schwere chronische Depressionen, emotionale Rückzugs- und Isolationstendenzen, Psychosen oder psychoseähnliche Krankheitsbilder, Identitätsveränderungen, psychosomatische bzw. Verhaltensprobleme (z.B. Phobien, Halluzinationen, Agitation) sowie Ruhelosigkeit, Schlafstörungen, Nervosität, Erinnerungs- und Kognitionsstörungen, gelegentlich Persönlichkeitsveränderungen, diffuse Ängste vor neuer Verfolgung und zur Erwartung einer Katastrophe» (Zielke-Nadkarni 2005: 28–29). Ende der 1980-er Jahre belegt Dasberg (1987a) «dass in den späten 1980-er Jahren die Folgen des Holocaust immer noch als Gesundheitsrisiken nachwirken und Versorgungsbedarfe auslösen» (zit. in Zielke-Nadkarni 2005: 29). Inzwischen sind mehr als 40 Jahre seit dem Ende des 2. Weltkriegs vergangen. Nicht jeder, der überlebt hat, entwickelte diese Symptome, wenngleich die Zahl derjenigen, die an einem oder mehreren Symptomen litten, unmittelbar nach der Befreiung sehr hoch war. Bei anderen traten die Symptome erst als Spätreaktion auf, durch die Vulnerabilität des Alters begünstigt. Selbst die nach der Befreiung geborenen Kinder von Überlebenden «beginnen Symptome aufzuweisen, die teilweise denen der psychisch gestörten Eltern ähneln, teilweise auch ihnen entgegengesetzt sind» (Niederland 1980: 233). Hier wird von der «transgenerationalen Weitergabe» gesprochen [Das Phänomen der transgenerationalen Weitergabe wird mittlerweile auch im Rahmen des neuen Forschungsfeldes der «Epigenetik» (Spork, 2010) untersucht. Anm. d. Lek.]. Niederland hat das «Überlebenden-Syndrom» in Hauptmerkmale unterteilt, die hier kurz zusammengefasst werden:

Hauptmerkmale des «Überlebenden-Syndrom» (Niederland, 1980)

- Plötzlich auftretende schwere Erregungs- und Angstzustände.
- Das Gefühl des «Anders-als-die-anderen-Seins», wie das Tragen eines Kainsmals, bedingt durch das Leben im KZ, im Getto, im Arbeitslager etc.
- «Eine tiefe Überlebensschuld» – «In dieser unbeantwortbaren Frage liegt wahrscheinlich die stärkste psychische Belastung des Überlebenden» (Niederland 1980: 232)
- Zustand der Depression und apathischer Zurückgezogenheit, bedingt durch den Umstand des «seelischen Überwältigtseins» bis hin zur Starre und geistigen Abgestumpftheit.
- Ein Mensch, mit einem für erfahrene Beobachter sichtbaren, chronifizierten «Todesengramm», d. h. jemand, der die Begegnung mit dem Tod in seiner furchtbarsten Form überlebt hat und von ihr für immer geprägt wurde.
- Gedanken und Umweltbezug der Überlebenden werden von dem Erlebten beherrscht und an die nächste Generation weitergegeben (transgenerationale Weitergabe; Epigenetik; Spork, 2010).
- Kinder werden in das Verfolgungsschicksal der Eltern mit einbezogen. Sie weisen gleiche oder ähnliche Symptome des Survivor-Syndroms auf. (vgl. Niederland 1980: 231–233)

Niederland beschreibt ebenfalls das Phänomen der vorzeitigen Vergreisung einiger Überlebender oder das der organischen Hirnschäden, als Folge der Traumatisierung. Für fast alle, «die entkamen und überlebten, war es Seelenmord» (Niederland 1980: 234). Abschließend sagt er «Viele der noch im letzten Moment aus den Klauen der SS Geretteten sind heute lebende Tote» (Niederland 1980: 235).

Manchmal ist auch mittels Biographiearbeit nicht mehr feststellbar, ob die o. g. Symptome/Beschwerden ihren Ursprung in der traumatisierten NS-Vergangenheit eines Bewohners/Patienten haben, aber sie können eine Erklärung dafür sein und ein Bewusstsein schaffen für «die Notwendigkeit einer einfühlsamen psychosozialen Betreuung dieser Gruppe» (Zielke-Nadkarni 2005: 31).

Eine Gruppe, die oft vergessen wird, sind die Kinderüberlebenden der Konzentrationslager, der Ghettos, der unzähligen Verstecke. Auch bei ihnen zeigen sich Symptome schwerster Traumatisierung. Sie gehören zu der Gruppe, die jetzt pflegebedürftig werden und in Heime und Pflegeeinrichtungen einziehen.

3.2 Die Kinderüberlebenden – «Child Survivors»

Kinder, die im Lager geboren wurden oder die Deportation, das Lager, das Getto oder den Untergrund überlebt haben, werden zu der ersten Generation Überlebender gezählt. Die Kinderüberlebenden sind die kleinste Gruppe der Überlebenden. «Eineinhalb Millionen jüdischer Kinder wurden im Holocaust ermordet» (Moser 1997: 11). Manche Schätzungen gehen sogar von zwei Millionen ermordeter Kinder aus. Nur etwa 6–7 % der jüdischen Kinder überlebten das Kriegsende (vgl. Krell 2003: 130). In einer Reihe von Studien werden sie «die verletzlichste Generation» genannt, die «ein hohes Stressrisiko aufweist» und sie «bedarf am häufigsten klinischer Unterstützung» (Wardi 1997: 32). «Je jünger die Kinder waren, als sie die Verfolgung erlebten, desto dekompensationsgefährdeter sind sie und leben mit dem Dauerrisiko einer Persönlichkeitsstörung (Keilson 1979), unabhängig davon, ob sie im Untergrund lebten oder in den Konzentrationslagern» (Zielke-Nadkarni 2005: 32). Das Trauma der Kinder besteht in der gewaltsamen Trennung von den Eltern und der Familie. «Bei Kindern und Jugendlichen führt die Trennung von der Familie, insbesondere von den Eltern, zu einem Bruch in ihrer Identität» (Wardi 1997: 36). Das Finden der eigenen Identität ist entwicklungsgebunden, verläuft prozesshaft und «spielt eine wichtige Rolle sowohl für die Fähigkeit des Menschen, Objektbeziehungen aufzubauen, als auch für die Lernprozesse, die ihn sein Leben lang begleiten» (Wardi 1997: 34). Kinder mussten aber erleben, wie ihre Eltern von Aufsehern permanent erniedrigt und bedroht und deren Individualität zerbrochen wurde. Das Bild von liebevollen, sie beschützenden Eltern wurde systematisch zerstört (vgl. Wardi 1997: 37). Sie wurden in der Regel nicht auf die Trennung von ihrer Familie vorbereitet, die abrupt und brutal vor sich ging (vgl. Dasberg 2003: 340). Durch die Traumata dieser nicht beschützen Kindheit wurden bei dieser Personengruppe «Merkmale vorzeitigen Alterns beobachtet» (Zielke-Nadkarni 2005: 31). Auch hier spricht man wieder von der vorzeitigen Vergreisung, die Niederland schon beschrieb. Das Trauma der Kinder unterscheidet sich vom Trauma der Erwachsenen. Sie haben keinen Vergleich zu einer «vor-traumatischen» Erziehung und können somit auch nicht auf eine «noch-nicht-geschädigte Persönlichkeit zurückblicken», wie dies Erwachsene tun können, (vgl. Dasberg 2003: 340). «Child Survivors haben keine Einsicht in oder kein Bewusstsein für die Tatsache, dass sie eine Schädigung oder einen Störung davongetragen haben» (ebd.). Man hat lange angenommen, dass Kinderüberlebende sich am besten an das Leben nach dem Krieg angepasst und scheinbar gute Bewältigungsstrategien gefunden hätten, zumal sie oft in Ersatzfamilien aufwuchsen und dort «integriert» waren. Oft waren es christliche, nicht jüdische Familien und die Pflegekinder wurden nicht ermutigt, von der Vergangenheit zu sprechen. So wurde diese Gruppe eher vernachlässigt. Krell, selbst ein Kinderüberlebender, sieht diese Gruppe als «die nicht anerkannten und verborgenen Überlebenden der Shoah» (Krell 2003: 129). Die erwachsenen Überlebenden sprachen ihnen oft ab, dass sie, die Kinder, Erinnerungen an das Erlebte haben. Das stimmt jedoch nicht. «Die Erinnerungen sind anders, sie sind unvollständig, bruchstückhaft, vergraben, jedoch nichtsdestoweniger schwer beeinträchtigend» (Krell 2003: 133). Um später erfolgreich zu sein, verschwieg man oft die Tatsache, ein Überlebender zu sein. «(E)s war ungünstig, als Überlebender bekannt zu sein, weil Menschen annahmen, dass ein Überlebender irreparabel beschädigt sei» (ebd.). Erst jetzt zeigen sich die Folgeerscheinungen in «erhöhtem Bedarf nach Zuwendung, Verständnis und Schutz» (Zielke-Nadkarni 2005: 32). Die Vulnerabilität des Alters steht hier stellvertretend für die hohe Verletzlichkeit der Kindheit und fordert jetzt ein, was damals an Sicherheit und Schutz nicht gegeben werden konnte. Ist mit den Kinderüberlebenden die Gruppe der traumatisierten NS-Opfer abgeschlossen? – Die Antwort darauf ist: «Nein»!

Im nächsten Kapitel spreche ich über die transgenerationale Weitergabe, über die Betroffenen und die daraus entstandenen Folgen.

3.3 Die zweite und dritte Generation – die transgenerationale Weitergabe

Mit der zweiten und dritten Generation sind die Nachkommen von Shoah-Überlebenden gemeint, also diejenigen, die nach der Befreiung 1945 geboren wurden und die die Gräuel der Konzentrationslager nicht mehr selber erlebt haben. Sie sind Kinder oder Enkel von Eltern bzw. Großeltern, die überlebt haben. Sie sind Kinder von Eltern, die ihnen entweder nichts über ihre traumatische Vergangenheit erzählten oder aber sie mit grausigen Details überschwemmten. Die zweite Generation erfährt oft erst über die dritte Generation, also ihren Kindern, was mit den Eltern bzw. Großeltern passiert ist. Das Schweigen der ersten Generation über die Shoah ist «ein schambesetztes Geheimnis, das bei den Kindern [zweite Generation] Phantasien über die Schicksalsschläge und das Überleben von Eltern und

Großeltern freisetzte» (Zielke-Nadkarni 2005: 32). Dadurch bedingt haben viele Kinder der nachfolgenden Generation, den Opferstatus der Eltern, der Großeltern auf sich übertragen und mit Schuldgefühlen besetzt, weil sie ihn nicht ungeschehen machen können, (vgl. Zielke-Nadkarni 2005; Kogan 2009; Wardi 1997).

Viele der Überlebenden waren wie versteinert, man spricht auch von «Robotisierung» (vgl. Wardi 1997: 42) und deshalb gar nicht in der Lage, diese emotionale Versteinerung aufzugeben, die ihnen in den Lagern das Überleben möglich gemacht hatte. «Daraus ergeben sich psychosoziale Konsequenzen insbesondere für die nächste Generation» (Niederland 1980: 233). Die Beziehungen, die sie [die Überlebenden] nach der Befreiung eingingen, waren oft Verbindungen zwischen Überlebenden, geprägt «aus einer Sehnsucht nach Abhängigkeit und dem drängenden Verlangen heraus, der Einsamkeit zu entfliehen und Trauer, Depression und die Angst vor dem Verlassenwerden zu betäuben» (Wardi 1997: 53). Auslöser für Partnerschaften waren ebenfalls bedingt durch beispielsweise materielle Sicherheit, die der eine dem andern zu bieten vermochte, aber auch «von der Ähnlichkeit der Verfolgungserfahrung… oder der Ähnlichkeit des Partners… mit einem umgekommenen geliebten Angehörigen» (ebd., vgl. Zielke-Nadkarni 2005; Kogan 2009). Die Kinder aus diesen Beziehungen wurden «in das Verfolgungsschicksal der Eltern vielfach miteinbezogen» (Niederland 1980: 233). So wurden sie zu Symbolen gegen den Nazi-Terror, zur Rechtfertigung für das Überleben der Eltern und deren Schuldgefühle, weil sie überlebt hatten. Als Stellvertreter der ermordeten Familie überhäufte man sie mit Namen von ermordeten Personen, die sie verkörpern sollten (vgl. Zielke-Nadkarni 2005; Kogan 2009; Wardi 1997). Wardi spricht davon, dass «Kinder ‹Leichenwagen› oder ‹Urnen› für die Asche der Toten» waren (Wardi 1997: 12). Sie werden oft mit den Toten verwechselt und versuchen, ihnen gerecht zu werden. Sie sollen den «Retter» für die noch Lebenden, aber auch für die Toten spielen und können aus dieser Konfrontation nur als Verlierer hervorgehen. Sie werden übermäßig beschützt und häufig emotional unterversorgt. Autonomiebestrebungen der Kinder können durch die panischen Trennungsängste der Eltern nicht akzeptiert werden (vgl. Zielke-Nadkarni 2005; Kogan 2009; Wardi 1997). «Wann immer die Kinder das kleinste bisschen Autonomie zeigten, wurden sie, ob versteckt oder offen, dafür gescholten, denn die Eltern fassten es stets als Zeichen von Treulosigkeit und Verrat und als ein Imstichlassen auf» (Wardi 1997: 174). Der Wunsch nach einer eigenen, nicht von traumatischen Erinnerungen belasteten Identität und gleichzeitig die Furcht, damit die Eltern zu belasten, «führte häufig zu psychischen Krisen bei den Kindern» (Zielke-Nadkarni 2005: 33). Die Erwartung der Eltern an ihre Kinder, die zugleich Rettungsanker und Lebensinhalt sind, Fortsetzung, Kompensation und Ersatz ermordeter Familienmitglieder und zerstörter Leben (auch dem eigenen), werden nicht weniger im Laufe der Zeit. «Es war nicht nur so, dass die Erwartungen nicht verschwanden – sie wurden vielmehr sogar noch fordernder und extremer» (Wardi 1997: 58). Ihre Kinder, also die zweite Generation, wurden «nicht als eigenständige Individuen begriffen, sondern als Symbol für das, was ihre Eltern verloren hatten» (ebd.).

Über die Kinder soll das verlorene Identitätsgefühl wiederhergestellt werden. Die Kinder sind und verkörpern mit jeder Faser sie selbst (die Eltern) und jedes ermordete Mitglied ihrer Familie. Der Preis für die Kinder ist, dass sie kaum eine Chance haben, ihre eigene Individualität zu entdecken und ihre Identität herauszubilden (vgl. Wardi 1997: 59). Gegen die Eltern aufzubegehren, ist ihnen kaum möglich. «Tatsächlich werden bei den Kindern von Überlebenden stets schwere Schuldgefühle wach, sobald sie sich auch nur ein wenig Aggressivität gegenüber ihren Eltern zugestehen» (Wardi 1997: 176). Viele wachsen in einer traumatisch geschädigten Familie auf und werden dadurch geprägt und selbst geschädigt. «Der vorherrschende Erziehungsstil scheint von harter Disziplin, Schlägen, Schreien und Drohungen geprägt gewesen zu sein» (Zilberfein 1996 in Zielke-Nadkarni 2005:33; Wardi 1997). Eine Studie in den USA 1983 hat ergeben, dass die Kinder Überlebender insgesamt ängstlicher und weniger reif waren als in einer unbelasteten Vergleichsgruppe. Es konnten bei ihnen Symptome nachgewiesen werden, die eigentlich die Generation ihrer Eltern hätte zeigen müssen (vgl. Zielke-Nadkarni 2005: 33; Niederland 1980: 233). Sie wiesen in hohem «Maße Ängste und Verantwortung bezüglich der Sicherheit und des Wohlergehens ihrer Eltern» (Zielke-Nadkarni 2005: 34) auf. «Manche dieser Kinder spüren, dass sie eine »Mission« zu erfüllen haben oder dass sie in einer bedrohlichen Welt leben, der einst die Eltern zum Opfer fielen» (Niederland 1980: 233). Sie verstehen häufig die eigene Unabhängigkeit von den Eltern als grobe Vernachlässigung. Andererseits stellen die Bedürfnisse der Eltern für die Kinder aus traumatisch geprägten Familien oft eine große emotionale Belastung dar. Sie empfinden ihre Eltern als gefühlsarm und versteinert, ohne Wärme und Nähe. Für die Rolle der «pflegenden Angehörigen» sind sie kaum geeignet, fühlen sich oft aber dazu verpflichtet (vgl. Zielke-Nadkarni 2005: 34). Die dritte Generation hat indes das Schweigen durchbrochen, indem sie ihre Großeltern, also die erste Generation, einfach fragte, was mit ihnen passiert sei. Aber auch sie haben die transgenerationale Weitergabe erfahren, von den Eltern und über deren Eltern. Auch sie wollen stellvertretend ihre Großeltern beschützen, ihnen Leid abnehmen und – scheitern ebenfalls. Auch sie sind Überlebende, indem ihre Großeltern überlebten und mit ihnen die unfassbare Realität der Vernichtungslager. Für die zweite und wahrscheinlich auch für die dritte Generation gilt, «dass die grenzenlose traumatische Erfahrung der Eltern [bzw. Großeltern] in ihr eigenes Realitätsverhältnis eingreift, psychisch nicht zu verarbeiten ist» (Mitscherlich/Schneider 2009: 236). Die Kinder wachsen in einer Realität auf, die nicht die ihre ist, sondern eine Realität, die in die Zeit der Verfolgung der Eltern hineingehört und für die Eltern lebenswichtig war. «Die Signalangst der Eltern wird zur Signalangst des Kindes… Diese Signalängste haben eine stark einschränkende Wirkung auf das Kind und zerstören das Realitätsbewusstsein» (Groen-Prakken 2003: 161). So sehen sich die Kinder der zweiten Generation Gefahren ausgesetzt, die faktisch so nicht mehr in Friedenszeiten vorhanden sind. Erschwerend hinzu kommt, dass sowohl die Eltern ihre Kinder, als auch die Kinder ihre Eltern schützen wollen, indem niemand über das spricht, was alle zutiefst prägt: die traumatischen Erlebnisse der Eltern. So entsteht eine «Verschwörung des Schweigens», «die sich ebenso paralysierend auf die Überlebenden und ihren Umgang mit ihrer Vergangenheit, wie auf das lebendige Verhältnis zwischen den Generationen auswirkt» (Leonhard 2005: 54). Durch das Schweigen bedingt, ist eine normale Kommunikation in betroffenen Familien sehr belastet, da die Angst, bestimmte Tabus zu verletzten, die Initiative, über die Vergangenheit zu reden oder nach ihr zu fragen, von vornherein ausschließt (vgl. ebd.).

Die Shoah hat die Zivilisation erschüttert und «vielleicht den letzten Rest eines zivilisatorischen Urvertrauens aufgebraucht» (Mitscherlich & Schneider 2009: 236).

Die Aussage, «NS-Verfolgte leben nicht mehr oder höchstens in biblischem Alter», wird hier ad absurdum geführt. Die erste Generation der Shoah-Überlebenden ist in der Tat in einem fast «biblischen» Alter und wird auch bald nicht mehr leben. Das gilt nicht für die Kinderüberlebenden. Durch die transgenerationale Weitergabe des «Überlebenden-Syndroms» wurden jedoch auch dessen Auswirkungen und Symptome an die nachfolgende(n) Generation(en) weitergegeben und sie müssen auch zukünftig von der Pflege aufgefangen und bearbeitet werden. In niederländischen Studien, die sich mit der transgenerationalen Traumatisierung der zweiten Generation befassen, wird zusammenfassend über drei psychische Problembereiche berichtet, die die zweite und möglicherweise auch die dritte Generation betreffen.

Psychische Problembereiche transgenerationaler Traumatisierungen

- Gleichgewicht der Emotionen: «Gefühle, speziell Aggressionen, können nicht angemessen erlebt und nicht situationsadäquat geäußert werden».
- Autonomie: «Die Eltern sind immer 'anwesend', sind im Hintergrund spürbar, ob das Kind sich geographisch oder in seinen Auffassungen weit von ihnen entfernt oder nicht.»
- Identitätsbildung: «Sie gelingt nur schwer. Es tauchen Fragen auf wie: Bin ich ein niederländische Jude oder ein jüdischer Niederländer? – eine Frage, die in einem Land wie Deutschland noch viel bedrückender ist» (Lansen 2003: 253).

Die Kinder und vielleicht auch die Enkel übernehmen nicht nur die Angst der Eltern bzw. Großeltern, sondern auch deren Rolle als Opfer. Lansen spricht auch von einer «pathologischen Identifikation», wenn die Nachkommen sich mit «ermordeten Familienmitgliedern, mit Verfolgern oder mit heldenhaften Retterfiguren» (Lansen 2003: 254) identifizieren.

Die Pflege wird sich also weiterhin mit diesem speziellen Thema der Shoah-Überlebenden und den Folgen für die erste Generation und der Kinderüberlebenden, mit der zweiten und dritten Generation, aber auch mit der Thematik Trauma/Traumatisierung «im Allgemeinen» auseinandersetzten und Strategien entwickeln müssen, die sich mit dem Umgang und der Pflege traumatisierter Menschen beschäftigen.

Ein neues Forschungsprojekt befasst sich inzwischen mit der Gruppe der Kriegswaisen des 2. Weltkrieges. Traumatisierung ist also ein Thema, das Pflegende noch lange betreffen wird. Auch und gerade im Hinblick auf Menschen mit Migrationshintergrund, die aus Kriegsgebieten zu uns kommen, aus einem anderen Kulturkreis, aus anderen Lebenswelten.

Was ist in der Pflege, im Umgang mit traumatisierten Menschen zu beachten? Welche Gedanken sollten wir uns vorher machen, wenn wir bei ganz «gewöhnlichen und alltäglichen» Pflegeverrichtungen, wie der Körperpflege, in Kontakt treten mit betroffenen Menschen? Eine Antwort gibt das folgende Kapitel über die Bewandtnis von Triggern.

3.4 Begriffserläuterung: Trigger

Trigger sind Schlüsselreize, die Erinnerungen mit plötzlicher Wucht herbeirufen und den Betroffenen in eine schon erlebte Situation zurückschleudern. Durch diesen «Flashback» kann oft nicht mehr die reale aktuelle, von der alten erinnerten Situation unterschieden werden. Es findet eine Retraumatisierung statt. David spricht davon, dass Trigger für Shoah-Überlebende immer präsent sind, sie für jeden aber anders aussehen. Überlebende sind besonders im Alter, in einer Zeit der Vulnerabilität, sehr anfällig für diese auslösenden Faktoren (vgl. David 2003: 51). Sie können nach Dasberg in folgende Kategorien unterteilt werden:

Mögliche Retraumatisierungen triggernde Faktoren (Dasberg 2003: 329)

- persönliche Faktoren
- externe Bedrohungen
- Gesundheitsprobleme
- Entwicklungsfaktoren verbunden mit dem Übergang vom mittleren Lebensalter zum Alterungsprozess

Die Auslösefaktoren in den jeweiligen Kategorien sehen für jeden Shoah-Überlebenden anders aus und können variieren. Sie revitalisieren «die abgewehrten und zugemauerten» Erinnerungen an das erlebte Grauen. Für die Betroffenen lassen diese Erinnerungen «den traumatischen Bruch… wiederaufleben» (Dasberg 2003: 332).

David und Pelly haben in ihrem Praxishandbuch «Caring for Aging Holocaust Survivors» eine Tabelle mit möglichen Triggern zusammengestellt, um Pflegepersonen über Auslöser, mögliche Reaktionen, Gründe dafür und Verhaltens-Tipps aufzuklären. Genannt werden unter anderem:

Beispiele für Trigger nach David und Pelly

- strenge Gerüche (Fäkalien)
- der Vorschlag, zu duschen
- körperliche Untersuchungen
- Verabreichung von Injektionen
- Geräusche wie Sirenen oder Hundebellen
- grelles Licht, aber auch völlig neutral anmutende Auslöser, wie:
- jüdische Feiertage
- Warten in einer Schlange
- christliche Symbole etc.

(vgl. David u. Pelly 2003: 52)

Trigger ...

- sind Schlüsselreize, die Erinnerungen mit plötzlicher Wucht herbeirufen.
- sehen für jeden anders aus und werden oft nur durch Zufall entdeckt.
- lassen sich nicht immer vermeiden und selbst gute Biographiearbeit deckt nicht die Gesamtheit der traumatischen Erfahrungen einer Person ab.

Das Wissen um die Bedeutung von Triggern ist ein erster Schritt, adäquat mit Situationen, die sonst vielleicht zu eskalieren drohen, umzugehen. Ein offener Umgang mit Triggern und, wenn vom Betroffenen gewünscht, ein Gespräch darüber, löst in der Regel die Spannung wieder auf. Jeder kann und darf sich irren, der Umgang damit ist ausschlaggebend.

Pflegende dürfen keine Angst haben, diese Schlüsselreize unbewusst und ungewollt auszulösen. Wir können uns kaum davor schützen, zu vielfältig sind diese Auslösereize. Wir müssen nur erkennen, dass wir etwas ausgelöst haben, was dem Anderen, dem zu Pflegenden, große Angst einjagt und darauf müssen wir reagieren.

4. Die Spätfolgen bei traumatisierten Shoah-Überlebenden

Auch im Alter sind Menschen noch bestimmten Entwicklungsprozessen unterworfen. Durch den beruflichen Ruhestand bzw. die Berentung ändert sich die Struktur des Tages, und die Gestaltung eines neuen Lebensabschnittes beginnt. Eine Neuorientierung findet statt in vielen Bereichen. «Tätigkeiten werden abrupt aufgegeben, neue Aktivitäten und ein neuer Tagesrhythmus müssen gefunden werden; soziale Kontakte müssen… substituiert werden» (Faltermaier 2002: 194). In der Psychologie wurden verschiedene Krisenmodelle entwickelt, die aufzeigen sollen, wie sich der Mensch in seinem Lebenslauf den Konflikten oder Krisen in den einzelnen Lebens- oder Altersphasen stellt (Faltermaier 2002: 177). Eines der Modelle geht in der Theorie davon aus, das Verlustereignisse, «wie der Verlust von Personen, Orten oder Dingen und eine ‹grundlegende Veränderung der Lebensumstände› zwei zentrale Voraussetzungen für Krisen im Alter» sind (Faltermaier 2002: 178). Krisen, die oft nur schwer zu bewältigen sind. Shoah-Überlebende sehen sich ebenfalls diesen (altersbedingten) Krisen ausgesetzt, die in ihrem Ausmaß jedoch das «Übliche» bei Weitem übersteigen. Einen zentralen Konflikt, der sich im Alter von Überlebenden herauszukristallisieren scheint, beschreibt de Levita als die zwei Seiten einer Medaille, «die Schuld, dass man überlebt hat, und der Triumph, dass man überlebt hat» (de Levita 2003: 61). Im Alter jedoch schwindet das Gefühl des Triumphs, weil die verbleibende Lebensspanne deutlich verkürzt ist. Zudem ist es kaum möglich, darüber zu sprechen, weil das Schuldgefühl, überlebt zu haben, und das vielleicht auch auf Kosten anderer, die weniger Glück hatten, einfach überwiegt. Das Gefühl des Stolzes auf diese Leistung des Überlebens «kann nicht bewusst empfunden werden. Wenn man also vom Schlechten nicht reden kann, weil es so fürchterlich ist und vom Guten nicht, weil es so peinlich ist, bleibt nicht viel übrig» (de Levita 2003: 80). Dieser Umstand wird auch die Biographiearbeit erschweren, die in der Pflege von Menschen höherer Lebensalter mit einfließen soll. «Bei der Biographiearbeit bedarf es einer besonderen Professionalität in der Gesprächsführung seitens der Pflegenden» (Dibelius 2006: 113). Pflegende sind also besonders auf die Hilfe von Kindern und Enkeln angewiesen und es bedarf viel Geduld und Zeit, um von den Betroffenen selbst über deren traumatische Erlebnisse zu erfahren. «Das Verständnis von Pflegenden für den biographischen Kontext eines Menschen und seinem sozialen Umfeld wächst in der Regel über Jahre und geht über das ursprüngliche Pflegeanamnesegespräch hinaus» (Dibelius 2006: 114). Erinnerungen werden oft durch alltägliche Verrichtungen freigesetzt und dann eher beiläufig erwähnt. Barneveld schreibt: «Der bejahrte Verfolgte ist kein bequemer Patient oder Klient. Er hat oft einen ausgeprägten Widerstand dagegen, ins eigene Leben zurückzublicken» (Barneveld 2003: 191). Der von Niederland geprägte Begriff des «Survivors-Syndrom» findet hier seine große Bedeutung (siehe Kap. 3.1). Lansen verbindet Symptome des Überlebenden-Syndroms mit denen der posttraumatischen Belastungsstörung. «Es ist ein buntes Spektrum von psychischen und somatischen Beschwerden und Störungen» (Lansen 2003: 174). Es müssen nicht alle Merkmale bei einem Menschen auftreten, der schwere Traumatisierungen in seiner Biographie aufweist. Wenn einige davon zutreffen, kann man davon ausgehen, «dass er an den Traumafolgen leidet» (Lansen 2003: 176). Lansen unterscheidet verschiedene Verlaufsformen eines Traumas bzw. seiner Auswirkungen.

Der **akute** Typ der Verlaufsform entwickelte Symptome direkt nach der Befreiung im Jahre 1945. Bei manchen Betroffenen tauchten dann keine Symptome mehr auf. Man therapierte oft mit Schlafmitteln, an Erzählungen war man in der Regel nicht interessiert (vgl. Lansen 2003: 177).

Der **zweite** Typ der Verlaufsform kann Jahre bis Jahrzehnte dauern, bis er ausbricht. Viele der Betroffenen haben «mit einem hohen Energieaufwand» (ebd.) ihre traumatischen Erlebnisse abgewehrt. Im Alter ist diese Form der Verdrängung nicht mehr möglich, da durch die ohnehin schwere Auseinandersetzung mit dem Alterungsprozess und seiner Folgen in dieser Phase des Lebens und durch die zusätzliche Konfrontation mit dem existenziellen Trauma die Verletzbarkeit steigt und Barrieren zerbröckeln. «Die Vergangenheit darf anwesend sein, solange gekämpft und Zeugnis abgelegt wird. Wenn dies aber aus irgendeinem Grund nicht mehr geht, droht die Dekompensation» (Barneveld 2003: 184). Das Alter ist ein solcher Grund. Barneveld weist darauf hin, «dass Verfolgte im Allgemeinen mit viel größerer Verletzbarkeit ins Seniorenalter eintreten» (Barneveld 2003: 185).

Der **dritte** Typ der Verlaufsform ist eine Mischform der beiden vorigen Typen. Symptome treten ganz am Anfang auf, dann über Jahrzehnte nicht, bis sie dann erneut auftauchen.

Werden Überlebende «gezwungen», durch Krankenhausaufenthalte, durch Eintritt in ein Seniorenheim oder in eine Pflegeeinrichtung ihre Selbstständigkeit aufzugeben, so erinnert das an den «Rückgang körperlicher und psychischer Kapazität» (Barneveld 2003: 194), der in der Zeit der Internierung einem Todesurteil gleichkam. Verlusterfahrungen im Seniorenalter sind für alle Betroffenen schwer zu verarbeiten. Für den Großteil der Traumatisierten kommt jedoch noch hinzu, dass ihre großen Verluste in der Vergangenheit «nicht in einem normalen Trauerprozess verarbeitet werden konnten» (Barneveld 2003: 194). Durch den Eintritt in eine fremde Umgebung kann das Trauma des Verlustes wieder reaktiviert werden. Das bedeutet für das Personal dieser Einrichtungen, dass Wissen über die historischen Ereignisse vorhanden sein muss, «über Langzeitfolgen und über die Bedeutung von Alltagsereignissen in diesem Umfeld für diese Menschen» (Barneveld 2003: 195). Pflegepersonal und Mitarbeiter in den Einrichtungen sollten im Vorfeld wissen, welche Symptome in der Pflege von schwerst traumatisierten Menschen auftreten können. «Flash-backs darf man nicht als Halluzinationen deuten,

Ängste nicht automatisch als neurotisches Verhalten, Verhaltensschwierigkeiten nicht automatisch als etwas Psychopathisches» (ebd.).

Zusammenfassend kann gesagt werden, dass die Spät- bzw. Langzeitfolgen für Mitarbeiter in Senioreneinrichtungen oder ambulanten Pflegediensten zu einem großen Problem werden können, wenn nicht rechtzeitig eine sensible, mit der Zeit erweiterte Form der Biographiearbeit durchgeführt und die Mitarbeiter im Umgang mit traumatisierten Menschen vorbereitet und geschult werden. Es wird ein Prozess des Umdenkens verlangt, denn nicht die in der Ausbildung vertrauten Krankheitsbilder sind hier zutreffend, sondern das, was man in der Psychologie «Dissoziationsphänomen» (multiple Persönlichkeitsstörung) nennt, kommt in diesem Fall zum Tragen (vgl., ebd.).

Dieser Prozess des Umdenkens verlangt auch die Auseinandersetzung mit der Geschichte der Opfer und der Art der Traumatisierung. Auf Grund dessen sollte von Pflegeexperten gefordert werden, dass bei Personen, die professionell Kontakt mit traumatisierten Menschen haben, Wissen über die Herkunft des Traumas vorhanden sein muss. Zudem sollte eine geschichtliche und thematische Auseinandersetzung mit dem Geschehenen Voraussetzung für die Pflege traumatisierter Menschen sein. Modellhafte Krankheitsbilder wie im Lehrbuch sind auf traumatisierte Menschen nicht immer anwendbar.

Opfer schwerster Traumatisierungen müssen individuell und im Zusammenhang mit ihrer spezifischen Biographie gesehen werden. Deshalb ist Biographiearbeit besonders wichtig.

Hier spielt auch die Problematik der zweiten Generation eine große Rolle, die u. a. darin besteht, dass sie der Geschichte der Eltern und Großeltern hilflos gegenüber stehen und «ihre Rettungsversuche» im Nachhinein erfolglos bleiben müssen.

Für Pflegepersonal ergeben sich daraus folgende Schlussfolgerungen, um mit dieser Fülle von schwierigen Verhaltensweisen umgehen zu können, ohne selbst daran zu verzweifeln.

Hinweise zum Umgang mit traumatisierten Menschen

- Ein Wissen um den Kontext, in dem das Trauma entstanden ist.
- Wissen über den historisch-biographischen Hintergrund der betroffenen Menschen.
- Wissen, dass Chinn und Kramer 1996/2008 (Brandenburg 2008: 37 und Georg 2010a, b) in verschiedene Kategorien einteilen:
  - empirisches Wissen
  - ethisches Wissen
  - persönliches Wissen und
  - intuitives Wissen (s. **Abb. 2**).

Jede dieser Formen stellt einen Teil der Gesamtheit des Wissens dar und jede hat ihre spezifische Bedeutung für die Pflege» (ebd.).

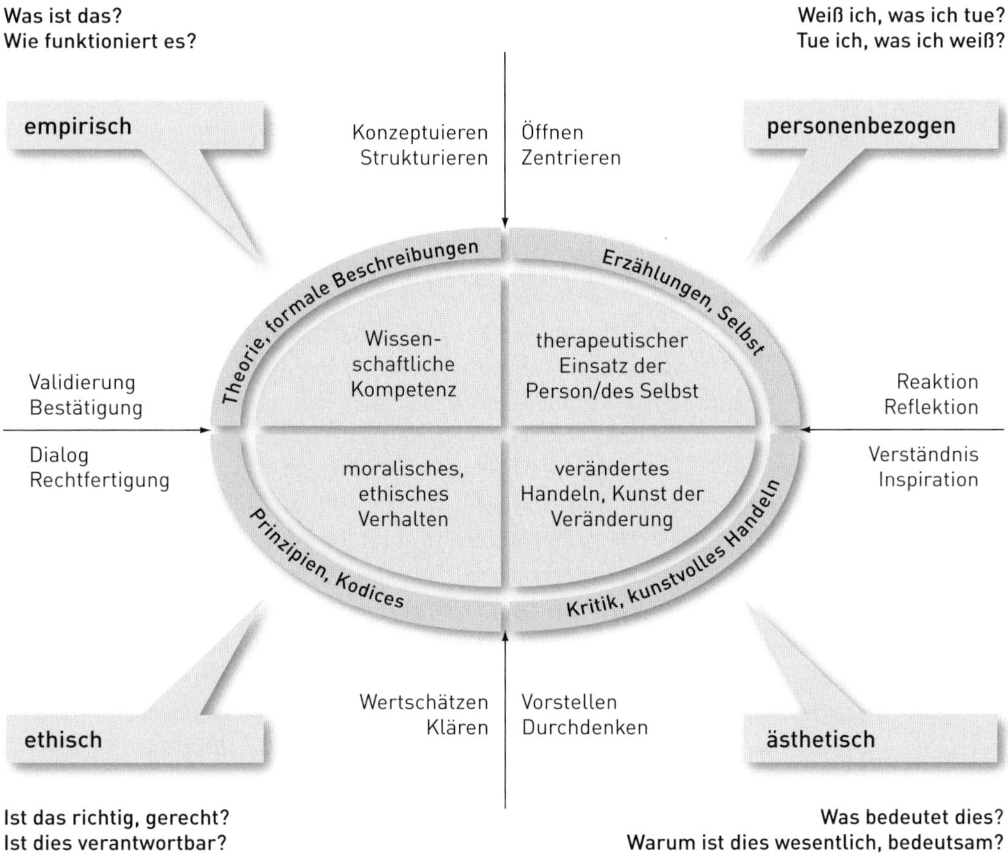

Abbildung: Wissensformen der Pflege

4.1
Was bedeutet das für die Pflege?

Welche Empfehlungen können formuliert werden, um traumatisierte NS-Opfer pflegerisch professionell unter Berücksichtigung des erlittenen Leids zu betreuen? Sie lassen sich wie folgt zusammenfassen:

4.2
Wissen über Trauma, Opfer und Geschichte

Um Shoah-Überlebende bedürfnisorientiert pflegen zu können, muss ein Basiswissen über Trauma, Opfer und Täter vorhanden sein. Dieses Wissen muss im Zusammenhang mit der Geschichte des Opfers und dem Zeitgeschehen gesehen werden. Nur ein ganzheitlicher Ansatz kann der Pflege dieser Menschen gerecht werden. Ist dieses Wissen vorhanden, kann kreativ und ohne Angst, zwanglos mit Triggern und Retraumatisierung umgegangen werden. Gut durchgeführte und immer wieder ergänzende Biographiearbeit erleichtert diesen Umgang und hilft dem Pflegepersonal, adäquat darauf zu reagieren (vgl. Schweitzer/Bruce 2010).

4.3
Vertrauen, Information und Fortbildung

Im Umgang mit Shoah-Überlebenden ist die Vertrauensbildung ganz besonders wichtig. Eine Bezugspflege wird die Vertrauensbildung unterstützen. Mitarbeiter, die aus dem gleichen Kultur- Religions- und Sprachkreis wie die Betroffenen stammen, haben es in der Regel leichter, eine vertrauensbildende Basis zu schaffen. Das kann aber nicht immer vorausgesetzt werden und gilt dann auch nur für jüdische Einrichtungen, die mit jüdischem Personal arbeiten. Für Pflegende mit einem anderen kulturellen und religiösen Hintergrund ist es unabdingbar, dass Informationen über jüdische Religion und Tradition, wie die Feiertage, die Speisegesetze (Kaschrut) und Shabbat-Riten u.a. Inhalte von Fortbildungen sein müssen. Dies gilt auch für das Wissen im Umgang mit Sterben und Tod (vgl. Neuberger, 2009). Dies gilt insbesondere in unserer globalisierten Welt im Kontext von Pflege, Migration, Interkulturalität, Interreligiösität und den Erwartungen, die die Gesellschaft an die Pflege stellt und zukünftig verstärkt stellen wird. Es darf also kein Problem der Nationalität oder des eigenen Hintergrundes sein, Menschen anderer Kulturkreise und Religionen und uns fremden (und vielleicht auch unbequemen) historischen Hintergründen zu pflegen. Es ist eher ein Problem des Unwissens, der Unsicherheit und oft genug einfach Desinteresse (vgl. Domenig 2007).

Pflege muss immer auf den Einzelnen individuell zugeschnitten sein, egal ob der oder die Betroffene aus unserem Kulturkreis kommt oder aus einem anderen. Seine/ihre Lebenswelt muss bei der Planung der Pflege berücksichtigt werden.

Das erfordert Nachdenken über unser Fachgebiet hinaus! Dies geht nur durch Wissensaneignung, durch den offenen Umgang mit der eigenen Kultur und der eigenen Geschichte sowie der Bereitschaft, die Erlebniswelt der zu pflegenden Person in die Pflege mit einzubeziehen. Und nicht zuletzt geschieht dies auch durch Selbstreflexion. «Die Individualität wie auch die Flexibilität des Einzelnen, sowohl des zu Pflegenden als auch der Pflegeperson, muss erhalten bleiben. Nur so bewahrt sich die Pflege ihren ganzheitlichen Anspruch, der nicht zuletzt in der interreligiösen und interkulturellen Kompetenz der Pflegenden als Qualitätsmerkmal ausgezeichnet wird» (Offermanns, 2010).

4.4 Respekt

Respektvoller Umgang mit Menschen ist die Basis jeder Pflegehandlung. Traumatisierte Menschen brauchen darüber hinaus Pflegepersonen, die zuhören, wenn sie, die Traumatisierten, von sich aus anfangen, ihre Geschichte zu erzählen. Shoah-Überlebende brauchen Pflegende, die sich Zeit nehmen und ein besonderes Maß an Empathie und Einfühlungsvermögen mitbringen. Selbstverständlich sollten diese Forderungen überall in der Pflege Beachtung finden. Hier ist ihre Umsetzung umso wichtiger, weil dadurch Retraumatisierungen vermieden werden können. Die Beachtung dieser Punkte zeugt von einem großen Respekt für die Opfer.

Aber auch den Pflegenden sollte Respekt entgegengebracht werden, seitens der Institutionen und Einrichtungen, die traumatisierte Menschen als Bewohner und/oder als Patienten aufnehmen und betreuen. Das Personal sollte durch gezielte Fort- und Weiterbildungen auf die besagte Klientel vorbereitet werden, um den bereits beschriebenen Verhaltensweisen und biographischen Zusammenhängen nicht schutzlos ausgeliefert zu sein. Ebenfalls sollten in diesem Zusammenhang eine Supervision oder das Angebot einer professionellen psychologischen Betreuung für das Pflegepersonal bestehen. In dem sich wandelnden gesellschaftlichen und institutionellen Anspruch, der Bewohner und Patienten von Einrichtungen dienstleistungsbewusst als «Klient und Kunde» bezeichnet, sollte kundenorientiert auf entstehende Problematiken eingegangen werden. Das beinhaltet auch den ressourcenorientierten Umgang mit den Kräftereserven der Pflege.

5. Dunkle Schatten der Vergangenheit

Jürgen Georg

Neben den eingangs ausführlich dargestellten Traumatisierungen der Shoah-Überlebenden finden sich auch auf Seite der Täter-Generation, die zeitgeschichtlich in die Weltkriege des letzen Jahrhunderts verwickelt waren, zahlreiche traumatisierte Menschen. Ihre Leiden und die dunklen Schatten über ihrem Leben werden eindringlich in dem Werk von Hartmut Radebold (2005) beschrieben. Er schildert die Beispiele von Frauen, die beim Entkleiden zur abendlichen Körperpflege durch eine männliche Pflegeperson plötzlich wild um sich schlagen und um ihr Leben zu kämpfen scheinen. Frauen, die auf eine unvermittelte Umarmung oder Berührung zutiefst erschrecken und «Du machst mir kein Kind» schreien. Nachfragen bei den Angehörigen ergeben mitunter, dass die Mutter am Kriegsende vergewaltigt wurde. Oder die Geschichte eines Holocaust-Überlebenden, der sich weigert, am gemeinsamen Mittagstisch zu sitzen, weil ihn ein Bewohner, der als Soldat im Krieg gewesen ist, mit antisemitischen Anspielungen beleidigt hat. Geschichten von Männern, die angesichts von aktuellen Kriegsreportagen im Fernsehen, die Bombenangriffe, Beschuss und Flüchtlingsströme zeigen, allmählich verstummen und sich völlig aufgeben. Menschen, die im Sterben das Überrollen durch feindliche Panzer, Verschüttet sein im Bunker und sterbende Kameraden wieder erleben und sterben «wie im Krieg».

Radebold rät daher, zeitgeschichtliche Aspekte der Biografie von alten Menschen zu berücksichtigen. Re-Aktivierungen traumatischer Erfahrungen können nach seiner Ansicht vermieden werden, wenn

- eine kontinuierliche Bezugspersonenpflege verlässliche stabile Beziehungen schafft und für eine sichere Umgebung sorgt
- bei Aufnahmegesprächen mit Bewohnern gefragt wird, wo und wie diese ihre Kindheit und Jugend verbracht haben und ausgehend vom Geburtsjahr des Bewohners überlegt und angesprochen wird, welche zeitgeschichtlichen Erfahrungen (Kriegsteilnahme/-erfahrung, rassistische Verfolgung, Shoah-, Gewalterfahrungen, Flucht, Vertreibung) er/sie gemacht hat.
- auch während Nachtdiensten für eine gleichgeschlechtliche Betreuung gesorgt werden kann.
- die Intim- und Körperpflege an einem sicheren Ort unter Sichtschutz stattfindet und möglichst durch eine gleichgeschlechtliche und vertraute Pflegeperson erfolgt.
- pflegebedürftige Frauen nicht unvermittelt umarmt oder berührt werden.

- bei auffälligen Reaktionen die Pflegehandlungen abgebrochen werden und durch direkte Fragen wie: «Was ist jetzt los?» – «Passiert hier gerade etwas, was Ihnen nicht gut tut?» die Situation geklärt wird.
- bei auffälligen Reaktionen von Bewohnern Pflegende ruhig bleiben und insbesondere bei Angst und Panikattacken Betroffene nicht alleine oder «in Ruhe» lassen.

Alte Menschen, die uns in der Pflege begegnen und sich verletzlich und zutiefst seelisch verletzt zeigen, machen uns deutlich: Bewohner haben eine Geschichte, sind Geschichte und verkörpern Geschichte. Ihre seelischen Narben und Verletzungen mahnen uns, wie wichtig es ist, über die direkte Pflege hinaus, für Toleranz, Menschenrechte und Frieden einzutreten und all jenen zu gedenken, und an die zu erinnern, die das Grauen der Kriege und die Grausamkeiten von Menschen an Menschen nicht überlebt haben (Georg, 2006).

6. Ausblick

Peter Offermanns

Es bedarf noch Studien in diesem Bereich, um einen allgemeingültigen Leitfaden für Pflegende zu entwickeln. Es besteht jedoch jetzt schon ein geballtes Expertenwissen durch die Pflege selbst; dies ist jedoch weder schriftlich fixiert, noch untersucht worden. Viele Pflegende in den Alten- und Pflegeeinrichtungen arbeiten in der Regel, ohne es zu wissen, mit traumatisierten Menschen und haben für sich und die zu Betreuenden Copingstrategien entwickelt, um eine gute Pflege zu gewährleisten. Im vorliegenden Band werden viele Tipps gegeben, wie Hindernisse umgangen, beseitigt oder darauf eingegangen werden kann. Diese Vorgehensweisen sind natürlich auch auf einen traumatisierten Menschen anzuwenden. Mit dem Hintergrundwissen, dass die Pflegeperson sich durch die Lektüre dieses oder anderer Bücher angeeignet hat, kann individuell auf die Bedürfnisse der zu pflegenden und zu betreuenden Menschen eingegangen werden. Das klappt dann mehr oder weniger gut, bleibt aber auf das Interesse und die Bereitschaft des Einzelnen beschränkt. Durch die bereits vorgeschlagenen Hilfestellungen, in Verbindung mit durchzuführenden, praxisnahen Studien, könnte dieses Praxiswissen gezielt gesammelt und auf wissenschaftliche Relevanz untersucht und geprüft werden. Die dadurch gewonnenen Erkenntnisse könnten in einem Leitfaden für Pflegende zusammengefasst werden und die Arbeit mit traumatisierten Menschen erleichtern und verbessern helfen.

Literatur

Barneveld, C. (2003). Zur Behandlung und Versorgung von Verfolgten im Seniorenalter. In Rossberg, A., Lansen, J. (Hrsg.), Das Schweigen brechen. Berliner Lektionen zu Spätfolgen der Schoa (S. 183–196) Frankfurt a. M.: Peter Lang, Europäischer Verlag der Wissenschaften.

Bauer, K. (2008). Nationalsozialismus. Wien, Köln: Böhlau Verlag UTB.

Brandenburg, H.; Dorschner, S. (2008). Pflegewissenschaften 1. Lehr- und Arbeitsbuch zur Einführung in das wissenschaftliche Denken in der Pflege. (2. Aufl.). Bern: Verlag Hans Huber

Carpenito, L. J. (2006): Nursing Diagnosis – Application to clinical Practice. Philadelphia: Lippincott, 11e.

Chinn, P. L.; Kramer, M. K. (2008): Integrated Theory and Knowledge Development in Nursing. St. Louis: Mosby.

Dasberg, H. (2003). Psychiatrische Expertise. In Rossberg, A., Lansen, J. (Hrsg.), Das Schweigen brechen. Berliner Lektionen zu Spätfolgen der Schoa (S. 311–346) Frankfurt a. M.: Peter Lang, Europäischer Verlag der Wissenschaften.

David, P., Pelly, S. (2003). Caring for Aging Holocaust Survivors. A Practice Manual. Baycrest Centre for Geriatric Care, Copyright.

Dibelius, O. (2006). Pflege als Prozess der Beziehungsgestaltung. In Dibelius, O., Uzarewicz, Ch., Pflege von Menschen höherer Lebensalter. (S. 101–125) Stuttgart: Verlag W. Kohlhammer

Doenges, M.E. et al (2002). Pflegediagnosen und Maßnahmen. Bern, Göttingen: Verlag Hans Huber.

Domenig, D. (Hrsg.) (2007) Transkulturelle Kompetenz, Bern: Huber.

Faltermaier, T.; Mayring, P.; et al. (2002) Entwicklungspsychologie des Erwachsenenalters. Stuttgart, Berlin: Verlag W. Kohlhammer. (2.Auflage)

Georg, J.: Misshandlung alter Menschen – Pflegeassessment, -diagnose und -interventionen. NOVA 34 (2003) 6: 18–23.

Georg, J.: Spuren der Vergangenheit – Posttraumatische Syndrome. NOVA 37 (2006) 12: 12–14

Georg, J.: Wissensformen in der Pflege. NOVA 41 (2010a) 1: 11–13.

Georg, J.: Poesie des Tuns. NOVA 41 (2010b) 7/8: 21–23.

Groen-Prakken H. (2003). Trauma und Entwicklungsinterferenz. In Rossberg, A., Lansen, J. (Hrsg.), Das Schweigen brechen. Berliner Lektionen zu Spätfolgen der Schoa (S. 151–168) Frankfurt a. M.: Peter Lang, Europäischer Verlag der Wissenschaften

Gschwend, G. (2004). Trauma – Psychotherapie. Ein Manual für die Praxis. Bern, Göttingen: Verlag Hans Huber.

Klee, E. (2008). Auschwitz, die NS-Medizin und ihre Opfer. Frankfurt a.M.: S. Fischer Verlag.

Kogan, I. (2009). Der stumme Schrei der Kinder. Die zweite Generation der Holocaust-Opfer. Gießen: Psychosozial-Verlag.

Krell, R. (2003). Die nicht anerkannten und verborgenen Überlebenden der Schoa: Kinder des Holocaust. In Rossberg, A., Lansen, J. (Hrsg.), Das Schweigen brechen. Berliner Lektionen zu Spätfolgen der Schoa (S. 129–136) Frankfurt a. M.: Peter Lang, Europäischer Verlag der Wissenschaften.

Lansen, J. (2003). Was ist ein Trauma? In Rossberg, A., Lansen, J. (Hrsg.), Das Schweigen brechen. Berliner Lektionen zu Spätfolgen der Schoa (S. 147–149) Frankfurt a. M.: Peter Lang, Europäischer Verlag der Wissenschaften

Leonhard, B. (2005). Die Pflege von Holocaust-Überlebenden im Alter. Die Erfahrung israelischer Pflegender in der Betreuung von Opfern der Shoah. Frankfurt a.M.: Mabuse- Verlag.

Levita de, D. (2003). Erinnern und Gedenken. In Rossberg, A., Lansen, J. (Hrsg.), Das Schweigen brechen. Berliner Lektionen zu Spätfolgen der Schoa (S. 59–70) Frankfurt a. M.: Peter Lang, Europäischer Verlag der Wissenschaften.

Loewy, H. (1996) Der Skandal ihres Schweigens. In Auschwitz: Geschichte, Rezeption und Wirkung. Jahrbuch 1996 zur Geschichte und Wirkung des Holocaust (S. 259–298) Frankfurt a.M.: Campus Verlag, Fritz Bauer Institut (Hrsg)

Mitscherlich M., Schneider C. (2009) Nachbemerkung. In Kogan, I. Der stumme Schrei der Kinder. Die zweite Generation der Holocaust-Opfer. (S. 233–239) Gießen: Psychosozial-Verlag.

Moser, C. (2007). Traumatisierungen bei MigrantInnen mit Folter- und Kriegserfahrungen. In Domenig, D. Transkulturelle Kompetenz. Lehrbuch für Pflege-, Gesundheits- und Sozialberufe. (S. 517–540) Bern, Göttingen: Verlag Hans Huber.

Moser, T. (1997). Über die Weitergabe des stummen Entsetzens. Die »Gedenkkerzen« und die Wucht der seelischen Deformation der Opferkinder. In Wardi, D. Das Trauma des Holocaust – Psychotherapie mit den Kindern der Überlebenden. (S. 9–18) Stuttgart: Klett-Cotta.

NANDA (2005): NANDA-Pflegediagnosen. Definitionen und Klassifikation 2005–2006, Bern: Huber

Neuberger, J. (2009) Sterbende unterschiedlicher Glaubensrichtungen pflegen. Bern: Huber.

Niederland, W. G. (1980). Folgen der Verfolgung: Das Überlebenden-Syndrom Seelenmord. Frankfurt a.M.: Suhrkamp Verlag.

Offermanns, P. (2010). Palliative Care und Spiritualität. Eine interkulturelle und interreligiöse Herausforderung. In NOVAcura, Fachzeitschrift des Schweizer Berufs- und Fachverbandes der Geriatrie-, Rehabilitations- und Langzeitpflege SBGRL. Ausgabe Juli/August 2010.

Poser, M., Zielke-Nadkarni, A. (2009). Trauma. In Zielke-Nadkarni, A. & Hilgendorff, C. et al. «Man sieht nur, was man weiß» –NS-Verfolgte im Alter: Fallgeschichten und Lernmaterialien. (S. 163–177) Frankfurt a.M.: Mabuse Verlag

Radebold, H. (2004): Kindheiten im zweiten Weltkrieg und ihre Folgen. Gießen: Psychosozial-Verlag.

Radebold, H. (Hrsg.), (2004): Psychotherapie im Alter – Traumatisierungen. Gießen: Psychosozial-Verlag

Radebold, H. (2005). Die dunklen Schatten unserer Vergangenheit. Konzepte der Humanwissenschaften. Stuttgart: Klett-Cotta.

Schweitzer, P.; Bruce, E. (2010). Das Reminiszenz-Buch – Praxisleitfaden zur Biografie- und Erinnerungsarbeit mit alten Menschen. Bern: Huber.

Spork, P. (2010). Der zweite Code – Epigenetik oder: wie wir unser Erbgut steuern können. Reinbek: Rowohlt.

Volbert, R. (2004). Beurteilung von Aussagen über Traumata. Erinnerungen und ihre psychologische Bewertung. Bern, Göttingen: Verlag Hans Huber.

Wardi, D. (1997). Das Trauma des Holocaust – Psychotherapie mit den Kindern der Überlebenden. Stuttgart: Klett-Cotta.

Wunderli, J. (1974). Euthanasie oder über die Würde des Sterbens. Ein Beitrag zur Diskussion. Stuttgart: Ernst Klett Verlag.

Zielke-Nadkarni, A. (2005). Jüdische Flüchtlinge aus der GUS. Bern, Göttingen: Verlag Hans Huber.

Graue Literatur

Abschlußbericht Bundesverband Information & Beratung für NS-Verfolgte e.V. (2005–2007) (nicht veröffentlicht)

Internet

http://www.bmi.bund.de/cln_012/nn_121894/Internet/Content/Common/Anlagen/Broschueren/2004/Migrationsbericht__2004,templateId=raw,property=publicationFile.pdf/Migrationsbericht_2004 (Stand 11.02.2009)

http://www.hagalil.com/Shoa-Holocaust (Stand 01.03.2009)

politische-bildung-brandenburg/arier

http://www.politische-bildung-brandenburg.de/extrem/glossar/arier.htm (Stand 25.04.2009)

Kriegsende.ard.

http://kriegsende.ard.de/pages_std_lib/0,3275,OID1121128,00.html (Stand 12.02.2009)

Judenstern

http://images.google.de/images?hl=de&q=judenstern&um=1&ie=UTF8&ei=sKmaSauvHYvK0AWD1vy8Ag&sa=X&oi=image_result_group&resnum=4&ct=title (Stand 12.02.2009)

DSM-IV-TR, 309.81 Posttraumatic Stress Disorder

http://de.wikipedia.org/wiki/Trauma_(Psychologie) (Stand 29.04.2009)

Glossar

Aktion T4. Programm zur Vernichtung «unwerten Lebens», z.B. geistig behinderte und psychisch kranke Menschen. Das Konzept wurde in einer Villa in der Tiergartenstrasse 4, Berlin von Viktor Brack entwickelt.

Arier. Im Nationalsozialismus als rein indogermanische Herrenrasse umgedeutet. Ab 1935 nicht mehr als amtlicher Rechtsbegriff verwendet. Stattdessen «Person deutschen oder artverwandten Blutes».

Cluster. engl. Schwarm, Haufen, Bündel

Dissoziation. Laut Definition der DSM-IV die Unterbrechung der normalerweise integrativen Funktionen des Bewusstseins, des Gedächtnisses, der Identität oder der Wahrnehmung der Umwelt.

Eugenik. Bezeichnet seit 1883 die Anwendung humangenetischer Erkenntnisse auf Bevölkerungs- und Gesundheitspolitik mit dem Ziel, den Anteil positiv bewerteter Erbanlagen zu vergrößern und negativ bewerteter Erbanlagen zu verringern. Bestimmte die Bevölkerungspolitik in der Zeit des Nationalsozialismus.

Euthanasie. (griech.) der schöne, leichte Tod

GUS. Gemeinschaft Unabhängiger Staaten → Zusammenschluss verschiedener Nachfolgestaaten der Sowjetunion (UdSSR) seit dem 8. Dezember 1991.

Holocaust. (griech.) «vollständig Verbranntes», «Brandopfer»

Jewish Claims Conference. Zusammenschluss jüdischer Organisationen, die seit ihrer Gründung 1951 Entschädigungsansprüche jüdischer Opfer des Nationalsozialismus und Holocaust-Überlebender vertritt.

Kaiser-Wilhelm-Institut. Von 1926–1945 Institut für Anthropologie, menschliche Erblehre und Eugenik. In der Zeit des Nationalsozialismus spielte das Institut eine besondere Rolle bei den Forschungen zur Rassentheorie. Während sich der erste Direktor Eugen Fischer bei der Vorbereitung gesetzlichen Grundlagen der nationalsozialistischen Rassenpolitik engagierte, förderte sein Nachfolger Otmar von Verschuer aktiv die Menschenversuche von Josef Mengele im Konzentrationslager Auschwitz-Birkenau. (http://de.wikipedia.org/wiki/Kaiser-Wilhelm Institut_f%C3%BCr_Anthropologie,_menschliche_Erblehre_und_Eugenik)

Kategorisierung. Einteilung in Klassen

Kontingentflüchtlinge. Heißen in Deutschland Flüchtlinge, die in festgelegten Anzahlen (Kontingente) gleichmäßig auf die einzelnen Bundesländer verteilt werden.

Konzentrationslager. Internierungslager

Massaker. Massenmord, Blutbad

Shoah. (hebr.) «Unheil», «Große Katastrophe»

Stalinismus. «Bezeichnung für die von J. W. Stalin geprägte theoretische Interpretation des Marxismus sowie für bürokratisch-diktatorische Herrschaftsformen in den kommunistischen Ländern, die von Stalin erstmals praktiziert wurden» (http://lexikon.meyers.de/wissen/Stalinismus+(Sachartikel)

Transgenerationale Weitergabe. Nachhaltigkeit historischer Erfahrungen (z. B. traumatische Kriegserlebnisse) über mehrere Generationen

Trigger. Auslöser

Nachwort

«Körperpflege ohne Kampf» – Pflegende verstehen diesen Satz sofort. Für sie hat Körperpflege am Patienten oberste Priorität, ja oft wird sie zum Akt der Selbstdefinition schlechthin. Nicht umsonst ist die Körperpflege die Basis der Pflegeausbildung. Am Erfolg ihrer Durchführung wird oft gemessen, ob man die nötige Einstellung und die geforderte Eignung zum Beruf mit sich bringt. Soweit die Theorie... Was aber, wenn sich der Patient nicht lehrbuchmäßig ausziehen, unter die Dusche führen, mit Wasser begießen, mit Seife einseifen und mit Tüchern abtrocknen lässt? Ein Fiasko! Eine Kampfansage, das Baden droht zur Bambule[1] zu werden, um so mehr, wenn der Patient verwirrt ist, ungepflegt aussieht, nicht mehr gut riecht und dann auch noch handgreiflich wird. Dieses Verhalten stört den ohnehin knappen Zeitplan, in den Pflegende organisatorisch und durch finanzielle Rahmenbedingungen gepresst werden, um Menschen zu waschen, zu duschen, zu baden. Dieses Verhalten bringt auch die ganze Pflegeplanung durcheinander und gefährdet scheinbar den Ablauf der Arbeit. Spätestens jetzt wird es Zeit sich zu fragen, ob der Pflegende nicht etwas vergessen hat. Wir haben den Menschen vergessen, den wir pflegen möchten mit all unserem Können. Wir haben seine Individualität vergessen. Wir haben seine Einzigartigkeit, seine ureigensten Erfahrungen und Lebenswelten, aus denen er kommt und in denen er vielleicht immer noch lebt, vergessen. Wir müssen uns bewusst machen, dass wir in Bereiche eindringen, die nicht nur äußerst intim, sondern auch schmerzhaft besetzt bis traumatisch belegt sein können. Die Reaktion des Betroffenen auf unseren «Körperpflegeeinsatz» ist also bisweilen durchaus verständlich und so müssen wir uns nur die Mühe machen zu verstehen und dementsprechend unser Konzept von Körperpflege zu verändern bzw. anzupassen. Georg sagt in einem Beitrag über die «Poesie des Tuns», dass pflegerisches Handeln kunstvoll sein kann und eben voller Poesie ist. Man muss nur hinsehen. *«Es ist schön, eine 83-jährige Frau, die mit sireneartigem lautem Schreien eine ganze Station an den Rand des kollektiven Nervenzusammenbruchs bringt, in den Arm zu nehmen, ihr leise zuzusprechen oder nur eine Melodie zu summen und zu sehen, wie sich die 'Schreihälsin' dann zu einem sanften Menschlein wandelt, die sich in den Armen ihrer Mutter wähnt und sich selbst beruhigend «Mama, Mama» zuflüstert»* (Georg, 2010: 21–23).

Diese Poesie des Tuns wird in dem vorliegenden Band «Körperpflege ohne Kampf» eindringlich beschrieben. Ganz unprätentiös wird dargelegt, wie Pflegende mit einfachen Ansätzen versuchen können, Menschen zu verstehen,

---

1 Bambule ist ein uspründlich aus der Bantusprache stammender Begriff, der in die deutsche Gaunersprache übernommen wurde. Er bezeichnet das Trommeln mit allen möglichen Gegenständen innerhalb und außerhalb von Gefängniszellen als eine von Häftlingen praktizierte Form des Protestes. In diesem Begriff steckt eine Doppelbödigkeit, die auf die dem Akt innewohnende physische Gewalt und den Kontext der totalen Institution und somit die strukturelle Gewalt verweist. «Bambule» muss somit individuell auf zwischenmenschlicher Ebene von Pflegenden und Patienten und strukturell auf institutionell-organisatorischer Ebene begegnet werden.

Lösungen auszuwählen, anschließend zu testen. Pflegende lernen, ihr Handeln zu hinterfragen, fantasievoll Pflege umzusetzen und Improvisation und das tägliche «Durchwursteln» als Chance zu erkennen. Hier beginnt die hohe Kunst der Pflege, eine Kunst, die es immer noch schwer hat, wahrgenommen zu werden. Oberstes Gebot ist es, den betreffenden Menschen bewusst anzuschauen, auf seine Eigenheiten einzugehen und je nach Tagesbefindlichkeit die Pflegehandlung anzupassen, zu verändern oder auch ganz sein zu lassen, um sie auf einen späteren Zeitpunkt zu verschieben. Ein gleichbleibendes, unveränderbares Konzept gibt es nicht. Das belegen die vielen Fallbeispiele im vorliegenden Band. Gründe für Verweigerungshaltungen werden aufgezählt und Lösungsansätze angeboten. Somit wird das Handbuch zu einem guten Wegweiser durch den pflegerischen Alltag in Senioreneinrichtungen, in Wohngemeinschaften und für Menschen, die sich mit der Pflege und dem Umgang mit Demenzkranken nicht nur professionell auseinandersetzen möchten. Der vorliegende Band sammelt verdichtetes Expertenwissen, das auf den Erfahrung vieler aufmerksamer Pflegender beruht und bietet somit eine hervorragende Grundlage für noch ausstehende vertiefende wissenschaftliche Untersuchungen zum Thema.

Für den Kontext der deutschsprachigen Ausgabe wurde das Werk um ein Kapitel zum Umgang mit traumatisieren Menschen erweitert, deren Traumatisierung eben in Situationen der Körperpflege wieder aufbrechen kann. Auch dafür gilt es zu sensibilisieren, um aus dem «Clash und Kampf der Körperpflege» eine Kunst der Körperpflege werden zu lassen.

Berlin im Juli 2010

Peter Offermanns
Gesundheits- und Krankenpfleger, Diplom Pflegewirt (FH)
Leiter dreier Demenz-Wohngemeinschaften.

Literatur

Georg, J.: Poesie des Tuns. NOVA 41 (2010) 7/8: 21–23.

Adressen

Deutschland

Alzheimer-Ethik e.V.
Besucher-Adresse Mo, Mi, Fr 9–11.30 Uhr und nach Vereinbarung:
Werlerstr. 207, Gartenhaus
59063 Hamm
Telefon: (02381) 972 28 84
E-Mail: alzeth@aol.com
Internet: http://www.alzheimer-ethik.de
http://www.alzheimer-alternativ-therapie.de

Alzheimer Forschung Initiative e.V.
Grabenstr. 5
40213 Düsseldorf
Postadresse: Postfach 20 01 29, 40099 Düsseldorf
Telefon: (0211) 86 20 66-0; Service-Telefon: (0800) 2 00 40 01 (gebührenfrei)
Fax: (0211) 86 20 66-11
E-Mail: info@alzheimer-forschung.de
Internet: http://www.alzheimer-forschung.de

BAGA Bundesarbeitsgemeinschaft für Alten- und Angehörigenberatung e.V.
Lisa Berk
Berliner Platz 8
97080 Würzburg
Telefon: (0931) 28 43 57
E-Mail: info@baga.de
Internet: http://www.baga.de

BAG Selbsthilfe e.V.
Bundesarbeitsgemeinschaft Selbsthilfe von Menschen mit Behinderung und chronischer Erkrankung und ihren Angehörigen e.V.
Kirchfeldstr. 149
40215 Düsseldorf
Telefon: (0211) 3 10 06-0
Fax: (0211) 3 10 06-48
E-Mail: info@bag-selbsthilfe.de
Internet: http://www.bag-selbsthilfe.de

Bundesarbeitsgemeinschaft der Freien Wohlfahrtspflege (BAGFW) e.V.
Oranienburger Straße 13–14
10178 Berlin
Telefon: (030) 2 40 89-0
Fax: (030) 2 40 89-134
E-Mail: info@bag-wohlfahrt.de
Internet: http://www.bagfw.de

Bundesministerium für Familie, Senioren, Frauen und Jugend
11018 Berlin
Telefon: (00180) 1 90 70 50 (Montag bis Donnerstag: von 9.00–18.00 Uhr)
Anrufe aus dem Festnetz: 9–18 Uhr 3,9 Cent pro angefangene Minute
Telefon: (030) 1 85 55-0 (Zentrale)
Fax: (030) 1 85 55-44 00
E-Mail: Kontaktformular
http://www.bmfsfj.de (dann weiter zu ® Ältere Menschen ® Demenz)

Deta-Med
Karl-Marx-Str. 188 (Ärztehaus)
12043 Berlin
Telefon: (030) 68 98 99 70
Fax: (030) 8 99 79 68 94 57
E-Mail: info@deta-med.com

Demenz Support Stuttgart – Zentrum für Informationstransfer
Hölderlinstr. 4
70174 Stuttgart
Telefon: (0711) 9 97 87-10
Fax: (0711) 9 97 87-29
E-Mail: info@demenz-support.de
Internet: http://www.demenz-support.de

Deutsche Alzheimer Gesellschaft e.V.
Friedrichstr. 236
10969 Berlin
Telefon: (030) 2 59 37 95-0
Fax: (030) 2 59 37 95-29
E-Mail: info@deutsche-alzheimer.de
Internet: http://www.deutsche-alzheimer.de
mit ausführlichen Informationen zu allen regionalen Beratungsstellen.

Deutsche Arbeitsgemeinschaft Selbsthilfegruppen e.V.
Kontaktstelle für Selbsthilfegruppen Gießen
Friedrichstr. 28
35392 Gießen
Telefon: (0641) 9 94 56-12
Fax: (0641) 9 94 56-19
E-Mail: dagshg@gmx.de
Internet: www.dag-shg.de

Deutsche Expertengruppe Dementenbetreuung e.V.
c/o Alzheimer Gesellschaft Bochum
Frau Christel Schulz
Universitätsstr. 77
44789 Bochum
Telefon: (03221) 1 05 69 79
Fax: (040) 27 87 13 81
E-Mail: info@demenz-ded.de
Internet: http://www.demenz-ded.de

Deutsche Gesellschaft für Neurologie e.V. (DGN)
Geschäftsstelle
Reinhardtstr. 14
10117 Berlin
Telefon: (030) 53 14 37 93-0
Fax: (030) 53 14 37 93-9
E-Mail: info@dgn.org
Internet: http://www.dgn.org

Deutsche Gesellschaft für Gerontopsychiatrie und -psychotherapie e.V. (DGGPP)
Geschäftsstelle
Postfach 1366
51675 Wiehl
Telefon: (02262) 79 76 83
Fax: (02262) 9 99 99 16
E-Mail: GS@dggpp.de
Internet: http://www.dggpp.de

Deutsche Gesellschaft für Psychiatrie, Psychotherapie und Nervenheilkunde (DGPPN)
Hauptgeschäftsstelle:
Reinhardtstr. 14
10117 Berlin
Telefon: (030) 2 40 47 72-0
Fax: (030) 2 40 47 72-29
E-Mail: sekretariat@dgppn.de
Internet: http://www.dgppn.de

Deutsche Seniorenliga e.V.
Heilsbachstr. 32
53123 Bonn
Telefon: (0228) 3 67 93-0
Fax: (0228) 3 67 93-90
E-Mail: info@deutsche-seniorenliga.de
Internet: http://www.deutsche-seniorenliga.de

Deutsches Grünes Kreuz e.V.
Im Kilian
Schuhmarkt 4
35037 Marburg
Telefon: (064) 2 12 93-0
Fax: (064) 2 12 29-10 ((?))
E-Mail: dgk@kilian.de
Internet: http://www.dgk.de

Deutsches Zentrum für Altersfragen (DZA)
Manfred-von-Richthofenstr. 2
12101 Berlin-Tempelhof
Telefon: (030) 2 60 74 00
Fax: (030) 7 85 43 50
E-Mail: Kontaktformular auf der Homepage («Kontakt»)
Internet: http://www.dza.de

Forum gemeinschaftliches Wohnen e.V.
Bundesvereinigung
Haus der Region, Hildesheimer Str. 20
30169 Hannover
Telefon: (0511) 4 75 32 53
Fax: (0511 4 75 35 30
E-Mail: info@fgwa.de
Internet: http://www.fgwa.de

Hirnliga e.V.
Geschäftsstelle
Postfach 1366
51657 Wiehl
Telefon: (02262) 9 99 99 17 (montags bis freitags von 8.30 bis 12.30 Uhr)
E-Mail: buero@hirnliga.de
Internet: http://www.hirnliga.de

IdeM
Informationszentrum für dementiell und psychisch erkrankte sowie geistig behinderte MigrantInnen und ihre Angehörigen
Frau Derya Wrobel
Rubensstr. 84
12157 Berlin
Telefon: (030) 85 62 96 57
Fax: (030 85 62 96 58
E-Mail: derya.wrobel@vdk.de
Internet: http://www.idem-berlin.de

Allgemeine Sprechzeiten: dienstags 9.00–12.00 Uhr, donnerstags 13.00–15.00 Uhr
Muttersprachliche Sprechzeiten: jeweils in der ersten Woche des Monats
Türkisch: montags von 9.00–12.00 Uhr
Arabisch: montags von 15.00–18.00 Uhr
Polnisch: dienstags von 15.00–18.00 Uhr
Serbisch-Kroatisch: mittwochs von 15.00–18.00 Uhr

Kompetenznetz Demenzen e.V.
Sprecher Prof. Dr. med. Wolfgan Maier
Zentralinstitut für Seelische Gesundheit
J5
68159 MannheimBeratung und Hilfe s. Deutsche Alzheimer Gesellschaft
Internet: http://www.kompetenznetz-demenzen.de

Kuratorium Deutsche Altershilfe (KDA)
Wilhelmine-Lübke-Stiftung e.V.
An der Pauluskirche 3
50677 Köln
Telefon: (0221) 93 18 47-0
Internet: http://www.kda.de

Selbsthilfewegweiser für Bremen und Nordniedersachsen
Angehörigengruppe für Alzheimererkrankte
Faulenstr. 31
28195 Bremen
Telefon: (0421) 4 98 86 34 und (0421) 70 45 81
Fax: (0421) 70 74 72
E-Mail: info@netzwerk-selbsthilfe.com
Internet: http://www.netzwerk-selbsthilfe.de

Österreich

Alzheimer-Selbsthilfe.at
Obere Augartenstr. 26–28
1020 Wien
Tel./Fax: (01) 3 32 51 66
Internet: http://www.alzheimer-selbsthilfe.at

Schweiz

Alzheimer – Schweizerische Alzheimervereinigung
Rue des Pêcheurs 8 E
1400 Yverdon-les-Bains
Telefon: (024) 4 26 20 00
Alzheimer-Telefon: (024) 4 26 06 06,
bedient von Montag bis Freitag, jeweils von 8–12 und von 14–17 Uhr.
E-Mail: info@alz.ch
Internet: http://www.alz.ch

Alzheimer Forum Schweiz
Postfach 7832
3001 Bern
E-Mail: info@alzheimerforum.ch
Internet: http://www.alzheimerforum.ch

Schrittweise …
Palliative Betreuung in Ihrer Nähe
Mühlegasse 33
8001 Zürich
Telefon: (044) 4 63 13 10
Fax: (044) 4 63 18 86
E-Mail: kontakt@schrittweise.ch

AutorInnenverzeichnis

Ann Louise Barrick, PhD, ist klinische Professorin an der University of North Carolina, Chapel Hill, Department of Psychology, John Umstead Hospital, Butner, North Carolina. Sie promovierte an der Ball State University über das Thema Psychologische Beratung und ist seit 1986 als Gerontopsychologin tätig. Sie leitet Fortbildungen für professionelle Pflegefachpersonen in den Bereichen Assessment und Umgang mit Personen mit Demenz. Sie war in der Forschung tätig, hat Artikel über Verhaltenssymptome bei Demenz veröffentlicht und an zwei Lehrfilmen und einer CD/DVD über Methoden der Körperpflege bei Demenzkranken mitgewirkt.

Joanne Rader, RN, MN, ist derzeit freiberufliche Beraterin. Sie war 30 Jahre im Bereich der Langzeitpflege tätig. Sie hat an Forschungsprojekten mitgewirkt, um den Einsatz körperlicher Fixierungen, die Verabreichung unangemessener Psychopharmaka und das abwehrende, selbstschützende Verhalten von Personen mit Demenz bei der Körperpflege und Morgentoilette zu reduzieren. Sie hat ein Werk mit dem Titel *Individualized Dementia Care: Creative, Compassionate Approaches* verfasst, das 1996 vom American Journal of Nursing als Buch des Jahres ausgezeichnet wurde. Sie hat zahlreiche Artikel und Bücher über die emotionalen Bedürfnisse und Verhaltenssymptome demenzkranker Menschen publiziert und an der Produktion von Handbüchern und Videos über individualisierte Rollstuhlsitze für ältere Menschen mitgewirkt. Sie ist Gründungs- und Vorstandsmitglied des Pioneer Network, einer Organisation mit dem Ziel, die Kultur des Alterns in den Vereinigten Staaten zu verändern.

Beverly Hoeffer, DNSc, RN, FAAN, ist Professorin und emeritierte Dekanin der School of Nursing, Oregon Health and Science University in Portland, Oregon. Sie hat ihren Master als Psychiatriepflegefachperson an der Rutgers University und den Doktor der Pflegewissenschaften an der University of California erworben. Ihre Forschungen gelten seit über 20 Jahren den Verhaltenssymptomen Demenzkranker, sowie den Erfolgskontrollen und klinischen Interventionen im Bereich der Körperpflege von Personen mit Demenz. Sie hat zahlreiche Vorträge gehalten und einzelne Kapitel für Fachbücher über die Betreuung von Personen mit Demenz verfasst.

Philip D. Sloane, MD, MPH, ist Ordentlicher Professor des Elizabeth and Oscar Goodwin Lehrstuhls für Familienmedizin an der University of North Carolina, Chapel Hill. Er ist Gerontologe, war in mehreren Langzeitpflegeeinrichtungen als ärztlicher Direktor tätig und hat an dem Werk *Primary Care Geriatrics, Dementia Units in Long-Term Care sowie an Key Elements of Dementia Care* der Alzheimer's Association als Autor mitgewirkt. Seine Arbeiten über den Umgang mit Menschen, die an der Alzheimerkrankheit und anderen Demenzerkrankungen leiden, haben ihn landesweit bekannt gemacht.

Stacey Biddle, COTA/L, hat ihre kreativen Talente mit einem Studienabschluss in Kunst- und Ergotherapie kombiniert und 15 Jahre mit alten Menschen in den Bereichen des Betreuten Wohnens, der ambulanten Pflege, der Hauskrankenpflege und der kommunalen mobilen Gesundheitsbetreuung gearbeitet. Sie hat große Erfahrung mit der Adaptierung und Modifizierung des Wohnumfelds, um die Lebensqualität alter Menschen zu verbessern, und ihnen die Aktivitäten des täglichen Lebens zu erleichtern.

MitarbeiterInnenverzeichnis

Margaret P. Calkins, PhD
Präsident
I.D.E.A.S, Inc.
Kirtland, Ohio

Johannah Uriri Glover, PhD, MNSc, MSCR, RNP
Assistant Professor
Arizona State University
College of Nursing and Health Innovation
Phoenix, Arizona

Kimberley Horton Hoffman, BSMT (ASCP), CIC
Clinical Manager
Microbiology and Molecular Diagnostics
University of Arkansas for Medical Sciences
Little Rock, Arkansas

Mary Lavelle, MS, RN
Portland, Oregon

Darlene McKenzie, PhD, RN
Professor Emeritus
Oregon Health Sciences University
Portland, Oregon

Lois Miller, PhD, RN
Professor
School of Nursing
*Oregon Health Sciences University
Portland, Oregon

Madeline Mitchell, MURP
Project Director (NC)
Data Collection/Management
Cecil G. Sheps Center for Health Service Research
University of North Carolina-Chapel Hill
Chapel Hill, North Carolina

Carla Gene Rapp, PhD, RN, CRRN
Assistant Professor
Duke University School of Nursing
Durham, North Carolina

Joyce H. Rasin, PhD, RN
Associate Professor
Coordinator, Community-Based Nursing
School of Nursing
Widener University
Chester, Pennsylvania

Theresa H. Raudsepp, MSPT
Physical Therapist
Providence Benedictine Nursing Center
Mount Angel, Oregon

LouAnn Rondorf-Klym, PhD, RN, CNS
Senior Clinical Science Manager
Abbott Laboratories, Cardiovascular Medicine
Wilsonville, Oregon

Adele Mattinat Spegman, PhD, RN
Director
Center for Health Research
Geisinger Health System
Danville, Pennsylvania

Karen Amann Talerico, PhD, RN, CNS
President
Amann Talerico Consulting
Portland, Oregon

Jennifer Wood, LPTA, CIMT
Physical Therapy Assistant
In Touch Physical Therapy
Tigard, Oregon

Stichwortverzeichnis

A

Abbruch/Unterbrechung 50
Ablehnung respektieren 50
Ablenkung 48, 75, 78, 81
Abneigungen 54
Aggression 22, 23, 30
Agitation, vokale 22
AGS-Richtlinien 149
Akne 165
Aktivität, auslösende 24
Aktivitäten des tägliche Lebens *s. ATLs*
Aktivitätenfortführung 122, 123
Aktivitätsstruktur, konsistente 128
Akupunktur 148
Altershaut 157
Analgetikum, nicht-sedierendes/sedierendes 149
Angehörige 50, 296
Angehörigeninformation 244
Angst 61
Anpassungsfähigkeit, eigene 62
Anrede 47
Anti-Rutsch-Anstrich 198
Antidepressiva 151
Antikonvulsiva 151
Antiphlogistika, nichtsteroidale 149
Anweisung, einfache 123, 128
Anweisung, komplexe 121
Arbeiten, rückenschonendes 172
Arbeitsplatzbeschreibungen 241, 242
Arbeitsunzufriedenheit 30
Arbeitsvorschriften 27
Assessment 53
- Haut 158
- Schmerzen 137
- Verhalten 53

ATLs 117
- Ermittlungspfad 122
- Fallgeschichte 129
- Fazit 129
- Formblatt 132
- Hilfsbedürftigkeitsermittlung 117, 118, 119, 121
- Hilfsstrategien, spezielle 124, 125
- Hilfsstrategien/Standard 124, 128

Atmosphäre 26, 27, 67
Aufmerksamkeit 121, 122
Aufsichtsbehörden 244
Auskunftsbogen, persönlicher 54
Auslöser 57
Ausschlag 159
Äußerungen, demenzbedingte 59

B

Bad, schmerzreduzierendes 147
Bade-Expertin 233
Baden historisches *s. Historie*
Badepläne, unflexible 238
Badewannen 209
- Aspekte, praktische 209
- Ein-/Aussteigen 209
- Freistand 212
- Modelle/Sondermodelle 213, 214
- Reinigung/Desinfektion 213
- Sicherheit/Unfallverhütung 212
- Transferhilfen 212
- Tür, eingebaute 212
- Zubehör 210

Badezimmerutensilien 68
Badezusätze 49, 209
Bedrohungsgefühl 25
Bedürfnisbefriedigung 46
Bedürfnisse, emotionale 57, 61, 79
Bedürfnisse, körperliche 60, 67, 79
Beißen 102
Beleuchtung 66
Beruhigung 26
Berührung, sanfte 48

Beschimpfungen 23
Betreuungsperson, zweite 49
Bettduschensystem 215, 216
Betten, höhenverstellbare 49
Bewegungstechniken, rückenschonende 171, 172
Beziehungsansatz, verbesserter 47
Bezugsperson 49
Bezugspflege 234
– Vorteile 237
Biografie 54
Bodenbeläge, rutschfeste 198
Botschaften, eigene nonverbale 63
Burn-out 30, 289, 290

C
Change Management 240
Child Survivors 339
Co-Analgetika 151

D
Dampfbäder 34
Debris 159
Demenz 20, 22
– Adressenverzeichnis/Literatur 314
– Grad 54
– Merkmale/Stadien 64, 65
Depression 61
Desinfektionsmittel, chlorhaltige 163
Düfte, angenehme 197
Duschen 204
– Ausstattung 204, 208
– Desinfektionssysteme 205
– Instandhaltung/Reinigung 205
– Modelle, handelsübliche 208
– Sicherheit 205
– Wassertemperaturregler 205
– Zubehör 220
Duschen, gemeinsames 107
Duschhocker 210
Duschstuhl/-rollstuhl 211
Duschwagen 211
Duschwannen 208, 214

E
Eden Alternative 225
Emotionen *s. Bedürfnisse, emotionale*
Empathie 263, 264
Erkrankungen, akute 60
Eruption 159

F
Faktoren, zwischenmenschliche 63
Fissuren 159
Fixierung 30
Flexibilität 238
Flexibilität, zeitliche 49
Fluchen 23
Fragebögen/Formblätter 54
– Ablauf des Stressverhaltens 56
– ATLs 132
– Auskunftsbogen, persönlicher 54, 71
– Hautzustand 161
– Interventionsplanung 111, 112
– Transferverlaufsbogen 176, 177
– Vorlieben und Gewohnheiten 72
Führung, körperliche 120, 122, 127
Funktionspflege 234
Fußwaschung 95

G
Ganzkörperwaschung im Bett 103
–, beruhigende 103, 104
– Möglichkeiten 215
– Nachteile/Vorteile 215
– Pflegehilfen, spezielle 216
– Pflegeutensilien 215
– Übung 273
Gele, schmerzlindernde 151
Geräteanpassung 49
Geräteausstattung 68
Geräuschpegel 49, 67, 195
Gerüche 67, 197
Gesichter/Smiley-Skala 139
Gesichtsausdruck 141
Gewohnheiten, frühere 54
Green House Betreuungsmodell 225
Grenzüberschreitung, persönliche 25

H
Haarwaschbecken, aufblasbares 216
Haarwaschtechniken 107
– Bett 108
– Friseursalon 108
– Marmelade im Haar 109
– Trockenhaarwäsche 109
– Waschlappenwäsche 108
Haifischleberöl 164
Haltegriffe 199, 210
Handbrause, mobile 210
Haut, rissige 159
Haut, schuppige 159

Hautfarbe, dunkle 165
Hautläsionen 159
Hautpflege 93, 157
–, angemessene 164
– Assessment 158
– Assessment-Formblatt 161
– Fazit 166
– Hautmerkmale 157
– Hautprobleme 159
– Hygienemaßnahmen 162
– Infektionsprophylaxe 162
– Literatur 166
Hebehilfen, mechanische 170
Heimbeiräte 244
Heimpflege, herkömmliche/transformierte 223
Heimphilosophie 68
Historie 33
– Baden, prähistorisches 34
– Christentum, frühes 35
– Dampf 34
– Fiebersack 36
– Fluss-/Meerbaden 37
– Gesundheitspflege, klösterliche 35
– Hydrotherapie 37
– Literatur 40
– Mittelalter 36
– Reinlichkeit, populär werdende 38
– Wasserkurbewegung 37
– Wellenbad, tragbares 37
– Zivilisationen, griechisch-römische 34
– Zusammenfassung 39
Holocaustsyndrom 337
Household Model 227
Hygienevorstellungen, falsche 28
Hyper-/Hypopigmentierung 159

I
Ideenumsetzung 241
Impulsgebung, körperliche/verbale 119, 122, 126
Informationssammlung 54
Inkontinenz 94
Interaktionsförderung 117
Interventionsplanung 75
– Alternativen/Lösungen, originelle 105
– Bedürfnisse, spezielle 79
– Einstellung, realistische 75
– Fallbeispiel 80
– Formblatt 111, 112
– Ganzkörperwaschung im Bett 103
– Haarwaschtechniken, kreative 107
– Kommunikationsfähigkeiten 78
– Lösungen testen 111
– Unabhängigkeit ermitteln 77
– Ziele, messbare 76
– Zusammenfassung 113
Interventionsplanung/Beispiel 83
– Ablehnung/Dusche betreten 90
– Ablehnung/Entkleiden 88
– Ablehnung/Füße waschen 95
– Ablehnung/Waschen 85
– Ablehnung/Waschraum 84
– Ablehnung/Zähneputzen 96
– Bedürfnisse 83
– Beißen 102
– Festhalten 97
– Haut, empfindliche 93
– Inkontinenz 94
– Maßnahmen/Verhaltensvorschläge 83
– Schmerzen 92
– Schreien 98
– Treten 100
– Verhaltenssymptome 83
– Ziele 83

K
Kampf 19
– Aktivität, auslösende 24
– Auswirkungen/Folgen 30
– Fazit 31
– Literatur 31
– verstehen 19
Katzenwäsche 106
Kommunikation 26
– Anpassung/Grad 78
–, desinteressierte 26
–, engagierte 26
– Gestaltung 48
Kontinuität 234
Kontrollverlust 25
Körperpflege verändern 229
Körperpflege zu Hause 245
– Kreativität 246
– Möglichkeiten 246
– Pflegedienst, ambulanter 247
Körperpflege, personenorientierte 13, 15, 44
– Programm zur Erfolgsmessung 303
– Lehren/Schulung *s. Lehrmethoden, interaktive*
– Themen, spezielle 115
– Umsetzungsplan 243

Körperpflegefrequenz 238, 239
Körperpflegeprodukte, allgemeine 204, 206
Körperpflegetechniken, verschiedene 241
KZ-Syndrom 337

L
Lautäußerungen 22
Laxanzien 147
Lehrmethoden, interaktive 255
– Anreize 258
– Anwendbarkeit 257
– Demonstration 260
– Diskussion 260
– Fallstudie 261
– Gefühle, positive 258
– Informationsnutzen 257
– Informationsvermittlung 259
– Kopiervorlagen 279
– Lernatmosphäre 255
– Lernkreis 240, 260
– Literatur 263
– Motivation 256
– Overhead-Folien 284
– Praxis, supervisierte 261
– Respekt 256
– Rollenspiele 260
– Übung Auslöser Pflegeperson 270, 280
– Übung Empathie 264, 279
– Übung Ganzkörperwaschung im Bett 273
– Übung Verhaltensauslöser, emotionale/körperliche 266, 279
– Unterrichtshilfen, audiovisuelle/visuelle 259
– Unterrichtskomponenten 258
– Vortrag 259
– Wohlbefinden 256
– Zusammenfassung 262
Leistungsvermögen 58
Liegesessel 105
Live Oak Institute 226
Lob 128
Lösungen, originelle 105

M
Massage 148
Materialausstattung 68
Mazeration 159
Medikamente *s. Schmerzmanagement*
Mikroorganismen, pathogene 162
Mobilitätshilfen 66
Musik, beruhigende 49, 79, 196
Mythen Körperpflege 282

N
Nachahmungsanregung 119, 122, 123, 126
Nachwort 358

O
Öl, schmerzlinderndes 151
Organisation 49
– Bedingungen 68
– Veränderungsprozesse 49, 221

P
Patientenlifter 170
Personaleinsatz 68
Personalfluktuation 30
Personalweiterbildung 68
Persönlichkeitsfaktoren 54
Pflanzenextrakte, schmerzlindernde 148
Pflegeaktivitäten, unterstützende 219
– Fazit 247
– Literatur 248
Pflegealltag, belastender 30, 287
Pflegeatmosphäre 27
Pflegeexperten, leitende 231, 234
Pflegefaktoren, organisatorische 27
Pflegekultur, neue 221
Pflegende/Checkliste Verhaltensbeurteilung 313
Pflegeplanung s. Interventionsplanung
Pflegepraxis, veränderte 241
Pflegeprodukte/Utensilien 203
– Literatur/Zusammenfassung 216
Pflegeprozessplanung, personenorientierte 44
– Schritte 53
Pflegeprozessplanung, traditionelle 44
Pioneer Network 224
Platzangebot, ausreichendes 67
Praktikenförderung, werteorientierte 222
Present Pain Intensity Scale 138
Prioritätenkonflikt 25
Problemlösungsanpassung *s. Interventionsplanung*
Psychopharmaka 145

R
Räume, benutzerfreundliche 200
Ressourcenermittlung *s. Verhaltenseinschätzung*
Richtlinien, allgemeine 44
– Bedingungen, organisatorische 49
– Bedürfnisse, persönliche 46

– Beziehungsansatz 47
– Interventionsabbruch 50
– Organisationsanpassung 49
– Umgebung 48
Rollenveränderungen 230, 231, 234
Rufen, lautes 23

S
Salbeneinreibung, schmerzlindernde 151
Schamgefühle 61
Schlafen 61
Schlagen 23
Schlüsselkonzepte 229
– Bewohner 230
– Entscheidung vor Ort 229
– Pflegefachperson, leitende 231, 234
– Pflegende 230
– Rollenveränderungen 230, 231
– Schwerpunkt, neuer 229
– Supervision, unterstützende 232
Schmerzen 60, 80, 92, 135
Schmerzmanagement 135
– Assessment 137
– Äußerungen, individuelle 142, 143
– Befragung, direkte 138
– Faktoren, ethnische/kulturelle 146
– Fazit 154
– Gesichtsausdruck 141, 143
– Interaktionen, nicht-medikamentöse 147
– Körpersprache 143
– Krankheiten, aktuelle/frühere 137
– Literatur 154
– Medikamente 149
– Medikamente/Nebenwirkungen 150, 151
– Medikamente, nicht geeignete 150, 152
– Medikamente/Stufenplan Erprobung 145, 149
– Medikamente/Timing 151
– Schmerzbeschreibung 141
– Schmerzen, aktuelle 140
– Schmerzskalen 138
– Signale, nonverbale 140, 141, 143
– Verhaltenssymptome 144
– Zusammenarbeiten 153
Schreien 23, 98
Seifenprodukte 164
Selbsthilfeorganisationen 244
Selbstpflegestrategien/Angehörige, pflegende 296
Selbstpflegestrategien/Pflegende 287, 290
– Ablösung 295
– Arbeitsstelle 295
– Belastungen, pflegespezifische 287
– Beratung, professionelle 294
– Burn-out 289, 290
– Entspannen 292, 295
– Entspannungsreaktion 293
– Ernährung 291
– Gesundheit, körperliche 291
– Haltung, innere 294
– Literatur 298
– Sport 291
– Stressreaktion, individuelle 288, 289
– Überzeugung 294
– Unterstützungsnetzwerk 293
– Zusammenfassung 297
Selbstständigkeit 77
Sequenzbildung 121
Shoah-Überlebende *s. Traumatisierung*
Sieben-Tage-Wäsche 106
Singen, begleitendes 105
Sitzduschen 208
Sitzmöbel 66
Sprechen, obszönes 23
Stoßen 23
Stuhlpolsterung 49
Supervision 68, 232
Survivor-Syndrom 337

T
Tagestruktur, organisatorische 68
Tanzen 106
Themen, spezielle 115
Toilette 105
Transfergurt 173
Transfertechniken 79, 169
– Arbeiten, rückenschonendes 172
– Ablauf klären/kommunizieren 175
– Bewegungstechnik 171
– Fazit 189
– Gerätschaften 173
– Grundlagen/Voraussetzungen 171
– Hilfspersonen 173
– Knie blockieren 174
– Literatur 189
– Methoden, falsche 170
– Methodenauswahl, angemessene 176, 178
– Nachteile/Vorteile 169
– Person vorbereiten 178
– Sicherheitsregeln, allgemeine 173
– Verlaufsbogen 176, 177
– Vorausplanen 173
Transfertechniken, spezielle 179

– Gleitbrett 184
– Hilfstuch 185
– Rollator/Gehbock 179
– Rutschtransfer mit Parallelbewegungen 182
– Stand-Spiral-Transfer 180
Transfertrainingskurse 186
Traumatisierung/Shoah-Überlebende 325
– Ausblick/Leitfaden, allgemein gültiger 353
– Basiswissen 350
– Bedeutung für die Pflege 350
– Begriffserläuterung 327
– Fortbildung 350
– Hintergrund, geschichtlicher 328
– Kinderüberlebende 338
– Literatur 354
– NS-Medizin 331
– NS-Opfer 328
– Respekt 351
– Retraumatisierung 344
– Spätfolgen 346
– Syndrom, posttraumatisches 334
– Trauma/Traumatisierung 332
– Traumatisierung, generationsübergreifende 337
– Traumatisierung, transgenerationale 340, 343
– Trigger 344, 345
– Vertrauensbildung 350
– Zeitgeschichte, biografische 352
– Syndrom, posttraumatisches 334
– Faktoren, beeinflussende 335
– Haupt-/Nebenkennzeichen 334
Treten 100

U
Umfeld, persönliches 54
Umgebungsanpassung/-gestaltung 48, 66, 119, 122, 125 191
–, akustisch 195
– Beleuchtung 195
– Bilder/Gegenstände 194
– Farben, freundliche 194
– Fazit 201
– Fußboden/Wände 198
– Haltemöglichkeiten 199
– Kontraste, visuelle 194
– Literatur 201
–, olfaktorisch 197
–, optisch 192
– Raumgröße 200
– Raumtemperatur 199
–, taktil 198
Umgebungsbedingungen 26
Umschlag, schmerzlindernder 148
Unterarm Transfer 170
Unterstützungsantizipation 128
Unterstützungsgrade ATLs *s. ATLs*
Ursachensuche 57

V
Veränderungsbereitschaft 240
Veränderungsprozess 221
Verhaltenseinschätzung 53, 55, 76
– Auslöser/Ursachen 57
– Bedingungen, organisatorische 68
– Bedürfnisse, emotionale 58, 61
– Bedürfnisse, körperliche 60, 67
– Beschreibung 55
– Checkliste 309
– Datensammlung 54
– Faktoren, zwischenmenschliche 63
– Leistungsvermögen 58
– Probleme, demenzbezogene 61
– Umgebung 66
– Zusammenfassung 69
Verhaltenssymptome, demenzbedingte 22, 24, 61, 64, 144
– Vorlieben 54, 72
Verstärker 128
Versuch-und-Irrtum-Methode 82
Vollbad 209
Vorschriften 68

W
Waschlotion 164
Weinen 23
Weiterbildung 68
Whirlpoolwannen 214
Wohlbefinden, psychosoziales 54

Z
Zahnreinigung 96
Ziele 75
Zimmertemperatur 49, 66, 79, 80, 199